Karl Tobler
Die verborgenen Gesetze der Homöopathie

Karl Tobler

Die verborgenen Gesetze der Homöopathie

Zu einer neuen Systematik der Heilmittelfindung

Oratio Verlag

CH-8200 Schaffhausen

Druck: Freiburger Graphische Betriebe
ISBN 3-7214-0687-7

Inhaltsverzeichnis

Vorwort

Die Homöopathie ist eine holistische Heilmethode. Das theoretische Grundgerüst kommt mit ganz wenigen Begriffen aus. Jeder dieser Begriffe beinhaltet ein Konzept, welches sich auf die vielfältigste Weise anwenden lässt. In dieser Schrift wird der Versuch gemacht diese Begriffe über die Begrenzung auf die Homöopathie hinauszuführen, um ihren universellen Charakter darzustellen. Diese Darstellungen sind nicht als absolute Wahrheiten aufzufassen. Sie sollen als Denkanstösse betrachtet werden, welche jedermann für sich in Frage stellen oder weiterentwickeln kann. Diese Darstellung der homöopathischen Begriffe ist aus der jetzigen Zeit, in der wir jetzt leben, entstanden und zu begreifen. So wie die Menschheit sich weiterentwickelt, so entwickelt sich auch die Homöopathie als Teil dieser Gesamtentwicklung weiter. Das Dynamische, was ja die Homöopathie auszeichnet, soll auch in dieser Darstellung im Auge behalten werden. Es ist eine alte Weisheit: Alles ist im Fluss, es gibt in der Evolution keine Statik, auch in der Homöopathie nicht.

Die Homöopathie ist mit traditionellen wissenschaftlichen Kategorien und Kriterien allein nicht zu erfassen. Diesem über das Wissenschaftliche Hinausführende soll in dieser Schrift besonderes Augenmerk gewidmet werden. Das Verhältnis der Homöopathie zur Wissenschaft im allgemeinen und zur Schulmedizin im besonderen wird ebenfalls angesprochen.

Diese Schrift ist nicht gedacht als Lehrbuch der Homöopathie. Für das Erlernen der Homöopathie gibt es schon genügend Literatur. Es sollen vielmehr sowohl interessierte Laien als auch Homöopathen angesprochen werden. Es wird auch insgeheim die Hoffnung gehegt, einen Beitrag zu leisten, die Homöopathie aus dem Ghetto zu führen, in der sie sich seit ihrem Bestehen befindet. Je mehr Nichthomöopathen und Laien sich mit der Homöopathie beschäftigen, desto stärker werden die Vorurteile abgebaut und desto mehr wird ihr wahrer Wert erkannt. Diesem Zweck soll diese Schrift dienen und einen Dialog in Gang setzen unter möglichst vielen Menschen. Es ist zu hoffen, dass durch die zum Teil ungewohnten Thesen die Beschäftigung mit dieser Schrift stattfindet.

Die zur Debatte stehenden Begriffe der Homöopathie sind zum grossen Teil von Dr. Samuel Hahnemann, 1755 - 1843, dem Begründer der Homöopathie, inauguriert worden und können in seinem Hauptwerk »Das Organon der Heilkunst«, so wie er sie in die Homöopathie einführte, nachgelesen werden. Diese Begriffe aus diesem Werk werden in dieser Schrift nur soweit erklärt, als es für das Verstehen des darauf Aufbauenden notwendig ist.

1. Die Lebenskraft

Hahnemann ging, schon aufgrund seiner tiefen Religiosität davon aus, dass es ein geistiges Prinzip geben müsse, welches dafür sorgt, dass der Mensch in allen seinen materiellen und nichtmateriellen Teilen ein harmonisches Ganzes bildet. Dieses Prinzip nannte er die Lebenskraft. Nun könnte man einwenden, dass dieser Begriff der Lebenskraft ziemlich undifferenziert und diffus und demzufolge nicht brauchbar ist. Da aber die Beschreibung des Lebendigen auch vom medizinischen Standpunkt aus unendlich schwierig ist, verzichtete Hahnemann darauf, den Menschen in allen Details erklären zu wollen, er bewegte sich bei seinen Betrachtungen nicht in Richtung auf Details, sondern in Richtung auf das Ganze. Dadurch reduzierte sich die riesige Anzahl medizinischer Begriffe auf ganz wenige, wie z.B. die Lebenskraft.

Es ist ja ein Charakteristikum der heutigen Wissenschaft ganz allgemein und in der Medizin im besonderen, sich immer mehr vom Ganzen zu entfernen und sich immer mehr in den Details zu verlieren. Ganz augenscheinlich ist dieser Prozess in der Physik zu beobachten: Die Suche nach dem kleinsten Teilchen, aus welchem die materielle Welt aufgebaut sein soll, wurde viele Jahrzehnte betrieben. Heute haben die Physiker eingesehen, dass die Suche umsonst war. Die Physiker bewegen sich wieder in Richtung einer ganzheitlichen Betrachtungsweise. Ein geradezu exemplarisches Resultat diesbezüglich in der Physik ist die Heisenbergsche Unschärferelation. Sie besagt im wesentlichen folgendes: Es ist nicht möglich, den Ort eines materiellen Teilchens und zur gleichen Zeit den physikalischen Impuls desselben d.h. die Richtung und Geschwindigkeit, mit der sich das Teilchen bewegt, zu bestimmen. Oder etwas einfacher: Entweder man weiss, wo sich das Teilchen befindet, aber man weiss nicht, wohin es sich bewegt oder aber man weiss, in welche Richtung es sich bewegt, aber man weiss nicht, wo es ist. Das Interessante an diesem physikalischen Tatbestand ist die Bezeichnung des Phänomens: Unschärferelation, d.h. da ist etwas unscharf, da kann man etwas nicht erkennen. Man ist da sogleich an Saint-Exupéry's Prinzen erinnert, der meinte: Man sieht nur mit dem Herzen gut. Die Physiker haben sich gewissermassen entschlossen, wieder scharf zu sehen und haben den Weg zum kleinsten Teilchen aufgegeben und marschieren jetzt wieder in Richtung ganzheitliche Betrachtung der physikalischen Welt. Die Schulmedizin hat diesen Punkt noch nicht erreicht.

Von diesem Blickwinkel aus betrachtet ist die Postulierung einer Lebenskraft durch Hahnemann zur damaligen Zeit geradezu revolutionär. Das Bestreben Hahnemanns, den Blick für das Wesentliche nicht zu verlieren, nämlich einen Blick für den ganzen Menschen zu bewahren, offenbart sich auf herrliche Weise in seinem »Organon der Heilkunst«. Die erste Auflage von diesem Buch trug noch den Titel »Organon der rationellen Heilkunde«. Bei diesem Titel spürt man noch den intellektuellen, rational denkenden Wissenschaftler: Das Wort »rationell« weist auf das heute noch in der Medizin überbetonte kausale Denken hin und das Wort »Heilkunde« auf etwas, was man lernen kann, etwas was nur eine Frage des Fleisses ist. Im Titel der zweiten Auflage ist nicht mehr von »rationell« und »Heilkunde« die Rede, sondern von »Heilkunst«, das bedeutet, dass die Homöopathie kein Heilsystem ist, das man einfach lernen kann, sondern dass ein künstlerischer Aspekt dazukommt. Er spricht denn auch in diesem Buch von den »ächten Heilkünstlern«, die es von den kausal denkenden Rationalisten zu unterscheiden gelte. In der Kunst hat bekanntermassen das Rationelle keinen Platz. Dieser damals mutige Schritt Hahnemanns, den Menschen ganzheitlich zu betrachten, soll noch von einem andern Standpunkt aus betrachtet werden: Durchschreitet man die Bibliotheken der Universitäten und wissenschaftlichen Institute, dann wird man den abertausenden von Büchern in den langen Regalen gewahr, und man fragt sich unwillkürlich: Ist die Beschreibung der Welt wirklich so kompliziert? Wie soll ich als Patient gesund werden können, wenn ein Mediziner so viel lernen muss wie in diesen Büchern an Wissen enthalten ist. Ein Mediziner wird ja alt und grau bis er das alles weiss und dann ist es für mich vielleicht zu spät. Nimmt man an, dass in der Hälfte aller dieser Bücher mehr oder weniger, vielleicht in abgewandelter Form, dasselbe geschrieben steht, so sind es immer noch viel zu viele Bücher. Dieses Dilemma hat zum Spezialistentum geführt: Es gibt den Herzspezialisten, den Urologen, den Gynäkologen usw. Je mehr Begriffe in eine wissenschaftliche Disziplin aufgenommen werden, desto präziser können die einzelnen Begriffe bezüglich des betrachteten Teilaspekts gefasst werden. Je präziser jedoch ein Begriff gefasst wird, desto mehr verliert er den Bezug zum Ganzen.

Der Verlust der ganzheitlichen Betrachtung und die Entwicklung des Spezialistentums hat zu den heutigen Problemen der Schulmedizin geführt. Der Mensch besteht nur noch aus Einzelteilen. Die Suche nach den kleinsten Teilchen ist bei den Medizinern immer noch im Gang, obwohl auch die Mediziner schon lange nicht mehr klar sehen. Um diesem Dilemma zu entkommen, wird heutzutage wieder die Ganzheit gesucht. Eines der Schlagworte in den Wissenschaften ist diesbezüglich die interdisziplinäre Zusammenarbeit. Sie ist eine Folge dieses Dilemmas. Es ist der Versuch, die babylonische Sprachverwirrung innerhalb der Wissenschaften zu überwinden. Diese Zusammenarbeit erfordert aber, dass zwischen den wissenschaftlichen Disziplinen eine Verständigung gefunden wird. Jede wissenschaftliche Disziplin hat aber ihr eigenes Begriffssystem. Diese Begriffssysteme müssen aneinander angepasst werden. Es müssen Oberbegriffe geschaffen werden, welche für alle in Frage kommenden Wissenschaftszweige Gültigkeit haben. Das hat zur Folge, dass sich die Anzahl der Begriffe, welche für alle in Frage stehenden Disziplinen Gültigkeit haben sollen, stetig kleiner wird. Je mehr wissenschaftliche Disziplinen unter ein gemeinsames Dach aufgenommen werden, desto weniger übergeordnete Begriffe werden zu allen diesen Disziplinen einen Bezug haben können. Es werden allerdings auch weniger Begriffe gebraucht. Ein solcher übergeordneter Begriff ist der Begriff der Lebenskraft. Er ist allem übergeordnet, was den lebenden Menschen betrifft, er ist allen klinischen Disziplinen und allen psychologischen Disziplinen übergeordnet.

In der Physik hat dieser Prozess schon sehr früh eingesetzt: Aus der Newtonschen Mechanik wurde die Hamiltonsche Mechanik, die Newtonische Mechanik wurde ein Spezialfall der Hamiltonschen Mechanik und somit dieser untergeordnet. Aus der Thermodynamik und der Elektrodynamik wurde die Quantenmechanik entwickelt. Ein anderes Beispiel ist die Biomathematik, eine Verbindung von Biologie und Mathematik usw. Auch in dieser Schrift soll versucht werden eine Verbindung zu finden zwischen wissenschaftlichem

Denken und der homöopathischen Denkweise. Heute werden in der Physik auch nichtmathematische Mittel angewandt, um die physikalische Wirklichkeit zu beschreiben. Führt man nun den obigen Gedanken der Ausweitung von Begriffen auf verschiedene Disziplinen weiter, so wird man bei genügender Anzahl Disziplinen nur noch einen einzigen gemeinsamen Begriff haben können.

Man kann sich dann berechtigerweise die Frage stellen »Was nun?« Hier hört das, was wir Wissenschaft nennen, auf. Die Grenzen unseres wissenschaftlichen Verständnisses sind hier erreicht. An diesem Punkt beginnt gewissermassen eine Transwissenschaft.

Daraus können wir folgern: Mit unseren Disziplinen werden wir die Welt nie ganz erklären können. Die Homöopathie beinhaltet aber nicht nur ein Denken in traditionellen wissenschaftlichen Kategorien, sondern auch ein transwissenschaftliches Denken, welches Hahnemann mit dem Wort »Heilkunst« ausdrücken wollte. Man könnte nun den Begriff der »Lebenskraft« als transwissenschaftlich bezeichnen, ihn dieser Transwissenschaft zuordnen, denn dieser Begriff ist ebenso präzise wie unfassbar. Er hat etwas mantrisches an sich. Mantren zeichnen sich ja dadurch aus, dass sie präzise Wahrheiten aussprechen, aber nicht mit unserem Denken erfasst werden können. Das folgende Mantra, es ist eine abgeänderte Form des Beginns des Johannes-Evangeliums, führt die obigen Betrachtungen weiter in dem Bereich der Transwissenschaft:

Im Urbeginne ist der Gedanke,
Und ein Unendliches ist der Gedanke,
Und das Leben des Gedankens ist das Licht des Ich,
Erfüllen möge der leuchtende Gedanke
Die Finsternis meines Ich,
Dass ihn die Finsternis meines Ich ergreife,
Den lebendigen Gedanken,
Und lebe und webe in seinem göttlichen Urbeginn.

In der Transwissenschaft gibt es ebenso eine Hierarchie der Gedanken und Begriffe wie in der gewöhnlichen Wissenschaft oder Ciswissenschaft. Der alles umfassende Gedanke, dem alle andern untergeordnet sind, ist im obigen Mantra angesprochen. Der Gedanke der Lebenskraft ist diesem universellen Gedanken untergeordent.

Wie aber erfassen wir nun solche Begriffe, wie die Lebenskraft, wenn sie wissenschaftlich oder mit unserem an die Sinne gebundenen Denken nicht vollständig erfasst werden können?

Das Mittel, sich diesen Begriffen zu nähern, ist die Meditation. Meditieren ist transwissenschaftliches Denken. Das bedeutet, dass ein Homöopath nicht nur wissenschaftlich denken, sondern auch meditieren soll. Jeder Homöopath, der sowohl wissenschaftlich denkt als auch meditiert, wird ein besserer Homöopath werden als einer, der nur das eine oder das andere tut. Meditieren wir z.B. über das obige Mantra, so nähern wir uns dem einen unendlichen Gedanken. Meditieren wir über den Begriff der Lebenskraft, so nähern wir uns der Lebenskraft. Die Lebenskraft beinhaltet nicht nur einen transwissenschaftlichen Aspekt, sondern auch einen ciswissenschaftlichen Aspekt, denn die Lebenskraft enthält in der Hierarchie der Begriffe ja alles was ihr untergeordenet ist, also auch alle die ihr unterstellten ciswissenschaftlichen Begriffe.

Da die homöopathischen Mittel die Lebenskraft beeinflussen, was wir aus dem Organon und aus der Erfahrung wissen, so haben auch die homöopathischen Mittel beide Aspekte. Will also ein Homöopath ein homöopathisches Mittel kennenlernen, dann muss er also zwei Dinge tun: Er muss sich ihm wissenschaftlich nähern mit seinem Verstand, seinem logischen Denken, das ist der ciswissenschaftliche Aspekt, und er muss über das Mittel meditieren, das ist der transwissenschaftliche Aspekt.

Wenn nun ein Homöopath einen Patienten behandelt, dann verbindet er sich mit beiden Aspekten der Lebenskraft des Patienten. Er verbindet sich einerseits mit seinem Intellekt mit der Lebenskraft des Patienten, indem er dessen Symptome studiert und andererseits mit seiner Seele, indem er zu spüren versucht, zu empfinden versucht, was in dem Patienten vorgeht. In der Schulmedizin wird fast ausschliesslich der ciswissenschaftliche Aspekt berücksichtigt, nicht aber der transwissenschaftliche Aspekt. Es kann bei einer homöopathischen Behandlung ein Aspekt durchaus überwiegen. Bei dem einen Patienten führt nur der Verstand, der Intellekt zur Wahl eines homöopathischen Mittels, bei einem andern führt nur das Empfinden zum richtigen Mittel. Beide Aspekte sind aber von gleicher Wichtigkeit. Ein einfaches Beispiel soll diese beiden Aspekte in einem konkreten Fall illustrieren: Ein Patient kommt, begleitet von seiner Frau, in die Sprechstunde. Er weist in einem Befehlston seine Frau an, im Wartezimmer auf ihn zu warten, bis er wieder komme. Seine beklagte Beschwerde ist Schmerzen in der rechten Schulter. In diesem Fall sind beide Aspekte vorhanden: Der Homöopath empfindet die Art und Weise, wie der Patient seine Frau behandelt, als herrisch, diktatorisch. Das ist der transwissenschaftliche Aspekt des Falles und die objektiv beklagte Beschwerde der ciswissenschaftliche Aspekt. Der erfahrene Homöopath wählt aufgrund beider Aspekte das homöopathische Mitte aus, das in diesem Falle Ferrum metallicum (Eisen) ist.

Nähert sich der Homöopath in meditativer Weise der Substanz Eisen, dann wird er Eisen empfinden können, dann wird er die Härte, die Unbeugsamkeit spüren, welche im Eisen steckt. Zu Eisen gibt es ja viele Assoziationen, wie Eiserner Wille, Eiserne Lady, Eiserne Regel, Eisernes Gesetz, Eiserne Jungfrau, Eiserner Vorhang. Alle diese Begriffe lassen uns diese Härte und Unbeugsamkeit spüren.

Aus rein wissenschaftlicher Sicht ist die Annahme der Existenz einer Lebenskraft eine Arbeitshypothese. Hypothesen sind sinnvolle Annahmen, um wissenschaftlich forschen zu können. Weil man viele Dinge in der Wissenschaft nicht beweisen kann, sind solche Annahmen notwendig. Hahnemann hat es als notwendig erachtet, die Hypothese der Lebenskraft zu formulieren. Sie ist aus dem Grunde eine wissenschaftliche Hypothese, weil sie wissenschaftlich nicht bewiesen werden kann. Sie ist aber eine sinnvolle und auch notwendige Hypothese, denn Hahnemann konnte auf ihr sein homöopathisches Konzept aufbauen. Hätte er diese Annahme nicht getroffen, so hätte er die theoretischen Betrachtungen der Homöopathie nicht vollziehen können. Hypothesen sind wissenschaftlich so lange brauchbar, als sie sich im Verlaufe der auf ihr aufbauenden Forschungen nicht als falsch erweisen. Bis heute hat sich die Hypothese der Lebenskraft nicht als falsch erwiesen. Die Existenz der Lebenskraft verifiziert sich durch ihre Wirkungen im Menschen, z.B. das Herz schlägt, es entsteht Stuhldrang, es wird Angst empfunden etc.

Eine physikalische Hypothese, welche jedermann kennt, ist die

Schwerkraft. Die Schwerkraft kann nicht bewiesen werden. Sie ist eine notwendige Hypothese, um physikalische Bewegungsgesetze auf der Erde formulieren zu können. Diese Hypothese ist also auch sinnvoll, denn sie bestätigt sich aufgrund ihrer Wirkungen, z.B. beim Gesetz des freien Falles.

Abstrakte Wissenschaften, wie die Mathematik, bauen nur auf Hypothesen auf, die da Axiome genannt werden, wie z.B. die Axiome der natürlichen Zahlen oder die der Mengenlehre.

Der Begriff der Lebenskraft hat keine weiteren Unterteilungen. Die Lebenskraft umfasst alles im Menschen. Es gibt aber vom Menschen verschiedene Unterteilungen in andern Disziplinen, je nach dem Konzept der entsprechenden Disziplin. Es gibt die Unterteilung in die zwei Bereiche Körper und Psyche, welche in der Psychologie verwendet wird. Auch in der Homöopathie unterscheidet man zwei grosse Teilbereiche: Gemütsbereich und physischer Bereich. Weiter gibt es eine Unterteilung in die drei Bereiche Körper, Seele und Geist, was in der Religion seine Anwendung findet, und der Anthroposophie gemäss besteht der Mensch aus vier Teilen: Dem physischen Körper, dem Ätherkörper, dem Astralkörper und dem Ich.

Nun kann man sagen, dass die Lebenskraft alles das, was die andern Disziplinen an Unterteilungen aufweisen, auch enthält. Sie ist somit der umfassendste Begriff. Da die Lebenskraft die Kraft des ganzen Menschen ist, so ist sie auch die Kraft für alle Teilbereiche des Menschen, also etwa für die Teilbereiche Körper, Seele und Geist. Die Lebenskraft steuert alle diese Bereiche gleichzeitig. Sie ist verantwortlich dafür, dass alle Teilbereiche harmonisch zusammenarbeiten. Ist in einem oder mehreren Teilbereichen ein Ungleichgewicht entstanden, dann sorgt die Lebenskraft für den Ausgleich. Erleidet jemand einen Schreck und ist dabei ganz blass im Gesicht, dann sind der Gemütsbereich und der physische Bereich betroffen. Die Lebenskraft wird sofort aktiv, sie gleicht aus und die Symptome verschwinden wieder. Die Lebenskraft funktioniert wie ein kybernetischer Regelkreis.

Die Lebenskraft lässt sich als Begriff nicht nur auf den Menschen anwenden, sondern auf alle Lebewesen, also auch auf Tiere und Pflanzen, was mit den oben erwähnten Unterteilungen nicht möglich ist. Der Unterbereich Geist lässt sich beispielsweise nicht auf Pflanzen anwenden. Die Universalität des Begriffs der Lebenskraft zeigt sich auch in der Tatsache, dass alle Lebewesen homöopathisch behandelt werden können. Dazu ein kleiner Ratschlag: Wenn Pflanzen von Läusen befallen sind, dann hilft gegen den Läusebefall das Besprühen mit dem homöopathischen Mittel Oleander.

Beim Tod eines Menschen verliert der Begriff der Lebenskraft seinen Sinn. Die Lebenskraft ist an das physische Leben gebunden. Der Mensch löst sich nach dem Tode in seine sterblichen und unsterblichen Teile auf. Es werden andere Kräfte wirksam, die nichts gemein haben mit der hypothetischen Lebenskraft.

Wir können nun den Begriff der Lebenskraft von einzelnen Menschen auf ganze Gruppen ausdehnen. Wir postulieren, wiederum als Arbeitshypothese, eine Lebenskraft für soziale Gruppen. Diese Lebenskraft ist natürlich ebenso transwissenschaftlich, unfasslich, präzise und mantrisch. Was dieser Auffassung nahe kommt, ist das, was man gemeinhin als Gruppengeist bezeichnet. Diese Lebenskraft steuert die soziale Gruppe in allen ihren Teilen harmonisch. Treten Störungen auf, dann versucht die Lebenskraft diese Störungen in der Gruppe wieder auszugleichen. Sie arbeitet auch in der Gruppe als kybernetischer Regelkreis, was oft als gruppendynamischer Prozess bezeichnet wird. Jeder, der Mitglied einer sozialen Gruppe ist, und das sind wir eigentlich alle, kennt die Bestrebungen, Disharmonien oder Störfaktoren in der Gruppe zu eliminieren. Instrumente dazu sind etwa, dass versucht wird, einen Dialog innerhalb der Gruppe in Gang zu bringen, um einen Ausgleich zu finden zwischen den einzelnen Fraktionen der Gruppe. Wenn das nicht gelingt, können gegen Mitglieder oder eine Fraktion Sanktionen ergriffen werden. Gelingt auch das nicht, kann versucht werden, eine Schiedsgerichtsstelle anzurufen und sollte auch das keine Früchte zeitigen, dann können Mitglieder oder Fraktionen aus der Gruppe ausgeschlossen werden. Werden von einzelnen Mitgliedern oder von einzelnen Fraktionen zentrale Anliegen oder Ziele in Frage gestellt und ist ein

Konsens innerhalb der Gruppe nicht mehr möglich, so bleibt nur noch die Trennung.

Auf die genau gleiche Art und Weise agiert auch die Lebenskraft beim einzelnen Menschen: Die Lebenskraft lässt es nicht zu, dass zentrale Organe wie Herz und Leber in ihrer Funktion beeinträchtigt werden. Sie opfert lieber ein nicht lebenswichtiges Organ, als dass der ganze Organismus gefährdet wird. Sie verteidigt gewissermassen die lebenswichtigen Organe und trennt sich notfalls von nicht lebenswichtigen Organen, wie das beispielsweise beim Gangrän zu beobachten ist. Nicht das Herz wird geopfert, sondern Zehen oder ein Fuss. Alle periferen Symptome, wie z.B. Hautausschläge, sind Ausdruck dieses Verteidigungsprinzips der Lebenskraft. Die Lebenskraft opfert die Gesundheit der Haut. In der heutigen Medizin wird die Lebenskraft oft durch Medikamente angegriffen, so dass sie ihre Verteidigungsaufgaben nicht mehr voll wahrnehmen kann: Es wird mit medikamentösen Anwendungen die Verteidigung innerer Organe geschwächt, indem beispielsweise ein Hautausschlag mit einer Salbe vertrieben wird. Die Folgen zeigen sich als Schwächung oder Erkrankung innerer Organe. Eine Beobachtung, welche oft gemacht werden kann, ist, dass nach einer Vertreibung eines Hautausschlags Asthma auftritt, es ist das wichtige Organ Lunge angegriffen worden. Die Lebenskraft war nicht mehr in der Lage, das lebenswichtige Organ Lunge zu verteidigen.

Die Lebenskraft verteidigt auch Geist und Seele. Sie opfert unter Umständen die physische Gesundheit, um die Unversehrtheit der Seele zu retten. Auch die Lebenskraft der Gruppe verteidigt die Seele der Gruppe und opfert dafür einzelne Mitglieder oder Fraktionen.

Spaltungen von sozialen Gruppen sind ja eine häufige Erscheinung. Alle diese Kräfte, welche da mobilisiert werden, um die soziale Gruppe gesund zu erhalten, stammen von der Lebenskraft der sozialen Gruppe oder kommen von aussen in Form eines kollektiven homöopathischen Mittels, welches notwendig wird, falls die Lebenskraft der sozialen Gruppe nicht mehr in der Lage ist, die Gesundheit der Gruppe wiederherzustellen. Stirbt die soziale Gruppe, dann verliert die Lebenskraft ihren Sinn, sie ist wie beim einzelnen

Menschen nur auf lebende soziale Organismen anwendbar. Die folgenden Beispiele sollen das Wirken der Lebenskraft in sozialen Gruppen etwas illustrieren: In allen Beispielen ist eine Lebenskraft als ausgleichende Kraft wirksam:

- Ideologische Meinungsverschiedenheiten in einer politischen Partei veranlassen die Parteimitglieder einen Ausgleich unter den verschiedenen Meinungen in der Partei zu suchen. Gelingt das nicht, so erfolgt eine Parteispaltung.
- Ehezwistigkeiten verlangen nach ständigem Ausgleich unter den Eheleuten, um die Ehe lebensfähig zu erhalten. Ist unter den Eheleuten kein Ausgleich mehr möglich, so wird die Ehe geschieden.
- Die Konzile der katholischen Kirche dienen unter anderem dazu, die Einheit der Kirche zu erhalten. Dazu sei an die grossen Kirchenspaltungen im 4. und 11. Jahrhundert erinnert.
- In Vielvölkerstaaten mit ethnischen oder religiösen Minderheiten müssen sich die Regierungen um einen ständigen Ausgleich zwischen diesen Gruppen bemühen, um den Staat als Ganzes zu erhalten. In Staaten, in welchen die Minderheiten verfolgt werden, ist die Lebenskraft des Staates beträchtlich gestört. Wird eine solche Lebenskraft nicht wieder ins Gleichgwicht gebracht werden können, dann zerfällt der Staat früher oder später. Jeder abgefallene Teil hat dann seine eigene Lebenskraft. Beispiele diesbezüglich liefert die Geschichte ja viele. Jeder kann in seinem Staat, in welchem er lebt, diesen Ausgleich oder Nichtausgleich mit den daraus resultierenden Konsequenzen verfolgen.

2. Die Miasmen und ihre Bedeutung

Der Begriff Miasma stammt von Hahnemann und bedeutet Verunreinigung. Dieser Begriff ist ebenso wie der Begriff der Lebenskraft gleichzeitig präzise und unfasslich. Er ist ebenso der Transwissenschaft zuzuordnen. Auch dieser Begriff kann nur auf meditativem Wege erfasst werden. Die Miasmen sind im Menschen die Antagonismen zur Lebenskraft. Die Lebenskraft und die Miasmen können in einem gewissen Sinne als Repräsentanten des Guten bzw. des Bösen aufgefasst werden. Die Miasmen sind im Menschen potentiell angelegt, solange er lebt. Stirbt der Mensch, dann verschwinden die Miasmen. Sie machen, wie die Lebenskraft selbst, nur bei Lebewesen einen Sinn, denn ihre Existenz ist wiederum nur eine Arbeitshypothese.

Mit Hilfe dieser Hypothese der Existenz von Miasmen kann man jedoch sehr viele Phänomene individueller und gesellschaftlicher Entwicklungen und Verhaltensweisen erklären. Dass es mehrere Miasmen-Typen gibt, wird durch den Gebrauch des Plurals angedeutet.

Wie sind nun die Beziehungen zwischen der Lebenkraft und den Miasmen? Die Miasmen verunreinigen die Lebenskraft. Diese Verunreinigungen oder Miasmen zwingen die Lebenskraft, ihr harmonisches und ausgleichendes Wirken teilweise aufzugeben, um Disharmonie zu erzeugen. Die Lebenskraft ist verstimmt, wie Hahnemann sagt. Ist die Lebenskraft nicht verstimmt, sind also keine Miasmen im Menschen vorhanden, dann äussert sich das beim Menschen durch Wohlbefinden, durch Symptomlosigkeit, was allerdings äusserst selten der Fall ist. Erwirbt sich ein Mensch ein Miasma, dann entstehen Zeichen und Symptome. Diese können aber zu Beginn der miasmatischen Verstimmung so schwach sein, dass sie vom Menschen gar nicht bemerkt werden. Sie dringen noch nicht ins Bewusstsein des Menschen oder sie können vom Menschen gar nicht wahrgenommen werden, weil sie objektiv noch nicht in Erscheinung treten. Es sind aber trotzdem Veränderungen da, welche anzeigen, dass ein Miasma vorhanden ist. In diesem Stadium der miasmatischen Belastung fühlt sich der Mensch immer noch wohl. Die Umkehrung des obigen Satzes gilt also nicht: Fühlt sich ein Mensch wohl, dann bedeutet das nicht, dass keine Miasmen vorhanden sind. Es gibt nun zwei Möglichkeiten: Die Miasmen verstärken sich im Lauf des Lebens, sie werden relativ zur Lebenskraft stärker, was eher auf die erste Lebenshälfte zutrifft, oder die Lebenskraft wird schwächer in Bezug auf die Miasmen, was sich vor allem in der zweiten Lebenshälfte und dem Alter auswirkt. Meistens sind die vorhandenen Miasmen von den Vorfahren geerbt. Das lässt sich leicht daran erkennen, dass ein Patient etwa sagt: »Dieses Symptom hat mein Grossvater schon gehabt.« Die geerbten Miasmen äussern sich oft in den gleichen Symptomen oder Krankheiten, welche die Vorfahren schon hatten. Bei Kindern, welche in harmonischen familiären Verhältnissen aufwachsen und diese schon Symptome oder gar Krankheiten haben, sind die Miasmen mit Sicherheit geerbt. Unter harmonischen Verhältnissen versteht man aus der homöopathischen Sichtweise heraus, dass auch keine Impfungen verabreicht wurden. Impfungen sind Kunstkrankheiten, es sind Krankheiten, welche ein Mensch auf natürliche Weise gar nicht erwerben kann. Homöopathisch gesprochen erwirbt man sich durch eine Impfung ein Miasma, welches die Lebenskraft verstimmt. Auch andere Manipulationen wie Operationen, Dauermedikamentation etc., erzeugen Miasmen.

Die Vererbung der Miasmen

Nun kann man sich fragen: Aus welchem Grund vererben sich die Miasmen auf die Nachkommen? Was ist der Sinn dieser Vererbung? Wieso inkarniert eine Seele bei Eltern, die miasmatisch stark belastet sind? Hier wird die Frage des Karmas berührt. Auf das schwierige Thema des Karmas soll nur kurz eingegangen werden.

Eine Frage, welche viele Menschen beschäftigt, ist die folgende: Wenn ein Mensch ein schweres Karma zu tragen hat, welches sich z.B. in einer schweren Schädigung wie etwa einer körperlichen oder seelischen Behinderung äussert, dann stellt sich die Frage, ob es überhaupt legitim ist, einen solchen Menschen zu behandeln, denn diese Schädigung muss ja irgend einen Sinn haben. Man denkt: Ein solcher Mensch muss diese Schädigung herumtragen, er braucht diese Schädigung, um sich seelisch und geistig entwickeln zu können. Wenn ein Homöopath beispielsweise ein Kind behandelt, das starke Verhaltensstörungen aufweist, die im Laufe der Behandlung verschwinden, hat da der Homöopath richtig gehandelt? Hat er unerlaubterweise in einen Lebensgang, in ein Karma eingegriffen? Die Entlastung durch die homöopathische Behandlung erfahren ja nicht nur das Kind, sondern auch die Eltern. Zweifellos verändert sich das Leben von Kind und Eltern, wenn bei einer starken miasmatischen Belastung eines Kindes nach einer erfolgreichen homöopathischen Behandlung die Miasmen abgebaut werden konnten, was dann zur Folge hat, dass sich auch die Miasmen der Eltern verändern. Soll man also behandeln oder soll man nicht? Man könnte hier wieder karmisch argumentieren und sagen: Das Karma der Eltern und des Kindes war so angelegt, dass die Eltern und das Kind eine gewisse Zeit mit einer solchen miasmatischen Belastung leben mussten, dass aber nach einem gewissen Reifeprozess, sowohl der Eltern als auch des Kindes, das weitere Tragen dieses Karmas keine Notwendigkeit mehr war, so dass durch das Karma bestimmt war, dass dieser Belastung durch eine homöopathische Behandlung ein Ende gesetzt werden sollte. Argumentiert man in dieser Art, dann ist die oben gestellte Frage mit ja zu beantworten, d.h. man soll therapieren. Diejenige Instanz, welche dem Homöopathen in jedem einzelnen Fall diese Frage beantwortet, ist der Patient selbst: Entweder der Patient ist unheilbar oder es ist dem Homöopathen auf keine Art und Weise möglich, das passende homöopathische Mittel für den Patienten zu finden. So betrachtet löst sich die Frage des Behandelns oder Nichtbehandelns von selbst. Es kann also das Fazit gezogen werden: Man soll in jedem Fall eine Behandlung versuchen.

Jeder Homöopath kennt zur Genüge diejenigen Fälle, welche aus den unterschiedlichsten Gründen einer erfolgreichen homöopathischen Behandlung trotzen. Die Gründe sind mannigfaltig: Schlechte Mittelkenntnisse des Homöopathen, Unterschlagung wichtiger Informationen durch den Patienten, unvollständige homöopathische Literatur usw. Man könnte sagen: Diejenigen Fälle, welche von einem karmischen Standpunkt aus betrachtet gelöst werden sollen, die werden gelöst, für alle andern Fälle ist es noch zu früh oder sie werden überhaupt nicht gelöst werden können.

Man denke sich folgende Situation: Ein Homöopath behandelt einen Patienten über Jahre erfolglos. Eines Tages bekommt er die Nachricht, dass der Patient gestorben sei. Einige Zeit später hört oder liest der Homöopath von einem Fall, der dem Fall seines verstorbenen Patienten in den wesentlichsten Zeichen und Symptomen entspricht. Der Homöopath vernimmt auch, welches Mittel erfolgreich verabreicht wurde. Nun greift sich der Homöopath an den Kopf und sagt sich, dass aufgrund seiner Kenntnisse auch er dieses Mittel hätte finden müssen. Aber jetzt ist es zu spät. Man kann sich nun fragen: War es vom Karma bestimmt, dass der Patient nicht geheilt werden sollte? Muss der Therapeut nun ein schlechtes Gewissen haben? Nach obigem Fazit braucht der Homöopath kein schlechtes Gewissen zu haben.

Was lehren uns die Miasmen?

Die durch die Miasmen entstandenen Symptome zeigen uns, dass etwas im Menschen nicht mehr im Gleichgewicht ist, und das was nicht mehr im Gleichgewicht ist, das ist die Lebenskraft. Ist etwas nicht mehr im Gleichgewicht, so entstehen zwangsläufig Einseitigkeiten irgendwelcher Art. Wir können nun von den Miasmen, welche wir auch als Repräsentanten des Bösen auffassen können, in jedem einzelnen Fall lernen, über die durch sie entstandenen Symptome, welche äusserer Ausdruck dieses Ungleichgewichts sind, wie das Gleichgewicht wieder hergestellt werden kann! Und zwar »nach deutlich einzusehenden Gründen«, wie Hahnemann im Paragraph 2 des Organons darlegt. Hier wird implizit die Existenz des Bösen als eine Notwendigkeit aufgefasst. Das bedeutet, dass die Entstehung der Miasmen eine Notwendigkeit ist, damit überhaupt Symptome entstehen können, und über die Symptome, welche diese Einseitigkeiten repräsentieren, das Ungleichgewicht in das Bewusstsein des Menschen dringt. Die Miasmen sind so betrachtet auch unsere Wohltäter, denn bei einem Ungleichgewicht ohne vorhandene Miasmen entstehen keine Symptome und somit auch kein Bewusstsein eines Ungleichgewichts und folglich auch keine Wiederherstellung des Gleichgewichts. Die Miasmen fordern, dass man sie zur Kenntnis nimmt, um handeln zu können. Der gesunde Mensch hat weder von den Miasmen noch von der Lebenskraft ein Bewusstsein, wobei auch keine Notwendigkeit besteht davon ein Bewusstsein zu haben. Es gibt aber viele Menschen, denen die durch die Miasmen verstimmte Lebenskraft nicht in ihr Bewusstsein dringt, obwohl deutliche Zeichen dieser Verstimmung vorhanden sind. Betrachten wir zur Illustration das folgende, konstruierte Beispiel: Ein Mensch träumt oft davon, dass er andere Menschen erstechen will. Eines Tages erleidet er einen Schlaganfall. Man denkt: Ein Schlaganfall ist etwas, was man nicht vorhersehen kann, es ist das Schicksal, welches hier waltet, da kann man nichts dagegen tun. Würden aber die im Laufe der Zeit entstandenen Zeichen und Symptome so ins Bewusstsein dringen, dass sie als eine ernstzunehmende Verstimmung der Lebenskraft aufzufassen sind, dann könnte bei einer frühzeitigen Behandlung der Schlaganfall vermieden werden. Ein solches Zeichen ist in diesem Beispiel der sich oft wiederholende Traum. Die Menschen argumentieren oft so, dass sie sagen: »Ich bin froh, dass dieser Traum nicht wahr ist.« Aber der Traum ist wahr, insofern er eben vorkommt. Die Menschen denken auch, dass Träume mit ihnen selbst nichts zu tun haben, aber sie haben mit den Menschen zu tun, sonst würden sie nicht auftreten. Die Verursacher dieser Träume sind die Miasmen. Die Träume treten aber nicht so ins Bewusstsein, dass sie als gesundheitliche Störung empfunden werden und seien die Träume noch so schrecklich, sie werden als unabänderliche Tatsache hingenommen. Hingegen wird eine körperliche Beschwerde sehr wohl als Störung empfunden, wie z. B. ein Knieschmerz. Würde der Patient obigen Beispiels seine Träume als schwere Beeinträchtigung seiner Gesundheit auffassen, dann könnte er frühzeitig genug behandelt werden. Als Folge der Behandlung würden diese Träume verschwinden, was einer Verbesserung seines gesundheitlichen Zustandes gleichkommt.

An dieser Stelle soll ein Fall aus der Praxis angeführt werden: Eine Mutter kommt mit ihrem zehnjährigen Sohn in die Sprechstunde. Sie schildert die Symptome des Kindes folgendermassen: Starke Ruhelosigkeit im Schlaf, der Knabe dreht sich im Bett andauernd auf alle Seiten, einmal liegt er mit dem Kopf am Fussende des Bettes, dann sitzt er im Schlaf oder er verlässt das Bett und geht in der Wohnung umher. Er spricht Unverständliches im Schlaf, schreit im Schlaf. Er kommt auch zu den Eltern ins Schlafzimmer, weil er oft nicht schlafen kann. In der Schule ist er unkonzentriert, kommt zu spät in die Schule, läuft während des Unterrichts im Klassenzimmer umher. Auf die Frage, ob sie für dieses Verhalten des Kindes eine Erklärung habe, antwortet die Mutter, dass sie dafür überhaupt keinen Grund erkennen könne. Es ist ihr nur aufgefallen, dass ihr Kind diese Verhaltensstörungen schon als Kleinkind hatte, dass aber die Störungen in den letzten Jahren stark zugenommen haben. (Auf dieses Verhalten der Mutter wird in dem Abschnitt über die Erstverschlimmerung in einem allgemeinen Zusammenhange eingegangen.) Man nimmt zur Kenntnis, was aus der Sichtweise der Mutter die Probleme sind. Die Probleme des Kindes sind ganz andere: Jede Nacht träumt er »ganz brutale Horrorträume«, wie er sich ausdrückte. Er muss jede Nacht mit Monstern kämpfen, manchmal gewinnt er einen Kampf gegen ein Monster, aber meistens kommt er dabei um. Manchmal kommen auch Puppen mit langen Messern vor, die ihn verfolgen und umbringen wollen. Er beschreibt seine Träume farbenreich, mit einer gewissen Lust am Fabulieren, er ist auch ein wenig stolz auf seine Träume. Sein Wortschatz ist der eines jungen Erwachsenen. Zweifellos hat dieses Kind das Miasma, welches es belastet, geerbt. Die homöopathische Auswertung ergab das Mittel Opium. Dieses Mittel baute sein geerbtes Miasma ab, es verschwanden sowohl die Verhaltensstörungen als auch die Träume. Das Mittel Opium ist oft indiziert nach psychischen oder physischen Traumen. Die Mutter wurde aus diesem Grund nach irgendwelchen Traumen befragt. Sie erinnerte sich, dass sie im siebten Schwangerschaftsmonat beim Auswechseln einer Glühbirne vom Stuhl fiel. Sie hatte sich bei diesem Sturz eine leichte Prellung zugezogen, welche bald wieder abheilte.

Was zeigt nun dieser Fall aus miasmatischer Sicht? Die Mutter und das Kind haben sich durch den Sturz ein Miasma erworben. Die Auswirkungen des Miasmas waren bei der Mutter so gering, dass sie über keine grösseren Beschwerden klagte. Beim Kind waren die Folgen dieses erworbenen Miasmas erheblich. Für die Mutter sind aber die Träume des Kindes kein Thema. Sie wertet diese Träume des Kindes nicht als schwere Beeinträchtigung der Gesundheit des Kindes, hingegen die nächtliche Ruhelosigkeit und die Verhaltensstörungen sind für sie beunruhigende Zeichen. Das Miasma, welches sich die Mutter zugezogen hatte, war nur von kurzer Dauer, die Lebenskraft baute das Miasma aus eigener Kraft wieder ab, die Symptome verschwanden von selbst, das Miasma war ein akutes Miasma. Beim Kind baute sich das Miasma nicht mehr von selbst ab, die Lebenskraft des Kindes war nicht stark genug, dieses Miasma zu überwinden und abzubauen. Bei diesem Kind entstand ein chronisches Miasma.

Akutes und chronisches Miasma

Wir wollen uns nun den Begriffen »akutes Miasma« und »chronisches Miasma« zuwenden. Wir können das chronische Miasma wie folgt definieren: Ein Miasma ist ein chronisches Miasma, wenn die durch dieses Miasma entstandenen Symptome chronisch sind, d.h. wenn die Symptome nicht von selber wieder verschwinden. Im obigen Fall ist das Miasma des Kindes ein chronisches Miasma. Die Definition des akuten Miasmas bereitet mehr Schwierigkeiten. Ist beispielsweise eine Kinderkrankheit Ausdruck eines akuten Miasmas? Stammen die Symptome eines Sonnenstichs ebenfalls von einem akuten Miasma?

Grundsätzlich lässt sich folgendes sagen: Symptome, welche unter bestimmten Belastungen immer wieder auftreten, sind Ausdruck eines chronischen Miasmas. Wenn beispielsweise ein Patient sagt: »Immer wenn ich Zwiebeln esse, bekomme ich Durchfall«, dann ist das ein Symptom eines chronischen Miasmas. Solcherlei Symptome, welche nur unter bestimmten Bedingungen auftreten, werden in der Regel kompensiert: Wenn jemand die Sonneneinstrahlung nicht verträgt, dann meidet er die Sonne oder er trägt einen Hut. Wenn jemand Zwiebeln nicht verträgt, dann isst er eben keine Zwiebeln usw. Die Illusion ist hier offensichtlich: Menschen, die ihre Symptome kompensieren, die die Belastungen, welche die Störungen hervorrufen, vermeiden, sind durch die Kompensation keineswegs gesünder. Diejenigen Menschen, die solche Kompensationen und Krücken gar nicht benötigen, können als gesünder betrachtet werden. Oder etwas überspitzt könnte man sagen: Man ist dann gesund, wenn man relativ ungesund leben kann, ohne dass man krank wird. Es gibt viele Menschen, die sehr alt sind, aber keineswegs ein sogenanntes »gesundes Leben« führen und trotzdem keine Beschwerden haben. Ist jemand gesund, d.h. weist er keinerlei Miasmen auf, dann können auch unter »normalen Belastungen« keine Symptome oder Krankheiten auftreten, wobei wir unter »normalen Belastungen« solche verstehen, die die überwiegende Mehrheit der Menschen verträgt. Das bedeutet aber, dass aus dem Grunde keine Kinderkrankheiten, Erkältungen, Allergien usw. auftreten können, weil das miasmatische Terrain nicht da ist. Die Lebenskraft ist jederzeit in der Lage, irgendwelche miasmatischen Angriffe abzuwehren. Daraus können wir umgekehrt folgern, dass Kinderkrankheiten, grippale Infekte usw. keine akuten Krankheiten sind, sondern ein zeitlich begrenzter Ausdruck eines chronischen Miasmas. Diese chronischen Miasmen sind in der Latenz, sie sind zu schwach, um die Lebenskraft zu veranlassen solcherlei chronische Symptome zu erzeugen, welche ins Bewusstsein dringen. Im Laufe des Lebens werden die Miasmen aber relativ zur Lebenskraft so stark sein, dass Symptome entstehen, vielleicht zu Beginn nur als harmlose Zeichen, etwa eine kleine Warze oder vermehrter Durst. Dass dem so ist, kann man daran ersehen, dass viele Menschen, wenn sie älter werden, zunehmend von ihren Symptomen und Beschwerden reden. Ist man in einer Runde älterer Menschen, dann wird mit Sicherheit auch über Gesundheit und Krankheit geredet. Je mehr sich die Miasmen artikulieren, desto mehr ist die Gesundheit ein Thema.

Was sind nun also akute Miasmen? Wir können sie wie folgt definieren: Akute Miasmen sind solche, welche aus irgend einem Anlass entstehen, von der Lebenskraft besiegt werden und dann wieder verschwinden. Das Miasma, welches sich die Mutter im obigen Fall erwarb, war ein akutes Miasma: Der Sturz dieser Frau erzeugte ein Miasma, dieses führte zur Prellung und diese verschwand nach einiger Zeit wieder. Das folgende Beispiel soll das Gemeinte noch besser illustrieren: Ein Kind wird seit Jahren in der Schule von seinen Schulkollegen gedemütigt, beleidigt und geschlagen. Diese missliche Lage führt beim Kind zu Schlafstörungen. Darauf zieht die Familie um in eine andere Stadt. In der neuen Schule, in welcher das Kind nun ist, wird es von seinen Schulkollegen respektiert. Die

Schlafstörungen verschwinden alsbald. Nach obiger Definition hat sich das Kind ein akutes Miasma zugezogen, obwohl die Auswirkungen dieses Miasmas, nämlich die Schlafstörungen, jahrelang anhielten. Die Bezeichnung »akut« ist somit nicht eine Frage der Dauer von Störungen, sondern eine Frage des Verlaufs der Störungen. Im Fall dieses Kindes sind die Störungen von selbst wieder verschwunden, also handelte es sich um ein akutes Miasma.

Entstehung der Miasmen

Miasmen entstehen durch Disharmonien im Leben eines Menschen. Diese Disharmonien können entstehen als Folge von Beziehungsproblemen irgendwelcher Art, beispielsweise zwischen Eheleuten, in der Schule wie im obigen Beispiel, am Arbeitsplatz usw. Diese Disharmonien können auch durch Überforderung eines Menschen entstehen, er überfordert sich entweder selbst oder wird durch andere überfordert.

Beispiel: Ein Mensch verrichtet fünfzehn Stunden täglich harte Arbeit, er schläft lediglich fünf Stunden und hat keine Zeit mehr, um sich ausreichend zu ernähren, dann entsteht ein Miasma, welches mit der Zeit Symptome erzeugt, z.B. Verdauungsstörungen, Einschlafschwierigkeiten, Herzklopfen. Für den Homöopathen ist die Situation des Patienten überschaubar, er hat einen einfachen Fall vor sich. Nun nimmt aber der Patient wegen seiner Probleme Medikamente ein, d.h. er kompensiert seine Symptome, beispielsweise mit Aufputschmitteln am Morgen und Schlafmitteln am Abend. Nimmt er solche Mittel über lange Zeit ein, dann entsteht durch diesen Medikamentenmissbrauch ein neues Miasma und mit der Zeit auch diesbezügliche Symptome, z.B. Durchfall. Es sind also schon zwei Miasmen vorhanden. Die Situation des Patienten ist schon etwas komplizierter. Konstruieren wir den Fall weiter: Der Patient arbeitet aus dem Grunde so viel und hart, weil er unter dem ständigen Druck seiner Frau steht Karriere zu machen. Dieser Druck erzeugt ein Miasma und somit Symptome, etwa nächtliche Schweissausbrüche und Sehstörungen. Insgesamt sind das bereits drei Miasmen. Der Patient hat aber wenig Selbstvertrauen, weil er als Waisenkind bei Stiefeltern aufwuchs, die ihm andauernd Vorhaltungen machten, dass er ja froh sein musste, bei ihnen Unterschlupf gefunden zu haben. Diese Vorhaltungen und das daraus resultierende mangelnde Selbstvertrauen erzeugten ein Miasma mit entsprechenden Symptomen, wie z. B. Depressionen, und als Kompensation seiner Minderwertigkeitsgefühle Geltungssucht, womit der Patient schon vier Miasmen aufweist. Für den Homöopathen geht die Übersicht bezüglich der Symptome bei solchermassen komplizierten Verhältnissen des Patienten allmählich verloren. Machen wir die Situation noch verwirrender: Die leiblichen Eltern des Patienten stritten sich andauernd, seit sie verheiratet waren. Er war von Seiten der Mutter als Kind nicht erwünscht, wodurch ein Miasma entstand, das Fünfte, welches zu Verhaltensstörungen führte, etwa Jähzorn und Kleptomanie. Nach der Trennung der Eltern kam er zu den Stiefeltern. Ein Grossvater war Alkoholiker und beging Selbstmord. Das Miasma des Grossvaters hat sich auf den Patienten vererbt, in der Art, dass der Patient ebenfalls eine Neigung zu Alkoholismus aufweist. Das sechste Miasma! Man stelle sich nun vor: Der Patient kommt mit all diesen Symptomen zum Homöopathen, aber der Patient hat von den wenigsten Symptomen eine Vorstellung, seit wann und warum er seine Symptome hat. Der Homöopath ist verwirrt und kann die Symptome ebenfalls nicht nach den erworbenen und geerbten Miasmen bzw. Lebensgeschichten aufschlüsseln. Hat der Patient insgesamt sechs Miasmen, dann benötigt er für jedes Miasma ein Mittel, aber welche sechs Mittel er benötigt, ist unter den gegebenen Verhältnissen sehr schwierig herauszufinden.

Miasmenschichten

Man spricht bei gleichzeitig bestehenden Miasmen von Miasmenschichten. Jede dieser Schichten repräsentiert eine Lebenssituation und ein zugehöriges Mittel. Die Behandlung verläuft im Idealfall so, dass ein Miasma um das andere mit den entsprechenden Mitteln abgebaut wird, wobei man mit dem zuletzt erworbenen Miasma beginnt und sich bis zum ältesten Miasma durcharbeitet.

Miasmen können durch gewisse Ereignisse aus ihrer Latenz hervortreten, sie werden durch gewisse Ereignisse aktiviert. Ein Patient äussert sich etwa in folgender Weise: » Seit meiner Blinddarmoperation geht es mir nicht mehr gut.« Eine Blinddarmoperation wird als leichter chirurgischer Eingriff qualifiziert und trotzdem geht es dem Patienten nicht mehr gut. Was ist passiert? Die Miasmen sind durch die körperlichen Verletzungen der Operation hervorgetreten und haben zusätzliche Symptome erzeugt. Die Blinddarmentzündung war natürlich schon ein Hinweis auf ein vorhandenes Miasma, das Miasma hat sich aber gewissermassen gegen den operativen Eingriff zur Wehr gesetzt.

Dazu ein Beispiel: Ein Patient kommt zum Homöopathen mit dem Symptom »schwarzer Stuhl«. Sein seelisches und körperliches Befinden bezeichnet er ansonsten als »ausgezeichnet«. Er bekommt aufgrund weiterer kleiner Symptome ein Mittel. Daraufhin normalisiert sich der Stuhl. Auf die Frage des Patienten, ob es eventuell sinnvoll wäre, eine klinische Abklärung zu treffen, antwortet der Homöopath mit ja. Der Patient geht zum Hausarzt. Dieser schickt ihn sogleich in ein Spital. Dort wird er untersucht und sofort operiert wegen eines Magengeschwürs. Der Patient erholt sich nach der Operation gut. Drei Wochen nach der Operation stirbt der Patient plötzlich. In diesem Fall haben die Miasmen auf die Operation so heftig reagiert, dass der Patient daran starb. Die Lebenskraft war zu schwach, um auf das durch die Operation zusätzlich entstandene Miasma lebenserhaltend einzuwirken. Die Miasmen haben es nicht gern, wenn man ihnen ins Handwerk pfuscht.

Auch andere Ereignisse können bereits vorhandene Miasmen aktivieren. Ein Kummer, ein Schreck, eine seelische Verletzung usw. können als neu entstandene Miasmen schon vorhandene Miasmen aufwecken. Diese neu entstandenen Miasmen können akut verlaufen oder chronisch werden. Die aufgeweckten chronischen Miasmen können vorübergehend in Erscheinung treten oder ebenfalls chronische Symptome zeitigen. Eine spezielle Sorte von Miasmen ist diejenige, welche durch die Prüfungen homöopatischer Mittel entsteht. Eine homöopathische Mittelprüfung erzeugt im Menschen ein Miasma oder aktiviert ein latent vorhandenes Miasma. Aufgrund dieses Miasmas entstehen Symptome. Dieses Miasma kann ein akutes Miasma sein, d.h. die Symptome verschwinden mit der Zeit wieder von selbst, oder die Symptome treten vorübergehend in Erscheinung auf der Basis eines chronischen, latenten Miasmas, oder aber die Symptome verschwinden nicht mehr, entweder als Folge des neu durch die Prüfung entstandenen Miasmas oder aber als Folge des chronischen, aus der Latenz hervorgetretenen Miasmas. Eine Variante davon sind die Nebenwirkungen von Medikamenten der Schulmedizin. Diese Medikamente erzeugen im Patienten ein Miasma und dieses manifestiert sich durch Symptome, welche in der Schulmedizin Nebenwirkungen genannt werden. Diese Miasmen können akut verlaufen, wenn der Patient die Medikamente nicht zu lange einnehmen muss. Nimmt ein Patient über Jahre hinweg Medikamente ein, dann entsteht ein chronisches Miasma, das bedeutet, dass das Miasma auch nicht mehr verschwindet, wenn der Patient die Medikamente absetzt. Beispiele dazu gibt es zu Hauf: Blutdrucksenkende Mittel, Mittel gegen Verstopfung, Herzmittel, Blutverdünnungsmittel, Mittel gegen Asthma, Schmerzmittel aller Art, Psychopharmaka, Antiepileptika usw.

Miasmen von sozialen Gruppen

Ebenso wie sich der Begriff der Lebenskraft vom einzelnen Menschen auf ganze Gruppen erweitern lässt, so kann man diese Erweiterung auch mit dem Begriff Miasma tun, d.h. wir postulieren wieder als Arbeitshypothese die Existenz von Miasmen in sozialen Organismen. Auch in sozialen Gruppen sind die Miasmen die Antagonismen zur Lebenskraft der Gruppe. Die Miasmen entstehen aufgrund eines Ungleichgewichts der Lebenskraft der Gruppe. Die dadurch entstehenden Symptome sind mannigfaltig, sie sind abhängig von den Zielsetzungen der Gruppe. Es gibt in jeder Gruppe eine Chronik ihrer Geschichte. Diese Geschichte zeigt die harmonischen und disharmonischen Entwicklungen der Gruppe. Entsprechend den disharmonischen Entwicklungen entstehen entsprechende Symptome. Die diesen Symptomen zugrunde liegenden Miasmen sind entweder akut oder chronisch. Bei den akuten Miasmen ist die Lebenskraft der Gruppe jederzeit in der Lage, ohne Einwirkung von aussen ein Gleichgewicht der Kräfte innerhalb der Gruppe wieder herzustellen. Bei den chronischen Miasmen in der Gruppe ist eine

Einwirkung von aussen notwendig, um wieder einen Ausgleich zu schaffen. Ohne Einwirkung von aussen bleibt der soziale Organismus krank bis er stirbt.

Betrachten wir als erstes Beispiel einer solchen Gruppe die kapitalistischen Industriegesellschaften, dann sind die durch die Miasmen entstandenen Symptome offensichtlich. Eine Grundstörung, welche die Industriegesellschaften aufweisen, ist der individuelle wie auch der institutionalisierte Egoismus. Im individuellen Bereich äussert sich dieser Egoismus in Sätzen wie: Man muss sich durchsetzen können. Jeder ist sich selbst der Nächste. Man wird nur ernst genommen, wenn man Geld hat. Nur wer einen Hochschulabschluss hat kann Karriere machen. Gute Beziehungen sind alles, usw. Diese individuellen Egoismen erzeugen sowohl individuelle wie kollektive Miasmen.

Institutionelle Egoismen kommen zum Ausdruck in Sätzen wie: Nur wer sich auf dem Markt behauptet hat eine Überlebenschance. Der Zweck heiligt die Mittel. Der Krieg ist die Fortsetzung der Politik mit andern Mitteln. Gewinnmaximierung ist der Motor wirtschaftlichen Handelns, usw. Die Symptome, welche im individuellen Bereich durch die Miasmen als Folge der Egoismen entstehen, können unterschiedlichster Art sein. Im kollektiven Bereich gibt es wenige hervorstechende Symptome, welche die Miasmen der kapitalistischen Industriegesellschaften anzeigen: Klassengesellschaften wie z. B. Reiche und Arme, Gebildete und Analphabeten, Karriereleute und Drogensüchtige, Spekulanten und Opfer der Spekulanten, Ausbeuter und Ausgebeutete usw. Diese Beispiele zeigen deutlich die grossen Ungleichgewichte und Einseitigkeiten in diesen Gesellschaften. Die Schadensbegrenzungen, welche zur Vermeidung von gewalttätigen Auseinandersetzungen zwischen einzelnen Klassen ergriffen werden, sind weit entfernt von einer grundlegenden miasmatischen Behandlung dieser Gesellschaften.

Als zweites Beispiel werfen wir einen Blick auf die Strukturen von religiösen Sekten: Religiöse Sekten schliessen sich in der Regel gegen aussen ab. Aussenstehende haben weder Zugang zu den Sekten, noch wissen sie, was innerhalb der Sekten vorgeht. Sektenmitglieder werden darauf verpflichtet, an Aussenstehende keine Informationen, welche die Sekte betreffen, weiterzugeben. Tun sie das, dann haben sie mit einer Bestrafung durch die Sektenführer zu rechnen. Von aussen sind die in den Sekten entstehenden Miasmen nicht zu erkennen, ausser an einigen durch sie entstandenen Symptomen an deren Mitglieder, z. B. gespielte Glückseligkeit, Verschwiegenheit, Ablehnung von Kontakten mit aussenstehenden Menschen, rigide Ernährungsvorschriften, missionarisches Auftreten in der Öffentlichkeit. Die verstimmte Lebenskraft der Sekte zeigt sich in der Regel erst, wenn Skandale entstehen, z.B. wenn einzelne Sektenmitglieder Selbstmord oder ganze Teile der Sekte kollektiven Selbstmord begehen. Eine homöopathische miasmatische Behandlung einer Sekte ist schwierig, weil man die Gruppensymptome nicht in Erfahrung bringen kann, denn ohne Symptome ist eine Therapie nicht möglich. Konkrete Beispiele von solchen Sekten sind etwa die Geheimlogen. Sie hüten ein spirituelles Gut, welches Nichtmitgliedern vorenthalten wird. Ihre Einweihungswege werden nur Menschen zugänglich gemacht, die von den Logen in ihrem Sinn als reif befunden werden.

Im dritten Beispiel wollen wir uns noch mit Verbrecherorganisationen befassen. Sie sind schon von ihren Intensionen her mit schwersten Miasmen behaftet! Wer seine physische Existenz allein durch Verbrechen aller Art, wie Erpressung, Lüge und sogar Mord, sichern will, ist schwer geschädigt. Die chronischen Miasmen solcher Organisationen sind kaum mehr zu überwinden. Es ist nicht verwunderlich, dass aufgrund ihrer Miasmen unter verschiedenen Verbrecherorganisationen ununterbrochen Kriege ausgefochten werden. Das Entstehen solcher Miasmen ist auf extreme Ungleichgewichte der Lebenskraft in den entsprechenden Gemeinschaften, Staaten und Völkern zurückzuführen, und die Verbrecherorganisationen sind als Symptome solcher Ungleichgewichte zu betrachten. Die Therapie, falls eine solche überhaupt möglich ist, muss bei den entsprechenden Gemeinschaften, Staaten oder Völkern ansetzen.

Es gibt ja viele soziale Gruppen und jede hat ihr eigenes Gepräge. Dementsprechend werden sich auch die Verstimmungen der Lebenskraft durch die entstandenen Miasmen in den einzelnen Gruppen in Form von Symptomen verschieden darstellen. Es ist vom miasmatischen Gesichtspunkt aus eine gute Übung, soziale Gruppen in dem Umkreis, in welchem man lebt, zu studieren.

Abweichungen von der Evolution

Wir wollen nun das Entstehen von Miasmen von einem noch allgemeineren Standpunkt aus betrachten. Wir können das Entstehen von Miasmen darauf zurückführen, dass die Menschen von der Evolution abweichen. Was heisst das aber nun »von der Evolution abweichen«? Um diese Frage beantworten zu können, müssen wir uns zuerst über den Begriff der Evolution klar werden.

Evolution bedeutet Entwicklung. Geht man davon aus, dass die Erde mit allem, was in ihr, auf ihr und um sie herum vorhanden ist, inklusive dem Menschen, einen »Zweck« hat, einem Ziel dient, welches von hohen geistigen, göttlichen Wesenheiten verfolgt wird, so ist es einleuchtend, dass alles Vorhandene Mittel zur Erreichung dieses Ziels ist. Das bedeutet, dass der Mensch in diesen Prozess zur Erreichung dieses Zieles mit einbezogen ist. Es gibt die Evolution im Mineralreich, im Pflanzenreich, im Tierreich und im Menschen. Die Wissenschaft der Erdgeschichte beschreibt die Evolution der Erde, die Biologen beschreiben die Evolution der Pflanzen von den Einzellern bis zur heutigen Flora, die Zoologen beschreiben die Evolution der Tiere, die Historiker und Theologen beschreiben die menschliche Evolution auf der Erde. Die Apokalypse des Johannes beschreibt die Evolution des Menschen, beginnend in fernster Vergangenheit bis in die fernste Zukunft. Nun gibt es aber auch die Evolution derjenigen Wesenheiten, die über dem Menschen stehen, nämlich die der Engel, Erzengel, Archai bis zu den Seraphimen und ebenso die Evolution der Widersachermächte wie z. B. die des Luzifers. Man kann also sagen: Alles, von dem Mineralreich bis zu den Seraphimen, ist einer kontinuierlichen Entwicklung, einer Evolution unterworfen, und zwischen den Tieren und den Engeln in dieser gigantischen Hierarchie ist der Mensch angesiedelt. Nun hat aber der Mensch in der gegenwärtigen Phase der Evolution einen freien Willen. Mit diesem freien Willen kann der Mensch von der vorgesehenen Evolution abweichen. Natürlich ist auch der freie Wille des

Menschen ein Teil der Evolution und dient den göttlichen Mächten zur Erreichung des Zieles der Evolution. Das Abweichen von der Evolution durch den Menschen ist also ein Abweichen von den Zielen der göttlichen Mächte.

Wie merkt nun der Mensch, dass er aufgrund seines freien Willens von den Zielsetzungen der Evolution abgewichen ist? Er merkt es dadurch, dass Miasmen mit entsprechenen Symptomen auftreten. Treten also Symptome auf, dann kann der Mensch davon ausgehen, dass Miasmen vorhanden sind und das bedeutet gleichzeitig, dass er von der Evolution abgewichen ist. Erkennt der Mensch die Abweichungen, so kann er sie korrigieren und sich wieder in den Strom der Evolution einfügen. Sind die durch die Abweichung von der Evolution entstandenen Miasmen chronisch, dann kann der Mensch nur durch eine Behandlung wieder in den Strom der Evolution eingegliedert werden.

Der Mensch ist aber nicht der Willkürlichkeit seines freien Willens ausgesetzt, denn die Religionen und sein eigenes moralisches Empfinden vermitteln ihm Orientierungshilfen. Orientiert er sich an diesen Hilfen, dann weicht er nicht von der Evolution ab, d.h. es entstehen keine Miasmen und somit auch keine Symptome. Im Christentum sind die »Zehn Gebote« eine solche Hilfe. Die »Zehn Gebote« dienen dem Zweck den Menschen in der Evolution zu führen. Nehmen wir zum Beispiel das Gebot: »Du sollst nicht lügen.« Jeder Mensch, der einmal die Unwahrheit gesagt hat, kennt die Folgen dieses Tuns. Wird er der Lüge überführt, dann entsteht Misstrauen ihm gegenüber, man meidet ihn, es enstehen Zwistigkeiten und Streitereien. Kurz: Es entsteht eine gespannte, unerfreuliche Situation. Aus einer solchen Situation entstehen bei den Beteiligten Miasmen und mit der Zeit Symptome, wie z.B. Schweissausbrüche, Herzklopfen, Gewissensbisse, Zorn, Alpträume etc. Dieses Beispiel verdeutlicht, dass das Entstehen von Symptomen gleichzusetzen ist mit dem Abweichen von der Evolution. Wäre der Mensch geistig und seelisch weit genug fortgeschritten, dann wären solche Hilfen wie die »Zehn Gebote« nicht mehr notwendig.

Man kann auf einer niedrigeren Ebene auch Staatsverfassungen oder Vereinsstatuten als solche Hilfen auffassen. Die gedeihliche Entwicklung eines Staates hängt ganz wesentlich davon ab, wie die Staatsbürger die Verfassung respektieren. Weichen einzelne Bürger aufgrund ihres freien Willens von der Staatsverfassung oder der Staatsidee ab, dann entstehen im Staat Miasmen und als Folge davon Symptome, was sich z.B. in einer Staatskrise oder gar in einem Bürgerkrieg äussern kann. Eine Staatsverfassung kann schon ihrerseits eine Abweichung von der Evolution beinhalten, beispielsweise dann, wenn sie von einer machtbesessenen Minderheit zum Zwecke der Machterhaltung konzipiert wurde. Es ist unausweichlich, dass in einem solchen Staat Miasmen entstehen, ein solcher Staat wird an den entstehenden Symptomen zugrunde gehen, etwa durch Kriege, Hungersnöte, Epidemien usw.

Welchen Organismus wir auch immer betrachten, weicht er von der Evolution ab, dann entstehen Miasmen und damit ein Infektionsterrain. Der Organismus ist nicht mehr geschützt, die Infektionsbereitschaft ist erhöht. Beim Menschen entstehen Infektionen auf geistiger, seelischer und körperlicher Ebene durch krankmachende Agens. Wie schützt der Mensch sich nun aber gegen solche Infektionen? Diese Frage berührt das zentrale Thema des Menschseins überhaupt, und dieses Thema ist die vergeistigte Liebe, welche die Menschen beauftragt sind zu verwirklichen. Betrachten wir von der gesamten Evolution die Teilevolution des Menschen, dann ist die Verwirklichung der vergeistigten Liebe, in der gegenwärtigen Phase dieser Teilevolution, der Beitrag des Menschen an der Gesamtevolution. Diese Liebe schützt den Menschen absolut. Ein Miasma und ein Infektionsterrain können dadurch nicht entstehen.

3. Die Psora

Hahnemanns Weg beim Studium der Krankheiten führte ihn weg von den vielen Krankheitsbegriffen und Krankheitsbezeichnungen. Er suchte einen Begriff, welcher alles Krankheitsgeschehen in sich einschliesst. Die Bestrebungen Hahnemanns werden auch hier deutlich universelle Begriffe einzuführen, wie er das bei der Lebenskraft und den Miasmen tat. Zu diesem Zweck führte er den Begriff Psora ein. Vieles was über die Lebenskraft und die Miasmen gesagt wurde, gilt auch für den Begriff der Psora. Er ist ebenso transwissenschaftlich, unfasslich, mantrisch usw. Die Psora ist aus seiner Sicht die einzige überhaupt existierende Krankheit. Er nahm an, dass alle Krankheiten Folgen dieser einzigen, alles umfassenden Krankheit Psora sind. Er nannte sie eine Hydra mit tausend Köpfen; schlägt man dieser Hydra einen Kopf ab, dann wachsen zwei Köpfe nach. Hahnemann wollte damit zum Ausdruck bringen, dass die Psora nicht zu besiegen, nicht aus der Welt zu schaffen ist. Man könnte die Psora als Urmiasma bezeichnen, aus dem alle andern Miasmen entstehen. Alle Miasmen, über die wir bis jetzt gesprochen haben, sind gewissermassen Folgemiasmen des Urmiasmas Psora.

Man kann sich nun folgende Fragen stellen: Warum gibt es ein solches Urmiasma? Was ist der Sinn dieses Miasmas? Das Entstehen von Miasmen ist ja eine Folge des Abweichens von der Evolution, wobei wir das Abweichen von der Evolution im weitesten Sinn auch als Sünde auffassen können. Das Urmiasma Psora ist so betrachtet die Ursünde, die allererste Sünde der Menschen, und diese Ursünde kennen wir unter der Bezeichnung Erbsünde. Das Urmiasma ist also die Folge der Erbsünde oder die Erbsünde schlechthin. Was ist aber die Bedeutung der Erbsünde? Sie gipfelt darin, dass der Mensch vom Baum der Erkenntnis ass. Der Mensch begann zu erkennen, er lernte unterscheiden, er trat in eine Welt ein, in welcher er Begriffe schuf, in welcher er Begriffe schaffen musste, um sich in dieser Welt orientieren zu können. Allgemein betrachtet ist ja charakteristisch für jeden Begriff, dass er einen bestimmten Aspekt der Wirklichkeit bezeichnet und alles was diesem Aspekt nicht entspricht ausschliesst.

Jeder Begriff hat diese beiden Aspekte: Einerseits den Begriff selbst mit seinem Inhalt und andererseits alles andere, welches durch diesen Begriff ausgeschlossen ist. Durch diese Entwicklung ist die menschliche Sprache entstanden. Aber die Anzahl Begriffe, welche der Mensch schafft, bleibt immer endlich. Der Mensch kann noch so viele Begriffe prägen, er bleibt damit immer im Endlichen und das bedeutet, dass der Mensch nie in der Lage sein wird, das Unendliche zu beschreiben, es fehlt ihm immer etwas um die ganze Wirklichkeit mit seinen Begriffssystemen vollständig erfassen und darstellen zu können. Dass dem Menschen immer etwas fehlt, was er nicht erkennen, nicht erfassen kann, spornt ihn gleichzeitig an, dieses Fehlende zu suchen, zu erforschen und seinen Vorstellungen von der Welt einzugliedern. Der Mensch empfindet diese Unvollkommenheit seines Erkennens als einen echten Mangel, und er ist fortwährend bestrebt diesen Mangel zu beheben.

Dieser Mangel ist also eine Folge der Erbsünde, des Urmiasmas, oder wie wir in der Homöopathie sagen, der Psora. Die Psora können wir somit als das Miasma des Mangels bezeichnen. Aus dieser Betrachtung heraus kann man folgern, dass alle Menschen psorisch sind.

In der Genesis, dem ersten Buch Mose, kommt dieser psorische Sachverhalt deutlich zum Ausdruck: Gott Jahwe schuf den Menschen Adam. Jahwe bemerkte, dass dem Adam etwas fehlte, dass er in einer Wüste lebte, und so schuf er Pflanzen und Tiere. Aber auch das genügte Jahwe noch nicht, denn Adam fehlte immer noch etwas, und so schuf er aus einer Rippe von Adam die Eva.

Hier sind nun die wesentlichsten Teile der Psora angesprochen: Der Mangel einerseits und das Bestreben diesen Mangel zu beheben andererseits. Die Psora wird erst dann aus der Welt verschwinden, wenn der Mensch jeglichen Mangel überwunden haben wird. Das wird dann der Fall sein, wenn er gewissermassen wieder ins Paradies zurückkehren wird, oder wie wir heute sagen würden, wenn er wieder eins sein wird mit den geistigen Welten.

Das Bestreben der Menschen sich seelisch-geistig zu entwickeln, ihre Erkenntnisse der Wirklichkeit auszuweiten, sich der geistigen Welt wieder zu nähern durch Wissenschaft, Philosophie, Religion, Meditation usw., ist ein psorisches Bestreben. Die Psora ist gewissermassen der Motor dieser Bestrebungen. Jegliches Tun, welches im Einklang ist mit der Evolution, ist psorisch. Sehr augenscheinlich ist dieser Tatbestand bei dem Bemühen der Menschen, sich durch Arbeit nützlich zu machen, sich für Ideale einzusetzen. Durch die Arbeit für sich und die anderen Menschen bringt der Mensch die Evolution voran und das ist ja auch eine seiner Aufgaben auf der Welt.

Es gibt Gemeinschaften, welche für sich die Arbeit als ihre Lebensaufgabe schlechthin betrachten wie z. B. in gewissen Mönchsorden, in welchen diese Zielsetzung in der Formel »Bete und arbeite« zum Ausdruck kommt. Von dieser Losung her sind diese Orden gewissermassen psorische Orden. Die Menschen werden durch ihre Arbeit die Mängel und damit die Psora überwinden und in fernster Zukunft die Welt des Mangels, das heisst das Leben in der physischen Welt, für immer verlassen.

Nun kann man sich natürlich fragen, was das mit dem Psorabegriff Hahnemanns zu tun hat, welcher ja ein Oberbegriff von allem Krankhaften sein soll. Der Begriff der Psora ist so allgemein, dass er jeglichen Mangel einschliesst: einerseits den Mangel an Erkenntnis, an Wissen, an Entwicklung - und diese Mängel sind ja ein impliziter Teil der Evolution - und andererseits den Mangel an Einklang mit der Evolution, was gewissermassen auf die krankhafte Seite der Psora hinweist.

Die Psora hat somit zwei Aspekte: einen gesunden Aspekt, welcher im Einklang ist mit der Evolution und einen krankhaften Aspekt, welcher gegen die Evolution gerichtet ist. Die Homöopathie befasst sich nur mit dem krankhaften Aspekt der Psora. Mit Hilfe der Homöopathie wird der kranke Mensch von der krankhaften Seite der Psora in die gesunde Seite der Psora gebracht, es wird ihm ermöglicht, sich wieder in den Strom der Evolution einzugliedern, um sich weiter entwickeln zu können ohne die Schranken der krankhaften Psora.

Wenn der Mensch zur Welt kommt, dann mangelt es ihm an vielem. Es mangelt ihm an Eigenständigkeit: er muss ernährt werden, er muss hygienisch versorgt werden, es mangelt ihm der aufrechte Gang, das Sprechen, das Denken usw. Was tun die Eltern? Sie versuchen diese Mängel zu beheben: Die Mutter stillt das Kind, sie wechselt die Windeln, sie bringt ihm das Gehen bei, sie lernt das Kind sprechen. Später geht das Kind in die Schule, um lesen und schreiben zu lernen. Nach der Schule erlernt das Kind einen Beruf, danach sucht sich das nun erwachsene Kind einen Lebenspartner und in Ermangelung von Kindern werden Kinder gezeugt. Alle diese Aktivitäten erfolgen aus einem Mangelgefühl, aus einem Gefühl, dass einem etwas fehlt, eben als Folge der Psora. Die Psora ist ein Leben lang vorhanden, sie erlischt erst mit dem Tod.

Die Bestrebungen der Menschen, in Harmonie mit der Evolution zu kommen oder zu bleiben, kann sich im Laufe des Lebens ändern. Im mittleren Alter kann sich das dadurch äussern, dass es Menschen gibt, die sich verpflichtet fühlen, andere Menschen zu führen in wirtschaftlicher, politischer, religiöser Hinsicht, dass sie andern Menschen helfen wollen ihre Mängel zu überwinden. Im Alter treten vor allem gesundheitliche Mängel auf, welche die Menschen beseitigen möchten. Der Gang zum Therapeuten ist so gesehen ein psorischer Akt und die Bemühungen des Therapeuten die Gesundheit des Patienten wiederherzustellen ebenfalls.

Da der Mensch als Mikrokosmos seine Entsprechung im Makrokosmos hat, oder um mit Goethe zu sprechen: »Nichts ist drinnen, nichts ist draussen, denn was innen, das ist aussen,« so hat folglich die Psora des Menschen auch eine psorische Entsprechung im Makrokosmos, wobei wir unter Makrokosmos alles was sich ausserhalb des Menschen befindet verstehen wollen. Es gibt somit auch psorische physische Stoffe und psorische geistige Kräfte ausserhalb des Menschen. Insbesondere sind auch die Heilstoffe und Heilkräfte im Makrokosmos psorisch, denn sie helfen die Mängel der kranken Menschen zu beheben.

Wir können also festhalten: Alle Heilstoffe und Heilkräfte haben psorische Anteile. Einer dieser psorischen Stoffe ist der Schwefel. Als homöopathisches Mittel ist der Schwefel, in der Homöopathie Sulfur genannt, das wichtigste psorische Mittel. Er vereinigt in sich die beiden genannten psorischen Charakteristiken am ausgeprägtesten: den Mangel und die Behebung des Mangels. Bei einem Patienten, der das homöopathische Mittel Sulfur benötigt, sind diese beiden

Charakteristiken vorherrschend, oder umgekehrt formuliert: Sind diese beiden Charakteristiken bei einem Patienten sehr ausgeprägt, dann benötigt dieser Patient das homöopathische Mittel Sulfur oder eventuell eine Sulfurverbindung (d.h. eine chemische Schwefelverbindung als homöopathisches Mittel), wenn er neben diesen beiden charakteristischen Eigenschaften noch andere signifikante Merkmale aufweist.

Die Auffassungen der einzelnen Homöopathen darüber, was nun besonders charakteristisch sei für das Mittel Sulfur, gehen oft weit auseinander: Da gibt es die Auffassung, dass Sulfur-Menschen Harmonie und Liebe nicht in ihr Leben integrieren könnten. Eine andere Ansicht ist diejenige, dass der Sulfur-Mensch nach Beleidigungen, Kritik, Erniedrigung etc. sich noch mehr anstrengt, sich noch mehr Mühe gibt, damit für andere kein Anlass mehr besteht ihn zu beleidigen, zu kritisieren, zu erniedrigen, wobei diese Auffassung einem Teilaspekt unserer Darstellung von Sulfur entspricht. Wieder eine andere Meinung ist diejenige, dass Sulfur reinigende Wirkung habe, es wird deshalb als »Mittel der Reinigung« bezeichnet, usw.

Wen wundert die Meinungsvielfalt über Sulfur, wenn man an die Unfassbarkeit der Psora denkt? Man kann über Sulfur fast so viele Meinungen haben wie über die Psora selbst. Es gibt sehr viele Menschen, die Sulfur benötigen, die sich aber hinsichtlich ihrer Eigenschaften und Symptome vollständig unterscheiden. Die Sulfur-Menschen sind so vielfältig wie es die Psora ist.

Es gibt keine typischen Sulfur-Menschen, sondern lediglich Menschen, die Sulfur als Mittel benötigen, sie haben aber alle eine Gemeinsamkeit, nämlich: Einen Mangel, den sie zu beheben versuchen. Weil es viele Lebenssituationen gibt, wo Mangel existiert oder empfunden wird, so gibt es auch viele Sulfursituationen.

Der folgende Fall zeigt einen Sulfur-Menschen in mentaler Hinsicht und demzufolge auch in seinen Symptomen: Eine 64-jährige Frau kommt in die Sprechstunde und bringt gleich einige Werbebroschüren mit, auf denen sie selbst mit lächelndem Gesicht abgebildet ist und auf denen man in grossen Lettern die Überschrift »Fastenwochen für jedermann« lesen kann. Sie bittet den Therapeuten höflich, er möge doch so nett sein und die Werbebroschüren in seinem Wartezimmer auflegen. Ihr Hauptproblem ist Müdigkeit: »Ich habe keine Reserven mehr« erklärt sie. »Meine Motivation zu arbeiten ist seit einiger Zeit weg. Ich möchte ja arbeiten. Ich will nicht einfach nur dasitzen und jeden Monat auf die Altersrente warten, deshalb organisiere ich Fastenwochen. Ich möchte den Leuten etwas mitgeben, und ich weiss auch, dass ich den Leuten viel geben kann. Aber psychisch bin ich auf dem Nullpunkt, ich muss immer gleich weinen. Am Morgen, wenn ich aufstehe, da habe ich noch Energie, aber schon im Verlaufe des Morgens verschwindet alle meine Energie. Das ist sogar so, wenn ich nicht arbeite.« Sie erklärt weiter, dass sie einmal einen Kurs besuchen möchte, wo man lernt, wie man sich selbst präsentiert, um bei andern Leuten anzukommen. Bücher darüber habe sie schon gelesen. Auf die Frage, was sie in ihrem Leben anders machen würde, wenn sie nochmals jung wäre, antwortete sie: »Ich würde viel früher mit meiner geistigen Entwicklung beginnen. Ich bereue, dass ich so spät damit angefangen habe. Hausarbeiten würde ich reduzieren. Hausarbeiten mache ich ohnehin nicht gern, das kostet zuviel Zeit und für die geistige Entwicklung bringt das gar nichts. Ich hätte auch gerne mehr Selbstvertrauen gehabt, damit ich von den Leuten mehr anerkannt würde.« Auf die Frage was so ihre Lieblingsliteratur sei erklärte sie: »Esoterik, quer durch alles.« In dieser Art und Weise setzte sich das Interview fort bis an sein Ende. Einige physische Symptome bestätigten die Wahl von Sulfur. Dieses Mittel verhalf ihr wieder zu Energie und einer ausgeglicheneren Psyche. Verfolgt man ihre Aussagen, dann wird man gewahr, dass sie an ihren seelischen und geistigen Defiziten leidet und stetig bemüht ist, diese zu überwinden. Das Übergewicht der Psora wird bei dieser Patientin noch dadurch unterstrichen, dass sie schon 64 Jahre alt ist und nicht etwa noch in einem jugendlichen Alter, wo psorisches Streben altersgemäss ist. Psorischer geht es nicht mehr, ist man geneigt zu sagen.

Wir wollen nun aber aus psorischer Sicht noch einen Blick ins Periodensystem der chemischen Elemente tun. Wir haben ja die Psora als Miasma des Mangels bezeichnet. Mangelerscheinungen können wir bei den Katjonen, den positiv geladenen Teilchen, feststellen, denn den Katjonen fehlt nämlich etwas, und zwar die Anjonen, die negativ geladenen Teilchen. Die Katjonen, das sind Natrium, Kalium,

Magnesium, Kalzium usw., haben das grosse Bestreben einen Partner aus der Reihe der Anjonen zu finden. Insbesondere können sich z. B. die genannten Katjonen mit dem Anjon Schwefel zu einem Salz verbinden. Aus dieser Sicht sind alle Katjonen und ihre Verbindungen psorisch. Das zeigt sich bei diesen Salzen auch, wenn wir sie als homöopathische Mittel vor uns haben. Wir möchten aber doch unterstreichen, dass das psorische Gewicht, d.h. die Prägnanz der beiden Eigenschaften »Mangel« und »Behebung des Mangels«, bei den verschiedenen Salzen unterschiedlich ist, schon aufgrund der verschiedenen Eigenschaften der Katjonen und Anjonen. Aber nicht nur bei den Salzen ist das so: Wir haben gesagt, dass alle Heilstoffe und Heilkräfte psorisch sind und somit auch alle homöopathischen Mittel, also auch die pflanzlichen und tierischen Mittel, wobei sich aber die einzelnen Mittel, sowohl bezüglich der Intensität der beiden Eigenschaften, als auch der Art des »Mangels« und der »Behebung des Mangels« unterscheiden.

Wir wollen nun einen psorischen Krankheitsfall konstruieren und danach die psorischen Elemente des Falles herausarbeiten: Ein Patient kommt in die Sprechstunde und beklagt sich über morgendliche Leberverhärtungen, welche er jedes Jahr im Frühling hat. (Anmerkung: die Leber ist jeweils im Frühling aktiver als zu den übrigen Jahreszeiten.) Er empfindet dabei einen drückenden Schmerz, der sich bessert, wenn er Gymnastik treibt oder einen Lebertee trinkt. Von seiner äusseren Erscheinung her macht er einen unordentlichen und unsauberen Eindruck. Über sein Leben befragt erklärt er, dass er gerne selbständig werden möchte in seinem Beruf, aber dazu zu wenig Selbstvertrauen hat, diesen Schritt zu wagen, und ausserdem glaubt er, dass sein Geld dazu nicht ausreichen würde. Eines seiner Kinder ist mit zwei Jahren gestorben. Er gründete daraufhin eine Selbsthilfegruppe für betroffene Eltern, die ebenfalls dieses Schicksal traf. Er kann bei solchen Vorkommnissen schnell sentimental werden. Wir wollen nun der Reihe nach die psorischen Elemente des Falles herausgreifen:

- Die Leberverhärtungen sind psorisch, denn sie zeigen einen Mangel an Elastizität der Leber.

- Der Morgen ist die psorische Tageszeit, denn am Morgen stehen die Leute auf und nehmen ihr Tagwerk wieder auf, sie arbeiten gewissermassen wieder weiter am Aufbau der Welt.
- Der Frühling ist die psorische Jahreszeit, es ist diejenige Jahreszeit, in welcher die Starre des Winters, der Mangel an Leben und Wärme überwunden wird.
- Mit Gymnastik und dem Trinken von Lebertee versucht der Patient seine Beschwerden zu kurieren, was psorische Aktivitäten sind, weil sie darauf ausgerichtet sind seine Beschwerden zu beheben.
- Die Unordentlichkeit und Unsauberkeit sind als Mangel von Ordnungssinn und Hygiene psorische Eigenschaften.
- Er möchte in seinem Beruf selbständig werden, aber es fehlt ihm das notwendige Selbstvertrauen und Geld, wobei hier die Psora unschwer zu erkennen ist.
- Der Verlust eines seiner Kinder ist psorisch. Das Kind fehlt ihm und deshalb wird er aktiv, um in der Selbsthilfegruppe sich und andern zu helfen mit dem Verlust fertig zu werden.
- Die Sentimentalität ist sein Mangel an seelischer Ausgeglichenheit.

Es ist eine gute Übung, bei sich selbst oder bei andern Menschen psorische Eigenschaften zu erforschen. Man wird immer psorische Elemente finden.

Da die Psora ein Prinzip darstellt, welches sich auf alle Lebewesen mit einem physischen Körper bezieht, so ist dieses Prinzip auch in der Tier- und Pflanzenwelt zu finden. Tiere und Pflanzen werden deshalb krank, weil ihre Lebenskraft zu schwach, weil ihre Lebenskraft eben psorisch ist.

Wir haben schon unter dem Abschnitt »Die Miasmen« auf die Anwendbarkeit der Miasmen auf soziale Gruppen hingewiesen. Ganz besonders gilt diese Anwendbarkeit auch für die Psora. Wir wollen nun an den dargestellten drei Beispielen die psorischen Anteile aufzeigen.

Wir beginnen mit den kapitalistischen Industriegesellschaften. Ein Charakteristikum sind die individuellen und institutionalisierten Egoismen. Der Mangel an Verantwortung und Respekt gegenüber andern Menschen oder sozialen Gruppen ist hier ausgesprochen psorisch. Der Kampf, den einzelne Menschen oder Gruppen gegen diese Egoismen führen, ist ebenfalls psorisch. Hier kommen die beiden psorischen Aspekte deutlich zum Vorschein. Das Entstehen von Klassen in diesen Gesellschaften zeigt ebenfalls psorische Züge: Es entstehen Armut bei vielen Menschen, Mangel an Bildung, viele können weder lesen noch schreiben, Mangel an Achtung vor andern Menschen, Mangel an Hygiene, Mangel an Gemeinschaftssinn usw.

Wir können auch bei den Sekten als zweitem Beispiel psorische Elemente feststellen. Hier finden wir die psorischen Eigenschaften bei der mangelnden Transparenz gegen aussen. Die Verschwiegenheit der Sektenmitglieder und die Kontaktarmut zu Aussenstehenden sind psorische Charakteristiken der Sekten. Die rigiden Ernährungsvorschriften zeigen sich in physischen Mangelerscheinungen, diese Vorschriften sind somit psorisch. Der Dogmatismus der Ansichten ist ein Mangel an Bereitschaft, sich mit andern Ideen und Gedanken auseinanderzusetzen, also ebenfalls eine psorische Angelegenheit.

Als dritte Gruppe haben wir die Verbrecherorganisationen betrachtet. Diese Organisationen umfassen viele der psorischen Elemente, sowohl der Industriegesellschaften wie der Sekten: Egoismus, mangelnde Transparenz und Verschwiegenheit. Mangel an Wertschätzung anderer Menschen, sogar Geringschätzung des Lebens anderer Menschen. Das alles sind psorische Eigenschaften dieser Organisationen.

Aus diesen Betrachtungen kann man das Fazit ziehen: Die Psora ist allgegenwärtig, sie zu überwinden ist eine Evolutions- und Menschheitsaufgabe. Die Psora ist aber zugleich auch Voraussetzung und Chance sie selbst zu überwinden. Nutzen wir die uns gegebene evolutionsgemässe Psora zu unserer eigenen Weiterentwicklung, dann besiegen wir die krankhafte Psora, dann erschaffen wir uns erneut das Paradies.

4. Die Sykose

Das Psorische an der Psora selbst ist, dass es nicht nur die Psora gibt, dass noch etwas fehlt. Gibt es die psorische Welt des Mangels, so kann man annehmen, dass es auch eine Welt des Überflusses gibt. Jeder kennt in irgendeiner Form den Überfluss, insbesondere den materiellen Überfluss, entweder seinen eigenen oder denjenigen anderer Menschen.

Schon Hahnemann erkannte, dass es neben der Psora, entgegen seiner ursprünglichen Annahme von der alle Krankheiten verursachenden Psora, noch eine andere Krankheit geben muss. Er stellte fest, dass es Symptome gibt, welche nicht von der Psora stammen, sondern vom Trippersiechtum, der Gonorrhoe. Betrachten wir die Gonorrhoe auf der körperlichen Ebene, so können wir den Überfluss in der Form des gonorrhoischen Ausflusses als Krankheitszeichen der Gonorrhoe feststellen. Der Ausfluss ist das, was im Körper zu viel ist, und was im Körper zu viel ist, muss den Körper verlassen. Hier haben wir nun schon das charakteristische Merkmal dieser neben der Psora existierenden Krankheit: der Überfluss, das Übermass, das Masslose. Hahnemann nannte diese zweite Krankheit Sykose. Gemäss unserer Definition der Miasmen ist auch die Sykose ein Miasma, weil die Sykose ebenfalls eine Verunreinigung der Lebenskraft darstellt, was bei der Gonorrhoe ganz augenscheinlich zu Tage tritt. Wir können also die Sykose als das Miasma des Übermasses bezeichnen. Die Sykose unterscheidet sich ganz grundsätzlich von der Psora, die Sykose ist die polare Ergänzung zur Psora.

Ist der Psoriker in irgend einer Hinsicht ein ausgesprochener Nesthocker, ein Bewegungsloser, so ist der Sykotiker hinsichtlich irgend einer Eigenschaft ein überaus Beweglicher, ein Heimatloser. Wenn wir diejenige Kategorie von Menschen suchen, die am meisten von der Gonorrhoe befallen ist, dann finden wir sie bei den Seeleuten. Es ist diejenige Berufsgruppe, welche geradezu mit der Gonorrhoe identifiziert wird. Und warum ist das so? Die Seeleute sprengen die Grenzen ihrer physischen Herkunft. Sie steigern ihre Beweglichkeit ins Masslose, sie fahren mit ihren Schiffen an Orte auf der Welt, wo sie eigentlich gar nichts zu suchen haben, wo sie nicht hingehören. Nach unserem Verständnis also ein ausgesprochen sykotisches Tun. Erforschen wir die Geschichte, dann finden wir viele sykotische Figuren wie z.B. Marco Polo, der auf dem Landweg nach China reiste und unter anderem die Teigwaren nach Europa brachte, oder Kolumbus, der Amerika »entdeckte«, aber eigentlich nach Indien wollte, wegen den Gewürzen. Er und seine Nachfolger brachten aber keine Gewürze, dafür Kartoffeln nach Europa. Von einem miasmatischen Standpunkt aus betrachtet gehören weder Teigwaren noch Kartoffeln ins Abendland.

Heute ist die Sykose geradezu zu einem Statussymbol geworden. Das Masslose wird bewundert, verehrt, nachgeahmt. Das Erstreben von Weltrekorden aller Art ist fester Bestandteil unserer »Kultur«. Einige dieser Masslosigkeiten sind: Geschwindigkeitsmanie, Weltraumfahrt, indistrielles Wachstum, Überproduktion, Übervölkerung, seelisch-geistige Überforderung der Menschen usw., abgesehen von vielen sykotischen Sinnlosigkeiten, welche man in den Medien serviert bekommt. Wir werden durch die Medien mit Informationen von Hungersnöten wegen Dürre, mit Überschwemmungskatastrophen, mit dem Elend in andern Weltgegenden überfüttert. Das Masslose ist hier die Überreizung mit Schreckensnachrichten. Durch diese Überreizung werden wir psorisches gewahr.

Wir können also sagen: Die Psora offenbart sich durch die Sykose, die Sykose ermöglicht uns die Psora wahrzunehmen, die Sykose zeigt die dahinterstehende Psora. Die Sykose und die Psora gehen hier Hand in Hand, sie sind ein unzertrennliches Paar.

Aus dem hier Dargelegten kommen wir zu einem wichtigen Punkt hinsichtlich der Miasmen: Die Voraussetzung für die Sykose ist die Psora, ohne Psora keine Sykose. Den Welteroberern fehlte etwas, deshalb wurden sie sykotisch. Die Welteroberer, die Weltrekordler, die Expansionisten jeglicher Couleur bekommen nie genug, sie gehen bis an die Grenzen ihrer Möglichkeiten und auch noch darüber hinaus. In beängstigender Art manifestiert sich dieses Bestreben bei den nach Macht hungernden. Ihr psorisches Streben, andere Menschen zu beherrschen, ihr Gefühl, zu wenig Macht zu haben, führt oft zu schrecklichen Machtkonstellationen. Das sykotische Miasma baut sich bei ihnen immer mehr auf und hinterlässt bei den Beherrschten ein umso grösseres psorisches Miasma. Hier ist ganz deutlich zu erkennen: Gäbe es keine Psora, keine Mangelerscheinungen, dann gäbe es auch keine Leute, die diese Mangelerscheinungen in egoistischer Art und Weise ausnützen könnten. Entsteht ein Machtvakuum (Psora), so wird dieses Machtvakuum alsbald von Machtbesessenen ausgefüllt, von Menschen, die unersättliche Machtansprüche haben (Sykose). Beispiele von Macht und Machtmissbrauch findet man in der ganzen Menschheitsgeschichte.

Dieses Prinzip der Entstehung der Sykose aus der Psora finden wir überall: in der Familie z. B. zwischen Eltern und Kindern oder unter den Kindern, in der Schule zwischen Lehrer und Schülern, bei der Arbeit zwischen Arbeitnehmern und Arbeitgebern, in der Politik zwischen gesellschaftlichen Gruppen, zwischen Regierenden und Regierten, zwischen Staaten usw., denn die Sykose hat etwas Verführerisches an sich, sie entsteht oft aus einer Überkompensation des aus der Psora empfundenen Mangels. Es entsteht beispielsweise leicht die Gefahr, dass aus einem Unterdrückten bei passender Gelegenheit ein Unterdrücker wird, was nichts anderes bedeutet, als dass aus einem Machtlosen d.h. aus einem Psoriker ein missbräuchlich Machtausübender d.h. ein Sykotiker wird.

Die Sykose ist mit der Psora in die Welt gekommen: In der Genesis erfahren wir, dass eine Schlange die Eva verführte und sie dazu anstiftete, von den verbotenen Früchten des Baumes der Erkenntnis zu essen. Die Eva konnte dieser Versuchung nicht widerstehen und verleitete auch Adam dazu, von diesen Früchten zu essen. Die Versuchung und das Erliegen der Versuchung ist das, was über das hinausgeht, was man wirklich braucht und ist nach unserem Verständnis sykotisch. Diese Bibelszene zeigt, dass nicht nur die Psora, sondern auch die Sykose ein integraler Bestandteil des Menschseins ist. Es gibt wie bei der Psora zwei Aspekte: die Sykose, welche der Evolution dient, und die Sykose als Krankheit, welche die evolutionäre Weiterentwicklung des Menschen behindert.

Die Sykose, welche mit der Evolution im Einklang ist, finden wir bei Menschen, die zur Entwicklung der Menschheit Übermenschliches leisten. Einer, der zu Gunsten künftiger Generationen Übermenschliches geleistet hat, war Hahnemann selbst. Verfolgt man seine Biographie, dann wird man gewahr, dass aus seiner Psora, nämlich dem Mangel eines menschengemässen Heilsystems, seine Sykose entstand, nämlich der aufopfernde, übermenschliche Kraftakt, ein solches Heilsystem zu schaffen. Ein Zeitgenosse Hahnemanns schuf durch sein gigantisches Werk ein Kulturdenkmal, welches noch weit in die Zukunft hinein seine Ausstrahlungskraft behalten wird, nämlich die Musik Mozarts, denn seine Musik erreicht tiefste Seelenbereiche. Mozart arbeitete in bester sykotischer Manier so sehr an seinem Lebenswerk, dass er dieses rastlose Schaffen mit einem frühen Tod bezahlte. Andere Kulturgrössen wie Plato, Aristoteles, Hyppokrates, Euklid, Archimedes, Paracelsus, aber auch viele namenlose Helfer der Menschheit sind aufgrund ihrer hartnäckigen Verfolgung ihrer Lebensziele, nämlich zum seelischen und körperlichen Gedeihen der Menschen beizutragen, im besten Sinne sykotisch.

Uns interessiert natürlich vornehmlich die Sykose als Krankheit, wo die Gonorrhoe ihr erster Repräsentant ist. Wie sind also sykotische Symptome beschaffen? Ihre Grundeigenschaft ist das Übermässige, das was zuviel ist. Auf der Körperebene sind das alle Absonderungen, wie z. B. Schweiss, Eiterabsonderungen, übermässiger Menstruationsfluss, Körperausdünstung, Diarrhoe. Weiter sind folgende Symptome sykotisch: Körperhitze, Fieber, Entzündungen, Wucherungen von Geweben, Schwellung von Organen. Selbstverständlich gehen allen diesen Erscheinungen psorische Entwicklungen voraus, welche aber oft nicht zu erkennen sind, weder vom Patienten noch vom Therapeuten, denn die Psora liegt oftmals, verschüttet durch allerlei medizinische und nichtmedizinische Massnahmen, im Dunkeln, oder die psorische Krankheit ist von den Vorfahren geerbt, von denen aber nichts in Erfahrung zu bringen ist. Auch auf der Gemütsebene finden wir eine Fülle von krankhaften, sykotischen Symptomen, etwa die ganze Palette von der Überheblichkeit bis zum Grössenwahnsinn, die Logorrhoe, Fluchen und Jähzorn gehören ebenfalls dazu. Sykotisches Verhalten finden wir bei Entertainern aller Schattierungen wie Sänger, Schauspieler, Prediger, Heilsverkünder, usw.

Behandelt ein Therapeut einen vornehmlich sykotischen Patienten, dann muss er nach Massgabe der Symptome des Patienten ein homöopathisches Mittel finden, welches sowohl zu dessen Sykose als auch zu dessen Psora einen Bezug hat, denn die Sykose ist ja immer eine Folge der dahinterstehenden Psora. Das bedeutet, dass nicht nur die Menschen psorisch und sykotisch sein können, sondern dass es auch die Mittel sind. Es gibt zwar Mittel, welche vornehmlich einen Bezug zur Sykose haben, aber alle diese Mittel haben auch psorische Komponenten, denn alle Menschen und somit auch die Mittel sind psorisch, wie wir bereits im Abschnitt »Psora« festgestellt haben. Wir haben schon von dem Mittel Sulfur gesprochen, welches wir als wichtiges psorisches Mittel charakterisiert haben, aber auch Sulfur hat sykotische Eigenschaften: Sulfur gilt als »warmes Mittel« d. h. Sulfurpatienten sind oft solche, die immer zu warm haben, ihr Wärmehaushalt zeigt ein Übermass an Wärme, was ein sykotisches Symptom ist.

Es gibt im weiteren Symptome, welche sich an der Grenze zwischen Psora und Sykose hin- und herbewegen, solche sind etwa: Wechsel von Schwermut mit Lachanfällen, oder Verstopfung welchselt ab mit Durchfall, oder Schimpftiraden wechseln ab mit Schuldgefühlen. Weiter wollen wir noch einige Symptome betrachten, welche sowohl eine psorische als auch eine sykotische Eigenart aufweisen, welche nicht eindeutig einem Miasma zugeordnet werden können bzw. welche man beiden Miasmen zuordnen muss: Ein Patient redet unaufhörlich aber überaus langsam oder ein Mensch gibt vor, ein reicher Mann zu sein, in Wirklichkeit ist er bettelarm, er ist nur ein armer Hochstapler. Ein Patient verspürt ständigen Heisshunger, aber er weigert sich zu essen. Es sind insbesondere die widersprüchlichen Symptome, welche diese Doppeldeutigkeit aufweisen.

Wir wollen nun einen sykotischen Fall konstruieren und dabei die dahinterstehende Psora andeuten, anschliessend wollen wir die einzelnen sykotischen Komponenten herausarbeiten: Ein Patient klagt über geschwollene Beine, welche er seit seiner Jungendzeit hat, und zwar jeweils im Sommer bei heissem Wetter, besonders vom Mittag an bis zum späten Nachmittag, »weil es dann besonders heiss ist«, wie er sagt. Einen Grund für diese Beschwerde hat er bis jetzt nicht gefunden, ausser dass er glaubt, sich körperlich zu wenig zu betätigen. Der Therapeut findet aber heraus, dass sein Patient als Waisenkind bei Stiefeltern aufwuchs, wo er viel arbeiten musste und wenig Anerkennung und Liebe fand. Es stellte sich heraus, dass der Patient wegen seiner Kindheitserlebnisse sehr verbittert ist und nun beim Therapeuten in der Sprechstunde heftig über seine Stiefeltern zu schimpfen beginnt.

Wir wollen nun aus sykotischer und psorischer Sicht diesen Fall analysieren. Man kann annehmen, dass die beklagten sykotischen Beschwerden des Patienten eine Folge seiner psorischen Vergangenheit sind. Die Psora entstand, weil dem Patienten seine leiblichen Eltern fehlten, weil er bei seinen Stiefeltern zu wenig Anerkennung und Liebe fand. Alles das führte zu seiner jetzigen Verbitterung, wobei Verbitterung ebenfalls ein psorisches Symptom ist. Als Kompensation zu seiner Psora entstand die Sykose, welche sich bei diesem Patienten auf der Körperebene in Form von geschwollenen Beinen präsentiert und sich jeweils im Sommer, d.h. in der sykotischen Jahreszeit, und am Nachmittag, d.h. zur sykotischen Tageszeit, am ausgeprägtesten manifestiert. Im Sommer ist ja die Vegetation am üppigsten, die Früchte reifen, die Sonne steht dann am höchsten, die Stimmung der Menschen ist gehoben, alles so richtig sykotisch in angenehmster Weise. Am Nachmittag ist es am hellsten und am wärmsten, die Blumen sind am weitesten offen, die Naturfarben am intensivsten. Eine sykotische Kompensation seiner Verbitterung ist das heftige Schimpfen über die Stiefeltern an der falschen Adresse und zugleich, wegen der homöopathischen Behandlung auch an der richtigen Adresse, also ein sykotisches Symptom auf der Gemütsebene. Das einzige psorische Element, welches der Patient angibt, ist sein Bewegungsmangel.

Wir können natürlich das Miasma der Sykose als universelles Prinzip, gleichfalls wie das Miasma der Psora, wiederum auf soziale Gruppen anwenden. Wir orientieren uns wieder an den drei Beispielen aus dem Abschnitt über die Miasmen.

Wir beginnen wiederum bei den kapitalistischen Industriegesellschaften. Hier finden wir eine ganze Reihe sykotischer Elemente: Kumulation von Macht und Geld bei Arbeitgebern, Expansion der Märkte von regional zu überregional bis global, Konkurrenzkampf, Erringen von wirtschaftlichen und politischen Monopolstellungen, Fusion von Firmen zu Grosskonzernen, das Primat der Wirtschaft über die Politik, Ansprüche der Wirtschaft an Staat und Gesellschaft, Karrieredenken von Angestellten, Produktion von immer mehr überflüssiger Produkte und riesiger Werbeaufwand für diese Produkte, Börsenhandel etc. Bei dieser Aufzählung spürt man förmlich ein Unbehagen, man fragt sich: Wie soll das weitergehen? Wann wird die Sykose der kapitalistischen Industriegesellschaften ihr Maximum erreicht haben? Der Versuch Antworten darauf zu geben wird in den folgenden Abschnitten unternommen.

Am Beispiel der Sekten stossen wir ebenfalls auf sykotisches: Der Absolutheitsanspruch ihrer »Wahrheiten«, der Bekehrungseifer ihrer Missionare, das Verlangen absoluten Gehorsams von Seiten der Sektenführer gegenüber den Sektenmitgliedern, die Opfererwartung der Führer und die Opferbereitschaft der Mitglieder gegenüber der Sekte, das Auserwähltheitsgefühl, die Jenseitsversprechungen der Führer und die Heilserwartungen der Mitglieder. Sicherlich sind graduelle Unterschiede der sykotischen Komponenten bei den verschiedenen Sekten und religiösen Bekenntnissen vorhanden, aber die aufgeführten sykotischen Charakteristiken kennzeichnen doch im wesentlichen die Sykose dieser Organisationen.

Die dritte Gruppe, welche wir betrachtet haben, ist die der Verbrecherorganisationen. Ihre sykotischen Hauptmerkmale bestehen in Drohungen, Einschüchterungen, Anmassung, Verfilzung mit Politik, Wirtschaft und Kirche, dem aufwendigen Lebensstil ihrer Bosse.

Um das Bild der Sykose abzurunden, wollen wir noch weitere Streifzüge durch die schillernde Welt der Sykose unternehmen.

Zuerst gehen wir in die glitzernde Welt des schönen Scheins: Spielcasinos, Partygeplapper über Nichtigkeiten, Skandale der besseren Gesellschaft, Würdenträgereitelkeiten, Schönheitswettbewerbe mit Glamourgirls, Schlagersternchen; das sind sykotische Ideale für viele. Dabeisein, im Mittelpunkt stehen, bewundert werden, Tagesgespräch zu sein ist so wunderbar verführerisch und sykotisch.

Wandern wir weiter zur Gilde der Wissenschaftler. Sie bauen noch immer an ihrem Turm zu Babel, ganz besonders die Schulmediziner. Mit sykotischem Eifer wird geforscht, ein wissenschaftlicher Baustein wird auf den andern gesetzt. Der Turm wird immer höher und höher, nur die unteren alten Bausteine verfallen zu schnell, der Turm hat kein richtiges Fundament mehr, der Turm beginnt zu wanken, aber oben merkt man noch immer nichts davon. Es ist noch wahr bei den Forschern: Mephistopheles legt Doktor Faustus immer noch herein.

Gehen wir weiter zu den gewöhnlichen Leuten. Sie streben an freien Tagen zu den Kaufhäusern und kaufen allerlei Dinge, die sie nicht brauchen. Sie gönnen sich einen Urlaub, den sie sich eigentlich gar nicht leisten können, aber was soll man machen, wenn der liebe Nachbar teure Ferien bucht, da kann man sich schliesslich keine Blösse geben. Der pensionierte Herr Spiessbürger sonnt sich in den grossen Erfolgen seiner Söhne, die alle etwas geworden sind, einer ist sogar Doktor geworden, aber es hat viel Geld und Kraft gekostet.

Gehen wir noch zu den dem harten Leben noch oder schon Entrückten, den Kindern und Greisen. Kinder schreien, jammern, pinkeln in die Windeln, spucken das Essen wieder aus, geifern, stampfen mit den Füssen. Die Greise tun fast dasselbe und denken darüber nach, ob das Bankkonto bis zum Lebensende noch reicht. Eine wahrhaft bunte Welt ist die Sykose.

5. Die Syphilis

Was passiert, wenn die Sykose ins Unermessliche wächst? Sicher kann man sagen, dass damit auch die Symptome anwachsen, sowohl in der Zahl als auch in der Intensität. Die Symptome artikulieren sich immer stärker: die Schmerzen nehmen zu; der Tumor wächst und wächst; die Machtgier wird immer grösser nach dem Motto: Mit dem Essen kommt der Appetit; die verbotenen Früchte schmecken immer süsser. Irgendwann nimmt die Sykose ein Ausmass an, wo sie bedrohlich wird: Die Schmerzen sind nicht mehr zum aushalten, lieber tot als weiter mit solchen Schmerzen leben zu müssen; der Tumor ist so gross, dass Erstickung droht; der Mächtige fürchtet um sein Leben. Aus diesen Beispielen kann man erkennen, wohin die immer grösser werdende Sykose führt, nämlich in das Verderben.

Hahnemann war, als einem ausgezeichneten Beobachter seiner Patienten, nicht entgangen, dass es neben der Psora und der Sykose noch eine dritte Krankheit geben muss, welche sich grundlegend von der Psora und der Sykose unterscheidet. Er fand diese Krankheit in der Syphilis. Die Krankheit Syphilis ist eine destruktive Krankheit, sie ist unbehandelt tödlich, sie geht in ihrer Gefährlichkeit weit über die Gonorrhoe hinaus, sie zerstört das Nervensystem, das Knochensystem, das Gemüt, den Geist, sie ist auf allen Ebenen destruktiv, zerstörerisch. Das ist denn auch das Charakteristische der Syphilis: die Destruktion. Hinter der Krankheit Syphilis steckt ebenfalls ein Miasma, denn die Lebenskraft ist nachhaltig gestört, und dieses Miasma wird seinerseits als Syphilis bezeichnet und kennzeichnet wiederum ein Prinzip, nämlich das Prinzip der Destruktion. Die Syphilis ist also das Miasma der Destruktion. Der tiefgreifende Unterschied der Syphilis zu Psora und Sykose ist augenscheinlich: die Psora ist aufbauend, die Sykose bewahrend und die Syphilis abbauend. So wie die Psora notwendige Voraussetzung ist für die Sykose, so sind Psora und Sykose notwendige Voraussetzungen für die Syphilis, ohne Psora und Sykose keine Syphilis.

Wir kennen ja neben der Syphilis selbst viele destruktive Krankheiten: Multiple Sklerose, Alzheimer, Parkinson'sche Krankheit, Morbus Crohn, Gehirnerweichung, Tuberkulose, Krebs, Aids, usw. Alle diese Krankheiten haben von einem miasmatischen Standpunkt aus betrachtet starke syphilitische Anteile. Bei allen Patienten mit syphilitischen Erkrankungen kann man in ihren Vorgeschichten eine sykotische und eine psorische Phase finden. Diese Phasen können aber für die Patienten so unscheinbar und harmlos sein, dass sie von den Patienten gar nicht beachtet werden. Störende Symptome können unter Umständen erst in der syphilitischen Phase auftreten, wenn die Krankheit schon weit fortgeschritten ist. Dieses Erscheinungsbild finden wir vorzugsweise bei Geisteskrankheiten: Der Patient fühlte sich eigentlich nie krank bis seine Geisteskrankheit begann, vielleicht fühlt er sich auch während der Geisteskrankheit noch wohl. Ein ernstzunehmendes Zeichen, welches auf die Gefahr der Entstehung einer Geisteskrankheit hinweisen kann, ist das Verschwinden von psorischen und sykotischen Symptomen, ohne dass eine homöopathische Behandlung vorgenommen wurde.

Um diesen Tatbestand etwas zu illustrieren, sei hier ein Beispiel eingschoben: Ein Patient leidet unter einem Hautausschlag und rheumatischen Beschwerden. Bei verschiedenen Vorfahren des Patienten sind die syphilitischen Symptome Depressionen und Selbstmord vorgekommen. Im Laufe der Erkrankung verschwindet der Hautausschlag und mit der Zeit auch die rheumatischen Beschwerden. In der Folge stellt der Patient aber bei sich eine zunehmende Vergesslichkeit fest. Die Vergesslichkeit nimmt im Fortgang der Krankheit immer gravierendere Formen an: Er erkennt seine Nächsten nicht mehr, er hat selbst seinen eigenen Namen vergessen, seine Sprache wird inhaltslos, er bezeichnet alles falsch, er spricht immer weniger, er nimmt die Umwelt nur noch verzerrt wahr, er fällt in geistige Umnachtung. Die Psora in der Form eines Hautausschlags und die Sykose in der Form der rheumatischen Beschwerden sind zurückgetreten. Das Stadium der Syphilis ist erreicht. In den Phasen der Psora und Sykose wäre der Patient heilbar gewesen, in der syphilitischen Phase ist eine Heilung auch noch möglich, aber schwieriger. Das syphilitische Miasma hat der Patient von seinen Vorfahren geerbt, welches so stark wurde, dass es die Psora und Sykose völlig überdeckte.

Mit der Psora und der Sykose ist auch die Syphilis in die Welt gekommen. Wir erinnern uns an die Bibelstelle der Genesis, wo Kain seinen Bruder Abel erschlägt. Wieso tut er das? Er und sein Bruder Abel bringen aus einem psorischen Bedürfnis heraus Gott Jahwe Opfergaben dar. Jahwe beachtet aber nur das Opfer Abels, nicht aber dasjenige Kains, worauf Kain in einem sykotischen Zornesausbruch seinen Bruder Abel erschlägt. Diese Tat Kains war eine ausgesprochen syphilitische Tat. Dieses Vorgehen Kains repräsentiert aber ein dem Menschen innewohnendes Prinzip. Dieses Prinzip heisst: Alles hat einmal sein Ende, jede Entwicklung findet einmal ihren Abschluss, altes muss sterben, damit neues entstehen kann. In der physischen Welt ist dieses Prinzip allgegenwärtig: Die Menschen und Tiere werden alt und sterben, die Pflanzen welken und sterben, die Erde wird sich einmal auflösen, Sterne sterben, die Evolution des Universums geht in fernster Zukunft ihrer Vollendung entgegen und tritt dann über in die zeitlose Ewigkeit.

Wir haben nun wieder zwei Aspekte der Syphilis zu unterscheiden: diejenige Syphilis, welche im Einklang mit der Evolution erfolgt und die krankhafte Syphilis, welche sich gegen die Evolution richtet.

Wiederum ist Hahnemann selbst ein Beispiel für die mit der Evolution in Einklang stehenden Syphilis: Er ist auf die Welt gekommen, um das Heilsystem der Homöopathie zu schaffen. Als sein Lebenswerk vollbracht war, schied er wieder aus der Welt. Die evolutionsgemässe Syphilis löste seinen physischen Körper wieder auf. Desgleichen geschah mit Mozart: Nach Vollendung seines musikalischen Werkes starb er. Bei allen historischen Gestalten, die Unsterbliches der Nachwelt hinterlassen haben, ist das Stadium der Syphilis eingetreten, nachdem ihr Lebenswerk abgeschlossen war. Der Erste unter ihnen war sicher Christus, dessen Kreuzigung seine Mission auf der Erde als physischer Mensch beendete.

Aber nicht nur Menschen sterben. Auch Ideen kommen und gehen, Ideologien tauchen auf und verschwinden wieder, politische Vorstellungen werden geboren und zerfallen wieder, Siege werden errungen und verblassen wieder, Religionen werden gestiftet und werden in einer fernen Zukunft nicht mehr nötig sein. Dem gleichen syphilitischen Prinzip unterliegen Völker, Staaten und Religionsgemeinschaften. Sie entstehen, um gewisse Aufgaben zu erfüllen und verschwinden dann wieder. Die Versuche, die syphilitischen Prozesse auf geistiger oder physischer Ebene aufzuhalten, sind zum Scheitern verurteilt. Die Versuche, mit Gegenmassnahmen oder irgendwelchen Tricks dem syphilitischen Prozess zu entgehen, kann zu fürchterlichen Entstellungen der evolutionären Ziele führen, Stichworte dazu sind etwa: die Schönheitschirurgie, Dogmen aller Art, das Einfrieren lebender Menschen um sie später wieder aufzutauen, Hängenbleiben an längst vergangenen Vorstellungen usw.

Welche Bedeutung hat aber nun die krankhafte Syphilis, also das syphilitische Miasma? Es bedeutet ein Abweichen von der Evolution in dem Sinne, dass das von der Evolution vorgesehene Programm nicht stattgefunden hat, die Ziele des Lebens sind nicht erreicht worden, der freie Wille des Menschen wurde nicht zum Zwecke seiner seelisch-geistigen Entwicklung und der seiner Mitmenschen eingesetzt. Das Übungsfeld des Lebens wird resultatlos verlasssen, die Übung »Leben« wird abgebrochen.

Wir haben schon in den beiden Abschnitten »Psora« und »Sykose« vom homöopathischen Mittel Sulfur gesprochen und es als psorisches Mittel mit zusätzlichen sykotischen Komponenten charakterisiert. Wie nicht anders zu erwarten, hat das Mittel Sulfur auch syphilitische Symptome im Arzneimittelbild, wie beispielsweise Hass und Selbstmord. Wir können nun annehmen, dass alle homöopathischen Mittel zu allen drei Miasmen Psora, Sykose und Syphilis einen Bezug haben, aber in unterschiedlichen Graden.

Dazu einige Beispiele: Das Mittel Calcium bromatum hat das miasmatische Gewicht hauptsächlich in der Psora, das Mittel Argentum nitricum jedoch hat sein Gewicht in der Sykose und beim Mittel Lyssinum liegt das Hauptgewicht bei der Syphilis. Selbst wenn gewisse Miasmen in einzelnen Mitteln gar nicht erkennbar sind, stecken immer alle drei Miasmen in jedem homöopathischen Mittel. Und warum ist das so? Alle Stoffe in der Natur und auch alle künstlichen Stoffe unterliegen der Prozessfolge Entstehung, Existenz und Auflösung. In der Sprache der Miasmen heisst die Folge: Psora, Sykose, Syphilis. Bei der Herstellung der homöopathischen Mittel gehen diese stoffimmanenten Prozesse in die homöopathischen Mittel über.

Betrachten wir dazu ein etwas ausgefallenes Beispiel: Der Ursprungsstoff Plastik wird zu einem homöopathischen Mittel verarbeitet. Die Prozesse Herstellung, Verwendungsdauer und Vernichtung stecken beim Plastik als miasmatische Prinzipien bereits in den Köpfen der Erzeuger, und das Produkt Plastik ist deshalb mit diesen Miasmen behaftet: Bei der Herstellung des homöopathischen Mittels Plastik werden diese Miasmen des Ursprungsstoffs auf das Mittel übertragen. Das miasmatische Gewicht des Mittels Plastik liegt bei der Sykose, denn unsere Plastikwelt, in welcher wir leben, hypertrophiert ins Gigantische. Bei den Pflanzen, welche den überwiegenden Teil der homöopathischen Mittel ausmachen, sind diese drei miasmatischen Prozesse augenscheinlich: Wachstum, Blütezeit und Früchte sowie Absterben.

Nun wollen wir uns einem syphilitischen Fall zuwenden, der sich wirklich zugetragen hat. Die Vorläufermiasmen Psora und Sykose wollen wir ebenfalls betrachten: Ein ca. 50-jähriger Patient kommt in die Sprechstunde. Seine Hauptbeschwerde sind Depressionen. Er ist sehr verzweifelt wegen seinem gesundheitlichen Zustand und immer wieder drängen sich ihm Gedanken an Selbstmord auf, besonders im Spätherbst, wenn die Tage kürzer werden und trübseliges, nebliges Wetter vorherrscht. Sein Vater war ein angesehener Medizinprofessor an einer Universität, der schon verschiedene wissenschaftliche Auszeichnungen zugesprochen erhielt. Der Patient wollte in seinen jungen Jahren ebenfalls wie sein Vater Medizin studieren. Sein hochgradig sykotischer professoraler Vater befand jedoch, dass sein Sohn für dieses Studium zu wenig intelligent sei, zu wenig Durchsetzungsvermögen habe. Nachdem der Sohn eine Handelsschule absolviert hatte, versuchte er sein Geschick selbst in die Hand zu nehmen, da er zu sehr unter seinen vom Vater verursachten Minderwertigkeitsgefühlen litt und begann deshalb eine Maturitätsausbildung an einer Abendschule. Diese Ausbildung jedoch beendete er nicht, so dass er aus diesem Grund das Medizinstudium nicht aufnehmen konnte. Dieses Scheitern steigerte seine Minderwertigkeitsgefühle ins Grenzenlose. Die Kompensation dieser

Gefühle nahm bisweilen groteske Formen an: An der Rückseite seines Wagens klebte er das Kennzeichen der Ärzte an, ein schwarzes Kreuz auf weissem Grund, im Innern des Wagens befand sich an gut sichtbarer Stelle ein Arztkoffer, hinter der Windschutzscheibe legte er einen Zettel auf mit dem Aufdruck »Arzt im Dienst«. Auf Parties liess er sich telefonisch als Dr. X ausrufen und genoss es, wenn alle sich nach dem Doktor umdrehten. Als alle Versuche Arzt zu werden im Sand verliefen, bewarb er sich mit dem Maturitätszeugnis seines Bruders, das er auf seinen eigenen Namen fälschte, als Personalchef in einer mittelgrossen Firma und erhielt die Stelle. Seine spätere Freundin, die als Krankenschwester arbeitete, liess er im Glauben, dass er die Matura wirklich bestanden habe. Mit dieser Lebenslüge heiratete er seine Freundin. Im Laufe der Ehejahre wurde seine Frau misstrauisch ihrem Mann gegenüber, was seine Matura anbetraf. Das Misstrauen verdichtete sich zur Gewissheit, dass ihr Mann sie angelogen hatte, und deshalb wollte sie sich von ihm scheiden lassen. Die Ehe ging in Brüche, der Patient stand nun vor einem Scherbenhaufen, den sein Vater und er selbst aufgeschüttet hatten. Die erste grosse Krise seines Lebens entstand und nahm in zunehmendem Masse ihren Fortgang bis zu seinen gegenwärtigen Beschwerden.

Aus dem bisher Gesagten lassen sich nun leicht die einzelnen miasmatischen Phasen in diesem Fall herauslesen: Die psorische Phase wurde eingeleitet mit den Demütigungen des Vaters mit dem Resultat, dass Minderwertigkeitsgefühle entstanden. Der Versuch, diese krankhaften psorischen Gemütssymptome mit einer Maturitätsausbildung zu beheben, ist ebenfalls psorisch, aber in einem gesunden Sinne. Das Scheitern dieses Versuches führte konsequenterweise zur Sykose. Sie stellte sich bei ihm dar mit der Zurschaustellung von ärztlichen Insignien bis hin zu seiner Lebenslüge. Bei seiner Frau wurde mit der Zeit diese Lüge ruchbar und die syphilitische Phase begann, das aufgebaute sykotische Gebäude stürzte zusammen. Das syphilitische Miasma offenbarte sich in der Folge auf der Gemütsebene in der Form von Depressionen. Der vorläufige Gipfelpunkt des syphilitischen Miasmas sind seine Selbstmordgedanken, welche zur syphilitischen Jahreszeit, nämlich dem Spätherbst, wenn es trübselig und neblig ist, am ausgeprägtesten sind. Die homöopathische Therapie besteht darin ein Mittel zu finden, welches einen Bezug zum ganzen miasmatischen Werdegang des Patienten aufweist, denn es handelt sich nicht um mehrere Geschichten, sondern nur um eine einzige Geschichte mit aufeinanderfolgenden miasmatischen Fortsetzungen. Wenn dieses Mittel gefunden werden kann, ist die Prognose für die Heilung gut. Der Verlauf der Therapie wird ihn von der Syphilis über die Sykose zurück zur Psora führen, wo er dann Gelegenheit erhält, mit neuem psorischem Elan ein neues Leben aufzubauen. Dieses Verlaufsprinzip ist in der Homöopathie bekannt unter der Bezeichnung Hering'sche Regel, denn diese Regel wurde erstmals formuliert von Constantin Hering.

Nun wollen wir das syphilitische Miasma unter dem Gesichtspunkt von sozialen Gruppen ins Auge fassen. Wir bedienen uns wieder der drei Beispiele aus dem Abschnitt »Die Miasmen«. Als erstes betrachten wir wiederum die kapitalistischen Industriegesellschaften unter dem syphilitischen Aspekt. Wie in jeder Gesellschaft, welche ihr sykotisches Stadium überschritten hat, entstehen, bevor der Zusammenbruch eintritt, syphilitische gesellschaftliche Symptome. Zu nennen wären hier die zunehmende Zerstörung der Umwelt durch die sykotische Überbeanspruchung natürlicher Resourcen, wie beispielsweise das Abholzen der Regenwälder; das Entstehen von gesellschaftlichen Randgruppen, wie die Drogensüchtigen oder solche Menschen, die in Slums leben und in ihrer physischen Existenz bedroht sind; die Krankheit Aids, welche physischer Ausdruck des vorrückenden syphilitischen Miasmas in diesen Gesellschaften ist; das Waldsterben; das Lösen von Konflikten mit Gewalt usw.

Das zweite Beispiel, welches wir betrachten wollen, sind die Sekten. Da sind die Sekten zu erwähnen, welche kollektiven Selbstmord begingen, was ein Ausdruck ist für den letzten Akt des krankhaften, syphilitischen Miasmas in diesen Gruppen. Es ist anzunehmen, dass in jeder in sich abgeschlossenen Sekte mit der Zeit syphilitische Symptome entstehen, denn jede Sekte, welche im Laufe der Geschichte entstand, verschwand wieder, wie etwa der Essäerorden, wobei zu ergänzen ist, dass das evolutionskonforme Absterben von Sekten durchaus üblich ist, etwa aus dem Grunde, weil niemand mehr in diese Sekten eintreten will, weil die Sekten nicht mehr dem Geist der Zeit entsprechen.

Schliesslich wenden wir uns den Verbrecherorganisationen zu. Ihr Hauptmiasma ist die Syphilis, welches sich in der Vendetta, der Blutrache ausdrückt. Auch bei diesen Organisationen führt der Exzess der Sykose in der Form von Machtansprüchen zur Syphilis: Todesvollstreckung gegenüber Verrätern aus den eigenen Reihen, Todesdrohungen gegenüber Erpressten, Attentate auf Polizisten und Justizbeamte.

Um ein noch besseres Verständnis zu erlangen, warum extrem geschlossene Gesellschaften dem krankhaften syphilitischen Miasma verfallen, wollen wir in einer Analogiebetrachtung das Entropiegesetz aus der Physik zu Hilfe nehmen.

Das Entropiegesetz sagt folgendes: In einem abgeschlossenen System ist die Entropie ein Mass für die Beweglichkeit des Systeminnern, oder anders ausgedrückt: die Entropie ist ein Mass für die Unausgeglichenheit der Energien in einem abgeschlossenen System. In solchen Systemen ist die Entropie eine zunehmende Grösse, welche nach einer gewissen Zeit ein Maximum erreicht. Ist das Maximum erreicht, dann tritt der Systemtod ein, was nichts anderes bedeutet, als dass sich nichts mehr bewegt, keine Energien mehr ausgetauscht werden. Betrachtet man beispielsweise das Universum als abgeschlossenes System, so wird in allerfernster Zukunft alle Energie im Universum ausgeglichen sein, das Universum wird den Systemtod erleiden.

Übertragen wir in einem Analogieschluss das Entropiegesetz auf abgeschlossene gesellschaftliche Gruppen, so wird erklärbar, weshalb bestimmte Gruppen im Laufe ihres Bestehens dem syphilitischen Miasma verfallen. Wir können die Gültigkeit dieses Gesetzes wiederum an obigen Beispielen überprüfen.

Betrachten wir nun irgendwelche Industriegesellschaften, so finden wir dieses Gesetz bestätigt. Es sind insbesondere die Grossmächte USA und Sowjetunion, welche als abgeschlossene Systeme betrachtet werden können. In den USA ist es der Isolationismus und die extrem ausgelegte Ideologie des sogenannten freien Marktes, welche zum Systemtod führen werden. Die syphilitischen Anzeichen sind in den USA von allen Industriegesellschaften am deutlichsten zu sehen. Alle Grossstaaten der Geschichte haben sich gegen aussen abgeschlossen und sind aufgrund des Entropiegesetzes dem syphilitischen Miasma zum Opfer gefallen.

Ein Opfer dieses Gesetzes ist die hermetisch abgeriegelte Sowjetunion geworden. Die Abriegelung war durch den Eisernen Vorhang sogar äusserlich sichtbar. Die ideologische Abschottung gegenüber dem Westen war total. Die Sowjetunion fiel in sich zusammen ohne Revolution, ohne Bürgerkrieg und auch nicht durch einen Krieg von aussen. Sie erlitt den Systemtod, weil sich nichts mehr bewegte, alles in der sowjetischen Gesellschaft war erstarrt, die Entropie hat ihr Maximum erreicht. Das ideologische Vokabular des Marxismus-Leninismus wurde nur noch als Floskel dahergeplappert, das Feuer dieser Ideologie war erloschen, die revolutionären Ideen waren längst verpufft. Das syphilitische Miasma hat seine Vollendung gefunden.

Nehmen wir als älteres Beispiel das Reich Alexanders des Grossen (356 - 323 v. Chr.). Alexander der Grosse versuchte das Hellenentum über die ganze damalige bekannte Welt zu verbreiten, alle sollten am griechischen Wesen genesen. Jede Stadt, welche er begründete, wurde mit Alexandria benannt. Der hellenistische Eintopf endete mit dem Zusammenbruch und den Diadochenkämpfen. Das Entropiegesetz und das syphilitische Miasma haben den grossen Traum Alexanders wieder zerstört.

Kehren wir in die Gegenwart zurück: Betrachten wir als abgeschlossenes Wirtschaftsgebiet die ganze Erde, so konstatieren wir den immer grösser werdenden Welthandel. Dieser Welthandel läuft wiederum ab nach der Ideologie des freien Marktes. Alle individuellen Eigenschaften von Menschen, Völkern und Staaten werden eingeebnet, alle lokalen Eigenheiten des Wirtschaftens verschwinden mehr und mehr. In der Zukunft wird es weltweit nur noch den wirtschaftlichen und ideologischen Einheitsbürger geben. Kein Austausch von Ideen, Meinungen und Ansichten wird mehr stattfinden, es wird nur noch produziert und konsumiert nach den Vorgaben ein paar weniger. Es werden keine geistigen Energien mehr fliessen, die

Entropie der Welt wird ihrem Maximum zustreben, der Tod des nun nicht mehr erweiterbaren, abgeschlossenen Systems »Welt« wird dieses Einheitssystem beenden. Vielleicht wird man dieses Weltsystem mit künstlichen Eingriffen und Tricks noch eine Weile am Leben erhalten können, wie man das ja auch mit einzelnen todkranken Menschen tut, aber danach wird das System zusammenbrechen. Das syphilitische Miasma wird uns gnadenlos einholen.

Anzeichen für das Aufkommen des syphilitischen Miasmas sind schon zur Genüge vorhanden: Verschmutzung der Meere, Ozonloch, Verschwinden von Tier- und Pflanzenarten. Das Rezept, dem globalen Tod zu entgehen, besteht darin, dass wieder kleine, aber offene politische und wirtschaftliche Räume geschaffen werden. Weitgehend autonomen Kleinstaaten oder kleinen Regionen, welche notgedrungen offene Systeme sein müssen, wird die Zukunft gehören. Die Entwicklung schreitet aber in die globalisierende Richtung und wird mit einem Kollaps, vielleicht mit dem »Krieg aller gegen alle« enden, um dann einer neuen Ära Platz zu machen. Warum das so ist, wird im Abschnitt »Erstverschlimmerung« dargestellt.

Es ist nun einfach, den Gedanken des Entropiegesetzes mit der Endphase Syphilis auf Sekten, Verbrecherorganisationen und andere geschlossene Gruppierungen anzuwenden.

6. Die Dreiheit der Grundmiasmen

Hahnemann stiess bei seinen Forschungen auf die drei Miasmen Psora, Sykose und Syphilis. Weitere Miasmen postulierte er nicht mehr. Warum? Geht man von den ansteckenden Krankheiten Krätze, Trippersiechtum und Syphilis aus, so kann man sich fragen, wieso Hahnemann anderen schweren Infektionskrankheiten, wie etwa der Tuberkulose oder der Lepra, nicht die gleiche Bedeutung zumass wie der Psora, der Sykose und der Syphilis. Wieso hat er diese Krankheiten nicht zu eigenständigen Miasmen erhoben? Hahnemann hatte gefunden, dass die drei Miasmen Psora, Sykose und Syphilis die Grundübel der Menschheit beinhalten. Alle andern Krankheiten, auch die andern Infektionskrankheiten, sind lediglich Folgen oder Kombinationen dieser drei Grundübel. Beispielsweise ist die Tuberkulose eine Kombination aller drei Miasmen, hauptsächlich aber eine Kombination aus Sykose und Syphilis. Hingegen ist die Sykose keine Kombination anderer Miasmen, sondern ein in sich eigenständiges Miasma. Die Psora, die Sykose und die Syphilis sind die einzigen drei Miasmen, welche in sich eigenständig sind und nicht aus andern Miasmen hergeleitet werden können. Aus diesem Grund bezeichnen wir die drei Miasmen als Grundmiasmen.

Einen Hinweis auf die Eigenständigkeit der Grundmiasmen finden wir im Symptom »Wäscht sich ständig die Hände«, wo wir die entsprechenden Nosoden der Grundmiasmen finden, nämlich Psorinum, Medorrhinum und Syphilinum. Dieses Symptom drückt die Empfindung der Menschen aus nicht rein zu sein und das Bedürfnis, die Grundmiasmen und damit auch alle andern Miasmen durch ständiges Waschen der Hände loszuwerden.

Nosoden sind homöopathische Mittel, welche aus Krankheitsstoffen aller Art hergestellt werden. Psorinum wird hergestellt aus dem Krätzeausschlag, Medorrhinum, wie bereits erwähnt, aus dem gonorrhoischen Ausfluss aus der Harnröhre und Syphilinum aus Syphiliserregern eines an Syphilis erkrankten Menschen. Andere Nosoden, wie z.B. Tuberculinum, Carcinosinum, Lepra, Malaria usw., haben dieses Händewaschen-Symptom nicht in ihren Arzneimittelbildern. Hingegen finden wir in den Arzneimittelbildern von Tuberculinum, Carcinosinum und Medorrhinum das Symtpom »Verlangen nach Fett«. Das Verlangen nach Fett ist ein Synonym für den Wunsch, etwas Aufbauendes zu sich zu nehmen, es ist ein Ausdruck dafür, dass etwas fehlt, nämlich Fett, und dieses Verlangen ist etwas psorisches. So wundert es nicht, dass wir dieses Symptom auch im Arzneimittelbild von Sulfur wiederfinden.

Wir haben diesen drei Grundmiasmen Psora, Sykose und Syphilis je eine charakteristische Eigenschaft zugeschrieben und haben gesagt: Die Psora ist das Miasma des Mangels, die Sykose ist das Miasma des Übermasses und die Syphilis ist das Miasma der Destruktion. Diese drei Eigenschaften, Mangel, Übermass und Destruktion, bilden ein System von Begriffen, welches in sich eine Vollständigkeit ausdrückt. Das bedeutet, dass dieses System zu seiner Vollständigkeit keiner weiterer Begriffe mehr bedarf, denn was immer man an Symptomen bei Menschen oder Gruppen finden mag, sie lassen sich immer mindestens einem dieser Begriffe zuordnen, und das gibt uns die Möglichkeit, den Schweregrad der Erkrankung eines Patienten oder einer Gruppe aufgrund der vorhandenen Symptome in dieser Trias von Grundmiasmen abzuschätzen und damit auch eine Prognose für die Heilungschancen zu erarbeiten. So wie sich die drei Grundmiasmen gegenseitig ausschliessen, so tun dies auch diese drei Begriffe. Jeder dieser Begriffe beinhaltet eine Welt für sich, keiner dieser Begriffe kann aus einem andern abgeleitet werden, keines der Grundmiasmen kann durch die übrigen zwei Grundmiasmen erklärt oder beschrieben werden. Der Begriff Mangel hat beispielsweise weder mit Übermass noch mit Destruktion zu tun und entsprechendes gilt für die beiden andern Begriffe Übermass und Destruktion. Die Grundmiasmen und die ihnen zugeordneten Begriffe sind Synonyme, sie sind bedeutungsidentisch, sie sind austauschbar.

Wir wollen uns nun noch weiteren Lebensbereichen zuwenden, neben den bereits erwähnten, wo wir diese Dreiheit der Grundmiasmen finden können.

Als erstes wenden wir uns dem Hinduismus zu. Im Hinduismus finden wir diese Dreiheit in den drei Gottheiten Shiva, Vishnu und Bhairava. Shiva ist der Schöpfergott. Er wird meistens als tanzende

Gottheit dargestellt, die im Tanz die Welt erschafft. Leicht können wir in dieser Gottheit psorisches erkennen, denn im Schwung des Tanzes drückt sich das freudige und schöpferische Schaffen aus, das ja der evolutionsgemässen Psora eigen ist. Aus unserer Sichtweise ist Shiva der psorische Gott, denn ihm fehlt die Welt, also schafft er sie. Anders beim Gott Vishnu. Er ist der Gott der Erhaltung, worin wir einen sykotischen Aspekt bei diesem Gott feststellen können. Er wird von den Hindus in neun verschiedenen Inkarnationen verehrt, wobei Rama und Krischna die wichtigsten sind. In der Vielfalt seiner Erscheinungsweisen in den verschiedenen Inkarnationen bekommen wir wieder die schillernde Welt der Sykose vor Augen geführt. Vishnu ist also der sykotische Gott. In seiner zehnten Inkarnation wird er als weisses Pferd erscheinen und das Ende dieses Weltalters ankündigen. Diese Ankündigung wird das Ende des sykotischen Weltenzeitalters markieren und überleiten in die syphilitische Zeit der Welt. Der dritte Gott ist der Gott der Zerstörung. Es ist wieder Gott Shiva, aber er tritt unter dem Namen Bhairava auf. Er wird sein Werk wieder zerstören, was unzweifelhaft ein syphilitischer Vorgang ist. Diese Gottheiten versinnbildlichen einen vollständigen, abgeschlossenen Weltenzyklus. Aus miasmatischer Sicht stellt sich dieser Zyklus als Gang durch die drei Grundmiasmen dar.

Im Buddhismus werden wir auf »Die drei Feuer, die dein Haus verbrennen« aufmerksam gemacht. Diese Feuer sind die Ignoranz, unsere Wünsche und der Hass. Wir erkennen unschwer in der Ignoranz die Psora, in unseren Wünschen die Sykose und im Hass die Syphilis.

Man kann sich nun, etwas mathematisch ausgedrückt, in dem Tripel (Ignoranz, Wünsche, Hass) ein Element aus der Menge aller Symptome und Begriffe denken, wobei diese Menge aus den Klassen Psora, Sykose und Syphilis besteht. Von solchen Tripeln war unausgesprochen schon die Rede, nämlich: (Minderwertigkeitsgefühle, Zurschaustellung von Falschheiten, Selbstmordgedanken) oder (lokale Wirtschaftsräume, globaler Handel, Umweltzerstörung) usw. Man kann sagen: diese Menge von Tripeln besteht aus allen Geschichten, welche nach der Miasmenfolge Psora, Sykose und Syphilis ablaufen. Beispielsweise kann man sich eine Geschichte aus dem Tripel (Ignoranz, Wünsche, Hass) zimmern. Mit einiger Phantasie wird man eine solche aufbauen können, oder man findet eine solche sogar im eigenen Erlebnisbereich. Wenn man also eine Geschichte schreiben will, kann man nach folgendem Rezept vorgehen: Man nehme einen psorischen Begriff, einen sykotischen Begriff und einen syphilitischen Begriff. Man verbinde nun diese Begriffe durch Handlungen und schon ist die Geschichte fertig. Je nach Geschick wird die Geschichte spannend oder eben nicht so spannend oder sogar langweilig sein. Einige Beispiele von Tripeln wären etwa Zeitungsverkäufer, Präsident der USA, alzheimerkrank; oder Slumbewohner, Mafiaboss, Mörder; oder Polizist, Detektiv, enttarnter V-Mann; oder schüchtern, Schlagersänger, Drogenkonsument; oder hungernder Mensch, reicher Mensch, grausamer Mensch; oder Feldherr, Eroberer, Geschlagener wie beispielsweise Napoleon oder Hitler.

Eine solche Tripelgeschichte ist diejenige des Judas. Eigentlich ist er ja ein Apostel, ein Auserwählter, aber Judas brauchte Geld. Er verrät Christus wegen schnöden dreissig Silberlingen und liefert Christus an seine Häscher aus, die ihn kreuzigen. Gehen wir noch weiter zurück in das Alte Testament, in »Das erste Buch Mose«. Die schon in den Abschnitten »Psora«, »Sykose« und »Syphilis« erwähnten Bibelstellen sind Teile der »Genesis« und enthalten implizit die Miasmenfolge Psora, Sykose, Syphilis. Aus solchen Tripeln sind denn auch Theaterstücke, Dramen und Romane aufgebaut.

In der Trivialliteratur finden wir etwa das Tripel (Liebe, Leidenschaft, Eifersuchtsdrama). Geschichten mit Happyend sind nicht zuende geschriebene Geschichten, denn sie hören bei der Sykose auf, d.h. sie enden bei der zweiten Komponente des Tripels. Eine Geschichte mit Happyend ist unvollständig, denn es fehlt das syphilitische Ende. Solche Geschichten sind aber sehr beliebt, weil sie nicht der Wirklichkeit entsprechen, sie entspringen dem sykotischen Wunsch, die letzte Komponente der Geschichte nicht miterleben zu müssen. Seifenopern haben aus diesem Grund immer Hochkonjunktur.

In der sogenannten gehobenen Literatur finden wir dieselben miasmatischen Grundmuster. Einige Beispiele sollen dies belegen. Der Roman von Thomas Mann »Die Budenbrocks« schildert den sozialen Aufstieg der Familie Budenbrocks bis in hohe politische Ämter, aber der Glanz und die Glorie bekommen dieser Familie schlecht, so dass der Abstieg durch Niederlagen und Krankheiten seine logische Konsequenzen hat. Die Königsdramen von William Shakespeare zeigen dieses Muster ebenso, wie beispielsweise im »Hamlet«. Auch bei Dostojewskij werden wir diesbezüglich fündig etwa in seinem Roman »Die Dämonen«. Ganz schöne Beispiele hat uns Friedrich Dürrenmatt beschert, hervorragend dargeboten unter anderem in seiner Novelle »Die Panne«. Diese Geschichte sei wegen ihrer Schauerlichkeit kurz geschildert: Ein Generalvertreter hat eine Autopanne und sieht sich genötigt in einem fremden Hause um Hilfe zu bitten. In diesem Haus sind vier pensionierte Herren versammelt, die, um ihre Zeit zu vertreiben, ihre alten Berufsrollen spielen: Staatsanwalt, Richter und Verteidiger. Der Generalvertreter wird ihr Opfer und muss in diesem Spiel als Angeklagter herhalten. Mit vielen Plädoyers, die den alten Männern einen Riesenspass bescheren, wird der Generalvertreter immer mehr in die Enge getrieben bis er gesteht, am Tod seines ehemaligen Chefs mitschuldig zu sein. Er bekommt sein Strafmass und das Spiel ist zu Ende. Als er sich verabschieden will, wird er von den alten Herren gedrängt doch zu bleiben und im Hause zu übernachten. Es wird ihm ein Zimmer im oberen Stockwerk zugewiesen. Am andern Morgen trampeln die alten Herrren die Treppe hinauf, um den Generalvertreter zu wecken. Sie klopfen, aber es rührt sich nichts. Als sie die Türe aufmachen, sehen sie den Generalvertreter erhängt im Fensterrahmen baumeln. Wirklich schauerlich und wirklich miasmatisch gemäss dem Tripel (Panne, Riesenspass, Selbstmord). Auch das Theaterstück von Friedrich Dürrenmatt »Der Besuch der alten Dame« ist von unserem miasmatischen Gesichtspunkt aus betrachtet ebenfalls als Lektüre sehr zu empfehlen.

Wir haben es mit zwei Prozessfolgen Psora → Sykose → Syphilis zu tun, mit einer evolutionskonformen und einer miasmatisch krankhaften. Von der krankhaften Folge war verschiedentlich schon die Rede. Die angeführten Tripelbeispiele können alle mehr oder minder der krankhaften Prozessfolge zugerechnet werden. Aus diesen Beispielen heraus können wir versuchen, die evolutionsgemässe Prozessfolge zu verstehen und zu beschreiben. Welches sind nun die Eigenschaften, die die Prozessfolge charakterisieren, welche im Einklang mit der Evolution ist? Negativ formuliert kann man sagen: Wir befinden uns solange in der evolutionsgemässen Prozessfolge als keine Symptome entstehen, weder im individuellen noch im kollektiven Bereich. Die Psora zeichnet sich durch das Aufbauende aus. Aufbauen sollen wir die Welt. Aber was müssen wir dazu tun? Wir müssen bestrebt sein, die geistige Liebe zu verwirklichen. Sie ist die Hauptaufgabe der Menschen, zu diesem Zweck sind wir auf der Welt. Bauen wir unsere Egoismen ab und versuchen alle Menschen zu lieben, dann sind wir konform mit der Evolution, wir schaffen unvergängliche Werte, wir sind im besten Sinne psorisch. In der Bibel wird dieser psorische Sachverhalt ausgedrückt mit der Aufforderung »Liebet eure Feinde«. Hahnemann selbst ist ein gutes Beispiel für die so verstandene Psora, nur, soweit ging er allerdings nicht, dass er seine Feinde, und von denen hatte er viele, grenzenlos liebte, jedenfalls ist nicht bekannt, dass er seinen Feinden auch noch seine zweite Wange hingehalten hat. Lieben wir unsere Mitmenschen nach den Möglichkeiten unserer Kräfte, dann entstehen keine Symptome. Ein Beispiel einer grenzenlosen Menschenliebe kann in dem Buch von S. O. Prokofieff »Die okkulte Bedeutung des Verzeihens« nachgelesen werden. Die Psora, welche zur geistigen Liebe hinführt, wird dann überwunden sein, wenn diese Liebe verwirklicht sein wird, die Mission des Planeten Erde ist dann beendet.

Was sind nun die Eigenschaften der evolutionsgerechten Sykose? Tun wir mehr als uns an Kräften zur Verfügung steht, um diese Liebe zu verwirklichen, so handeln wir sykotisch. Es hat immer Menschen gegeben, welche in diesem Sinn sykotisch waren, sie haben dadurch in die Menschheit Impulse geistiger Liebe einfliessen lassen. Die Menschheit ist auf solche Menschen angewiesen. Ihr Wirken ist nach aussen hin aber nicht spektakulär, denn wäre es für jedermann auffällig, so wäre es im krankhaften Sinne sykotisch. Beispiele solcher Menschen sind etwa die Mystiker, die Alchimisten, alle für die Menschheit Leidenden, wie etwa Bruder Klaus oder Christian Rosenkreutz und an erster Stelle Jesus Christus.

Wo finden wir die evolutionsgerechte Syphilis? Wir finden sie bei Menschen, die sich aus Liebe zur Menschheit opfern. Sie bringen sich selbst dar, um durch ihr Opfer die menschliche Evolution voranzubringen. Da ist wiederum Jesus Christus der Erste unter ihnen.

In einem Menschenleben läuft also dieser Evlolutionsprozess Psora → Sykose → Syphilis so ab, dass der Mensch in jungen Jahren sein Leben im Sinne der Verwirklichung der Menschenliebe aufbaut, diese Liebe dann verwirklicht bis an die äussersten Grenzen seiner Kräfte und sich dadurch opfert.

Aber nicht nur Menschen folgen diesem Prozessverlauf Psora → Sykose → Syphilis, die physische Welt schlechthin folgt diesem Schema. Pflanzen wachsen, blühen, tragen Früchte und verwelken, die Tiere wachsen, sind ausgewachsen, werden alt und sterben. Die Erde selbst ist vor Urzeiten entstanden, sie erreicht irgendwann ihren entwicklungsmässigen Höhepunkt und löst sich in Äonen von Zeitaltern wieder auf wie oben schon angedeutet. Die Sonne durchläuft gleichfalls einen solchen Zyklus. Die Sterne, die Galaxien, das Universum, ja alle entstehen, expandieren und fallen wieder in sich zusammen oder lösen sich auf. Die Astronomen reden von einem Urknall, von der Expansion des Universums und der nachfolgenden Kontraktion, schön der Reihe nach, die da heisst: Psora, Sykose, Syphilis.

Es ist tröstlich zu wissen, dass diese beiden Prozessfolgen einfach wirken, dass sie nicht von Manipulatoren korrumpiert werden können. Wie heisst es doch so miasmatisch-schön: Auch die grössten Heuchler müssen sterben, oder: Der Krug geht zum Brunnen bis er bricht, oder: Die Letzten werden die Ersten sein.

7. Die gemischten Miasmen

Die Gesamtheit der bei einem Patienten eruierbaren Zeichen und Symptome besteht in den seltensten Fällen nur aus Zeichen und Symptomen eines einzigen Grundmiasmas. Man wird vielleicht das Hauptgewicht in einem der Grundmiasmen finden, aber nicht ausschliesslich. Oft ist es sogar so, dass die feststellbaren Symptome eines Patienten mehr oder minder sich aus allen drei Grundmiasmen rekrutieren. Ein solches aus den Grundmiasmen zusammengesetztes Miasma wollen wir als »Gemischtes Miasma« bezeichnen.

Die Prozessfolge Psora → Sykose → Syphilis gibt uns nun die Möglichkeit, aufgrund der Art und der Intensität der Symptome einen Patienten innerhalb dieser Folge zu orten, wenn wir uns diese Prozessfolge als lineare Folge von der leichtesten Psora bis zur schwersten Syphilis vorstellen. Irgendwo auf dieser Strecke zwischen diesen beiden Polen befindet sich ein Patient zu einem gewissen Zeitpunkt. Dieser miasmatische Aufenthaltsort ist dann ein Gradmesser für die Fortgeschrittenheit oder Schwere einer Krankheit. Hat man also alle Symptome, welche in Erfahrung gebracht werden konnten, beisammen, so kann man nun die gemäss Paragraph 153 des Organons ausgewählten Symptome den Grundmiasmen zuordnen und über ein Bewertungssystem den miasmatischen Aufenthaltsort eines Patienten auf der Strecke zwischen der leichtesten Psora und der schwersten Syphilis festlegen.

Ein solches Bewertungssystem könnte wie folgt aussehen: Man ordnet der Psora den Wertebereich 1 bis 5 zu, der Sykose den Wertebereich 6 bis 10 und der Syphilis den Wertebereich 11 bis 15. Hernach werden die ausgewählten psorischen Symptome des Patienten gewichtet innerhalb der Werteskala 1 bis 5, indem ein leichtes psorisches Symptom den Wert 1 erhält und ein schweres psorisches Symptom den Wert 3. Findet man in einem psorischen Symptom auch noch sykotische Anteile, so bekommt ein solches Symptom den Wert 4 oder 5. Entsprechend verfährt man mit den sykotischen und syphilitischen Symptomen des Patienten, so dass nun jedes ausgewählte Symptom einen Wert zwischen 1 und 15 aufweist. Man kann nun alle Symptomenwerte addieren und durch die Anzahl der ausgewählten Symptome dividieren und erhält einen Wert zwischen 1 und 15.

Es ist nun klar: Je näher sich der berechnete Wert am syphilitischen Ende der Skala befindet, desto kränker ist der Patient, desto schlechter sind seine Heilungsaussichten. Man kann sich auch überlegen, ob eventuell in einer solchen Skala Wertebereiche bestimmt werden können, denen man die Prädikate »Heilbar« und »Unheilbar« zuweisen kann. Bei dieser Bewertung ist aber sicher Vorsicht geboten.

So wie man einen Patienten bzw. dessen Symptomatik im obigen Sinne miasmatisch bewerten kann, so kann man das auch mit den homöopathischen Mitteln tun. Das Vorgehen ist entsprechend: Man wählt die für ein Mittel charakteristischen Symptome aus, beispielsweise Leitsymptome eines Mittels, ordnet sie den einzelnen Grundmiasmen zu und bewertet sie innerhalb denselben Skalen: 1 bis 5 für die psorischen Symptome, 6 bis 10 für die sykotischen Symptome und 11 bis 15 für die syphilitischen Symptome. Man addiert wiederum die Symptomenwerte und dividiert sie durch die Anzahl der ausgewählten Symptome. Für jedes homöopathische Mittel erhält man so einen für dieses Mittel charakteristischen Wert. Für das Mittel Sulfur wird man einen Wert zwischen 1 und 5 erhalten, weil es, wie bereits erwähnt, ein ausgesprochen psorisches Mittel ist. Selbstverständlich sind auch andere als lineare Wertskalen denkbar. Mit Hilfe eines solchen Bewertungssystems lässt sich nun die Symptomatik eines Patienten mit den homöopathischen Mitteln quantitativ vergleichen. Hat man den miasmatischen Wert einer Symptomatik eines Patienten bestimmt, so sucht man das Mittel, welches der Patient benötigt, unter denjenigen Mitteln, deren Werte dem miasmatischen Wert der Symptomatik nahe kommen. Implizit ist hier von der Anwendung des Ähnlichkeitsgesetzes bezüglich der Miasmen die Rede. Dieses Gesetz wird später noch näher besprochen. Es sei hier sogleich betont, dass diese Methode lediglich eine weitere Hilfe darstellen kann, um ein homöopathisches Mittel zu finden. Sie ersetzt keineswegs andere Findungsmöglichkeiten, aber sie kann das Suchen eines homöopathischen Mittels erleichtern und unterstützen. Im Sinne eines Ausschlussverfahrens kann dieses Bewertungssystem hilfreich sein.

Ein kurzes Beispiel soll das verdeutlichen: Die Symptomatik eines Patienten hat den Wert 11,8. Dieser Wert liegt zwischen dem sykotischen Bereich und dem syphilitischen Bereich mit einem leichten Übergewicht der Syphilis. Man wird nun alle Mittel mit Werten, welche kleiner sind als z. B. 10, ausschliessen können. Um beim Beispiel Sulfur zu bleiben wird man sagen können: In einem solchen Fall wird Sulfur mit Sicherheit nicht das richtige Mittel sein. Kombiniert man diese Methode mit andern Methoden, worunter auch fundierte Mittelkenntnisse gehören, so kann die Wahl eines Mittels sicherer gestaltet werden.

Nun ein Fall aus der Praxis: Ein neunjähriges Mädchen kommt, begleitet von ihrer Mutter, in die Sprechstunde. Das Hauptproblem des Mädchens ist Bettnässen. Sie nässt jede Nacht, manchmal sogar zweimal in der Nacht. Von ihrer äusseren Erscheinung her ist das Mädchen ziemlich mager. Ein weiteres Problem sind die starken Kopfschmerzen, welche bei künstlichem Licht auftreten. Schon nach fünf Minuten nach dem Einschalten des Lichtes beginnen die Kopfschmerzen. Das Mädchen schläft sehr unruhig, sie zappelt mit Händen und Füssen im Bett, wenn sie nicht einschlafen kann; auch den Kopf bewegt sie bei dieser Ruhelosigkeit. Nach zwei bis drei Stunden Schlaf steht sie auf und läuft in der Wohnung umher. Manchmal geht sie nachts zu ihrer Mutter, weil sie nicht schlafen kann. Sie ist allergisch auf Wespen und Bienen. Sie knirscht mit den Zähnen im Schlaf. Sie hat ein grosses Bedürfnis nach Süssigkeiten. Süssigkeiten könnte sie den ganzen Tag essen, meint die Mutter. Sie kann eiskalte Sachen essen oder trinken, direkt aus dem Kühlschrank. Fleisch, Milch und Eier mag sie nicht. Sie ist sehr eifersüchtig auf ihren zwei Jahre älteren Bruder, wenn sie glaubt, dass er bevorzugt wird. Gelegentlich geht diese Eifersucht soweit, dass sie ihren Bruder verprügelt. Sie ist sehr empfindlich auf Vorwürfe und schnell beleidigt. Heimweh plagt sie sehr, wenn sie fort ist von zuhause. Sie musste einmal schon am zweiten Ferientag bei einer Tante nach Hause geholt werden, weil sie nur noch weinte. Wenn sie bei ihren Schulaufgaben nicht schnell genug vorwärtskommt, dann schmeisst sie ihre Schulsachen in eine Ecke. Schon beim geringsten Anlass fliegen bei ihr Gegenstände durch die Luft: Kissen und andere Gegenstände wirft sie aus dem Fenster. Fast täglich räumt sie einen Schrank aus und schmeisst alles auf den Boden. Die Mutter beklagt sich, dass sie mit den übelsten Schimpfwörtern bedacht wird, wenn ihrer Tochter etwas nicht passt. Es vergeht kein Tag, ohne dass die Tochter am Essen oder an ihren Kleidern etwas auszusetzen hat. Wenn das Mädchen im Haushalt etwas tun sollte, dann erklärt sie kategorisch: »Das mache ich nicht.« Vor Hunden hat sie Angst, sie findet sie »blöde Viecher«. Soweit dieser Fall.

Wir untersuchen nun diesen Fall hinsichtlich des miasmatischen Standortes in der Folge der Grundmiasmen Psora → Sykose → Syphilis, wobei wir nur die nach dem Paragraphen 153 des Organons ausgewählten Symptome bewerten. Die im Anschluss an jedes einzelne ausgewählte Symptom in Klammern aufgeführte Zahl entspricht dem diesem Symptom zugewiesenen Wert, gemäss unserer Werteskala 1 bis 15. Sicherlich muss das Hauptsymptom Bettnässen bewertet werden. Dieses Symptom ist ausgesprochen sykotisch (8). Der Kopfschmerz bei künstlichem Licht, welcher schon innert fünf Minuten nach dem Einschalten des Lichtes auftritt, ist ebenfalls sykotisch, wobei man auch noch eine syphilitische Komponente in diesem Symptom sehen kann, denn ein solches Symptom kann die Lebensfreude stark beeinträchtigen (9). Das Zähneknirschen im Schlaf ist sykotisch, hat aber einen beträchtlichen syphilitischen Anteil, weil Zähneknirschen die Zähne beschädigt (10). Die Eifersucht ist sykotisch mit einem psorischen Einschlag: Mangel an Gelassenheit (7). Das Schlagen ist syphilitisch mit einer sykotischen Komponente: Überreaktion auf eine gegebene Situation (12). Wenn sie bei den Hausaufgaben nicht vorwärtskommt, dann schmeisst sie ihre Schulsachen in eine Ecke. Das ist ein sykotisches Symptom mit einem syphilitischen Einschlag, weil die Schulsachen auch kaputtgehen können (9). Das willkürliche grundlose Ausräumen von Schränken ist syphilitisch (13). Die üblen Schimpfwörter, welche sie als erst Neunjährige von sich gibt, sind schon stark syphilitisch (14).

Der errechnete Wert für dieses gemischte Miasma beträgt 10,25 und liegt somit fast genau an der Grenze zwischen der Sykose und der Syphilis. Der Grad der Erkrankung dieses Mädchens ist gemäss diesem Wert als schwer einzustufen in Anbetracht ihres Alters. Die Heilungsaussichten sind trotz alledem als gut zu bewerten. Würde man nun die Werte der einzelnen Mittel kennen, dann könnte man sich an denjenigen Mitteln orientieren, welche ihre Werte in der Nähe des Wertes 10,25 haben.

Erfahrene Homöopathen haben längst gemerkt, dass das heilende Mittel Stramonium heisst. Stramonium, der Stechapfel, ist genau dasjenige Mittel, mit welchem Hahnemann den geisteskranken preussischen Staatsbeamten Klockenbring heilte. In dem Mittelbild von Stramonium finden wir ziemlich ausgewogen die beiden Grundmiasmen Sykose und Syphilis vertreten, was bei unserer Betrachtunsweise durch den Wert 10,25 bestätigt wird. Dieses Mittel wurde dem Mädchen denn auch gegeben. Das Mittel heilte das Mädchen fast vollständig: Die Kopfschmerzen verschwanden und die psychischen Störungen wie Eifersucht, Prügeleien, Fluchen, Abbruch des Haushaltes usw. lösten sich auf. Die Mutter war ganz begeistert, als nun das Familienglück zu spielen begann. Das Glück wurde nur dadurch getrübt, dass ein einziges Symptom nicht verschwand: das Bettnässen, obwohl im Arzneimittelbild von Stramonium auch Bettnässen zu finden ist.

Orientieren wir uns nun wieder an unserer Folge der Grundmiasmen, so stellen wir fest, dass wir vom gemischten Miasma mit dem Wert 10,25 bei der reinen Sykose mit dem Wert 8 angelangt sind, getreu der Hering'schen Regel. Das Mädchen benötigte also noch ein zweites Mittel. Die Frage ist nur, welches Mittel jetzt in Frage kommt, wenn man bedenkt, dass es ungefähr 100 Mittel gibt, welche in ihrem Arzneimittelbild das Symptom »Bettnässen« aufweisen. Wir haben aber nun einen Fall mit der Sykose pur vor uns und erst noch in der Form einer Ausscheidung aus der Harnröhre. Da denkt man doch sogleich an den Tripperausfluss. Das homöopathische Mittel »Tripperausfluss« heisst Medorrhinum. Es ist hergestellt aus dem Trippergift eines akuten oder chronischen Stadiums der Gonorrhoe. Medorrhinum ist der Prototyp der Mittel des sykotischen Miasmas, so wie Sulfur der Prototyp der Mittel des psorischen Miasmas ist. Das Mittel wurde dem Mädchen als zweites Mittel verabreicht und siehe da: 2 Wochen nach der Mittelgabe hörte das Bettnässen auf, das Familienglück war nun vollkommen. Die Mutter war sehr zufrieden, denn ihre Tocher verweigerte ihre Mitarbeit im Haushalt nicht mehr, im Gegenteil, sie half mit, wo es ihr nur möglich war, um der Mutter Freude zu bereiten. Was bedeutet dieses Verhalten miasmatisch? Das Mädchen ist miasmatisch dort angekommen wo jeder Mensch hingehört, nämlich bei der evolutionskonformen Psora.

Dieses hier vorgestellte Verfahren lässt sich, wie jedermann aufgrund der bisherigen Ausführung vermuten kann, auch auf soziale Gruppen anwenden. Man sammelt gleichermassen die Symptome der sozialen Gruppe, wählt daraus wieder Symptome aus nach den Kriterien des Paragraphen 153 des Organons und untersucht die ausgewählten Symptome in miasmatischer Hinsicht, indem diesen Symptomen wieder Werte von 1 bis 15 zugeordnet werden. Man addiert die Werte und dividiert die Summe durch die Anzahl der ausgewählten Symptome. Dieser so berechnete Wert ergibt den Krankheitsgrad der sozialen Gruppe.

Als Beispiel einer sozialen Gruppe wollen wir die USA untersuchen. Hauptmerkmal der Psyche Amerikas ist: »Wir sind die Grössten und wollen es auch bleiben«. Amerika ist das Land der Superlative, alles ist »big«, alles ist am schnellsten, am längsten, am dicksten, am besten. Amerika bezeichnet sich selbst als das »Land der unbegrenzten Möglichkeiten«. Ein weiteres charakteristisches Merkmal Amerikas läuft unter dem Imperativ »Make money!« Fast alles ist diesem Leitspruch untergeordnet. Weiter finden wir die USA in viele Konflikte auf der Welt verwickelt, und zwar immer dort, wo ihre wirtschafts- und machtpolitischen Interessen auf dem Spiel stehen, wobei notfalls vor Kriegsandrohungen oder gar Krieg irgendwo in der Welt nicht zurückgeschreckt wird. Der Mangel an eigener Identität wird mit allen möglichen Mitteln kompensiert, etwa dadurch, dass an allen Ecken und Enden des amerikanischen Kontinents »Stars and Stripes« flattern. Der Durchschnittsamerikaner interessiert sich nicht für den Rest der Welt. Die Kriminalitätsrate in den Riesenstädten ist hoch, insbesondere die Anzahl der verübten Morde. Staatsideologie ist das »Big business«, nach der Devise: Nur wer sich anstrengt, kann es zu etwas bringen, aber jeder hat die Möglichkeit dazu. Riesenkonzerne spielen mit Belegschaften wie mit Schachfiguren. Ein Merkmal der Amerikaner in ländlichen Gegenden ist die sentimentale Heimatliebe, welche mit einem übersüssen

Pathos zur Schau gestellt wird, dabei schwingt der Slogan »Live free oder die« durch die vaterländisch angeschwollene Brust eines jeden echten Amerikaners. Die Umweltzerstörung ist weit fortgeschritten. Ausgeprägt ist die Monokultur der Technik nach dem Motto »Alles ist technisch machbar«. Wildwest steckt in den Köpfen: »Das Gute siegt immer über das Böse«. Puritanismus bestimmt das ländliche Leben: An Amerikas Werten soll die Welt genesen und auch gemessen werden. Diese Liste ist sicher nicht vollständig, aber sie sollte genügen, um den miasmatischen Stellenwert Amerikas zu bestimmen.

Wir wählen nun einige Symptome aus und ordnen ihnen Werte zwischen 1 und 15 zu. Als erstes wählen wir das Symptom »Wir sind die Grössten«. Dieses Symptom ist ausgesprochen sykotisch (8). Das Geldscheffeln ist einerseits sykotisch, andererseits auch etwas psorisch, weil die Angst arm zu sein, so wie es die ersten Siedler waren, unbewusst in diesem Gelddenken mitschwingt (7). Kriegsdrohungen sind syphilitisch mit sykotischen Komponenten, denn sie sind übertriebene verbale Machtdemonstrationen (12). Kriege enden mit unverhältnismässig grossen materiellen und menschlichen Schäden (14). Die Kriminialität ist gross (13). Das Wertesystem »amerikanisch« ist statisch, unbeweglich, mit einem gewissen Hang zur Besserwisserei. Dieses Symptom ist psorisch mit einem Anflug von Sykose (4). Wir berechnen: Der miasmatische Wert beträgt 9.7. Dieser Wert lässt sich folgendermassen interpretieren: Der Krankheitszustand der USA ist schon weit fortgeschritten. Der Patient USA ist aber noch absolut heilbar. Wird aber nichts unternommen gegen die Krankheit, so droht ein Abgleiten in die Syphilis, irreversible Schäden werden auftreten, und es besteht dann die Gefahr eines inneren Zusammenbruchs. Auf dieses hier angedeutete Bewertungssystem kommen wir im Abschnitt »Anwendungen« ausführlicher zurück.

Jede Krankheit, mit oder ohne klinischem Namen, kann auf obige Weise untersucht werden. Der jeweilige Wert zeigt den Schweregrad an im miasmatischen Schema Psora → Sykose → Syphilis. Es liesse sich von den verschiedensten Krankheiten und Krankheitsbildern ein Wertekatalog erstellen, welcher es ermöglichen würde, von einem miasmatischen Standpunkt aus betrachtet die Schwere einer

Krankheit schnell zu erfassen und damit zugleich die Heilungsaussichten abzuschätzen.

Im Folgenden soll speziell auf zwei Krankheiten und ihre gemischten Miasmen eingegangen werden, nämlich auf die Tuberkulose und den Krebs.

Die Tuberkulose

Der miasmatische Wert der Tuberkulose kann aus dem klinischen Krankheitsbild unter Berücksichtigung des Paragraphen 153 des Organons gewonnen werden: Entzündliche Knotenbildung (8) und Abmagerung (13). Daraus ergibt sich der Wert 10,5. Die Tuberkulose liegt also als gemischtes Miasma in der Mitte zwischen Sykose und Syphilis. Wir sprechen der Einfachheit halber vom tuberkulinen Miasma. Die Tuberkulose ist aufgrund dieses Wertes als heilbar einzustufen, schon deshalb, weil der Verlauf der Krankheit nicht stürmisch vom sykotischen zum syphilitischen Miasma verläuft. Die Krankheit kann lange in einem stationären Stadium verharren. Die Tuberkulose tritt zu gewissen Zeiten fast epidemisch auf und verschwindet dann wieder.

Uns interessiert nun die Frage: Warum tritt diese Krankheit überhaupt auf, und was sind die Gründe ihres Verschwindens? Eine Antwort auf diese Frage kann uns die Geschichte liefern. Der Beginn der Tuberkulose als Volkskrankheit fällt in Europa in den vergangenen Jahrhunderten zeitlich zusammen mit dem Beginn der Industrialisierung im 18. Jahrhundert. Beschreibungen von Krankheiten, welche als Tuberkulose interpretiert werden können, gab es schon in der Antike. Aus miasmatischer Sicht kann diese Annahme durchaus als wahrscheinlich angenommen werden. Wir wollen uns aber bei der Beschreibung der Tuberkulose auf die letzten Jahrhunderte beschränken. Das Ende der Tuberkulose zeichnete sich nach dem Zweiten Weltkrieg ab. Sie verschwand in Europa in den Fünfzigerjahren des zwanzigsten Jahrhunderts.

Was kennzeichnet nun diesen historischen Zeitabschnitt, welcher uns eine Anwort geben könnte auf unsere Frage? Historisch betrachtet durchziehen diesen Zeitabschnitt Revolutionen und Kriege, insbesondere der Erste und Zweite Weltkrieg und von den Revolutionen sind vor allem zu erwähnen die Französische, die deutsche und die russische Revolution. Man könnte also sagen: Ein Merkmal dieser Zeit ist die Gewalt, und diese Gewalt war immer eine rohe Gewalt, keine verborgene, hinterhältige Gewalt. Von wem ging diese Gewalt aus und gegen wen richtete sich diese Gewalt? Auf staatlicher Ebene zeigte sich diese Gewalt als Kriege zwischen den Staaten und Völkern, etwa die Napoleonischen Kriege, die Kriege Deutschlands, z. B. der Deutsch-Französische Krieg oder auch in den Kolonialkriegen der europäischen Staaten in der ganzen Welt. Ohne Skrupel wurden anderen Staaten und Völkern politische und wirtschatliche Systeme aufgezwungen. Die selbsternannten Herrenvölker wählten ihre Sklavenvölker aus und wenn diese sich nicht freiwillig unterwarfen und sich stattdessen gegen ihre Versklavung wehrten, dann verfuhr man nach dem Motto: »... und bist du nicht willig, so brauch ich Gewalt«.

Eine Antwort auf diese Gewalt war die Tuberkulose als Krankheit. Im angesprochenen historischen Zeitabschnitt grassierte die Gewalt auch im Innern der Staaten und in der Wirtschaft. Die Oligarchien, welche ihre eigenen Völker knebelten und unterjochten, mussten auf einmal mit Gegengewalt rechnen, welche sich in blutigen Revolutionen entlud. Die Revolutionen sind gewissermassen die tuberkulinische Antwort auf die unerträglichen ökonomischen und politischen Zustände. Die Frühkapitalisten beuteten die in ihre Abhängigkeit geratenen Arbeitermassen auf das Schamloseste aus. Auch bei diesen Ausgebeuteten breitete sich die Tuberkulose aus. Stumme Zeugen dieser Epoche sind die ehemaligen Lungensanatorien, nicht so stumme Zeugen sind die vielen, noch heute mit dem tuberkulinen Miasma behafteten Menschen.

Ein Beispiel von solchen ausbeuterischen Schändlichkeiten sei hier, stellvertretend für unzählige andere Vorkommnisse, angeführt: Beim Bau des Gotthardtunnels für die Eisenbahn durch die Alpen im 19. Jahrhundert wurden einige Tunnelarbeiter Opfer der Willkür der Tunnelbaugesellschaft. Bei den Bohrungen wurde mit zunehmender Länge und Tiefe des Tunnels die Frischluftzufuhr in den Tunnelschächten immer schlechter. Die Arbeiter verlangten eine bessere Lüftung, welche ihnen aber von der Bauleitung verweigert wurde. Etliche Arbeiter starben durch diese unmenschlichen Arbeitsbedingungen. Das Tuberkulinische der Situation spürt man hier förmlich in der sykotischen Masslosigkeit der Baugesellschaft und der syphilitischen Aufopferung der Arbeiterschaft. Ein Bild, welches am Eingang zum Tunnel später angebracht wurde, zeigt, wie Arbeiter einen toten Kameraden auf einer Bare davontragen, das entstandene tuberkuline Miasma wurde mit diesem Bild gewissermassen für die Nachwelt künstlerisch dokumentiert.

Der angesprochene historische Zeitraum zeichnet sich also vornehmlich aus durch Gewalt, Ausbeutung, Heimatlosigkeit und als Antwort darauf durch die Tuberkulose. Mit dieser Charakterisierung haben wir denn auch die Thematik des tuberkulinen Miasmas vor uns. Nun erklärt sich fast von selbst, warum die Tuberkulose nach dem Zweiten Weltkrieg wieder verschwand: die Gewalt, die Ausbeutung und Heimatlosigkeit waren nun nicht mehr die dominierenden Faktoren im gesellschaftlichen Leben der Menschen. Die Menschen konnten freier Leben ohne Furcht vor Gewalt und Ausbeutung, die Staaten gaben sich demokratische Verfassungen und schufen Sozialwerke, man begann von Menschenrechten zu reden, es entstand ein Liberalismus, an dem alle Menschen Anteil hatten.

Die miasmatischen Gefahren, welche in dieser neuen Situation auflauerten, werden im nächsten Abschnitt dargelegt. Studieren wir das Arzneimittelbild von Tuberkulinum, dem homöopathischen Mittel, welches aus Tuberkelbazillen hergestellt wird, so finden wir die tuberkuline Thematik bestätigt, etwa in den Symptomen: Abmagerung, Zerstörungssucht, Fluchen usw.

Zwei Symptome im Arzneimittelbild von Tuberkulinum verdienen aus kulturhistorischen Gründen eine besondere Beachtung. Es sind die Vorlieben für die Farbe blau und die Farbe rosa. Bei der Nennung dieser Farben denkt man sogleich an die Blaue Phase und die Rosa Phase im künstlerischen Werdegang des Malers Picasso. Betrachtet man die Menschen auf den in der blauen Phase entstandenen Bildern, so fällt einem sofort auf, wie mager, wie ausgehungert alle diese Menschen sind. Mit trübseligem Blick schauen sie irgendwohin ins Leere. Nur Kummer und Freudlosigkeit spricht aus diesen Bildern. In der an die Blaue Phase anschliessenden Rosa Phase entstanden Bilder, auf denen die dargestellten Menschen gesünder und wohlgenährter aussehen. Aber auch diese Menschen schauen ernst in die Welt. Nicht Glück ist es, was sie ausstrahlen, aber die Zufriedenheit, das Schlimmste überstanden zu haben. Von einem miasmatischen Gesichtspunkt aus besehen, könnte man die Rosa Phase als eine sykotische Kompensation der Blauen Phase auffassen. Fragen wir nach dem Zeitraum, in welchem diese Bilder entstanden, dann stellen wir fest, dass sie nach der Wende zum zwanzigsten Jahrhundert gemalt wurden, also zu einer Zeit, wo das tuberkuline Miasma und die Tuberkulose als Krankheit in Europa schon gewaltige Ausmasse hatte. Erwähnt sei als spezielles Bild der Blauen Phase »Die Absinthtrinkerin«, welches Picasso 1902 malte. Schauen wir im Arzneimittelbild von Tuberkulinum nach, so finden wir darin das Symptom »Verlangen nach alkoholischen Getränken«. Wen wunderts bei dieser misslichen Lage der Menschen in Paris, wo Picasso zur damaligen Zeit lebte, dass die ausgebeuteten Menschen Absinth tranken. Picasso führte uns mit diesen Bildern, klar sichtbar für alle, gewissermassen das tuberkuline Miasma vor Augen.

Nun kommen wir wieder auf unseren Bettnässerfall zurück. Vergleichen wir die Thematik der Tuberkulose mit der Verhaltensweise des Bettnässer-Mädchens, so stellen wir auffallende Parallelen fest: Das Mädchen ist mager und hat für ihr Alter eine ungewöhnlich ausgeprägte Neigung zu destruktivem Verhalten. Man kann nun ohne weiteres sagen: Das Mädchen ist mit dem tuberkulinen Miasma behaftet. Das Mittel Stramonium, welches das Mädchen bis auf das Bettnässen kurierte, hat sein Hauptgewicht demzufolge im tuberkulinen Miasma. Warum leidet aber dieses Mädchen, und mit ihm die Umwelt, unter dem tuberkulinen Miasma, wo doch das familiäre Umfeld überhaupt keine Voraussetzungen dafür bietet? Die Antwort lautet: Die Miasmen vererben sich auf die Nachkommen. Diese Tatsache der Vererbung bestätigt sich bei vielen Patienten, wenn sie etwa sagen: »Ja, dieses Symptom, haben schon meine Vorfahren gehabt.«

Unser Bewertungssystem gestattet es, auch Rückschlüsse zu ziehen auf die miasmatischen Belastungen der Vorfahren. Viele Patienten können auf der Basis ihrer Symptome als tuberkulinisch eingestuft werden und sehr oft bestätigen sie, dass unter ihren Vorfahren sich Menschen befanden, die an Tuberkulose erkrankten. Die Sünden früherer Generationen, die da heissen: Gewalt, Ausbeutung und Vertreibung aus der angestammten geistig-seelischen und äusseren Heimat, verfolgen die Menschen in ihren Folge-Geschlechtern bis weit in die Zukunft hinein. So kommt es, dass viele Menschen in den harmonischsten Verhältnissen leben, aber ihres Lebens sich nicht erfreuen können, weil sie vom tuberkulinen Miasma gepeinigt werden.

Warum ist das so? Diese Frage wurde im Abschnitt »Die Lebenskraft« in ähnlicher Form schon einmal aufgeworfen und die Antwort ist dieselbe: Es ist das Karma des einzelnen Menschen und die Karmas der jeweiligen sozialen Gruppen, denen dieser einzelne Mensch angehört, wie Familie, Berufsgruppe, Staat, Zeitepoche etc. Auf die Frage des Karmas soll nicht weiter eingegangen werden. Für diejenigen, die sich dafür interessieren, sei auf die verschiedenen Karma-Vorträge Rudolf Steiners verwiesen.

Ein Beispiel eines tuberkulinisch belasteten Menschen soll den Sachverhalt der Vererbung etwas verdeutlichen: Ein Patient kommt in die Sprechstunde mit folgenden Beschwerden: Ständige Hüftentzündungen und reissende Schmerzen in allen Gliedern, oftmals dicke, eitrige Absonderungen aus der Nase, perlschnurartige Verhärtungen der äusseren Halsdrüsen. Im weiteren berichtet er von einer seltsamen Empfindung: er hat oft das Gefühl, sein Gehirn sei locker und rolle im Kopf von einer Seite zur andern. Als Kind schlug er oft grundlos seinen Kopf an die Wand. Weiter war zu erfahren, dass er ein ausgeprägtes Wander- und Reisebdürfnis hat, dass er die Bettwärme meidet, weil er jede Nacht im Bett schweissgebadet erwacht und dass seine Lieblingsspeise geräuchertes Fleisch ist. Seine familiäre und berufliche Situation ist ausgezeichnet. Auch seine Eltern und Grosseltern lebten in harmonischen, problemlosen Verhältnissen. Warum also diese Beschwerden? Sie sind eine Folge des vererbten tuberkulinen Miasmas, das seine Wurzeln in weit zurückliegenden Generationen hat. Wann immer ein Patient für seine Beschwerden keine sein Leben beeinträchtigenden Gründe nennen kann, so sind seine Beschwerden Manifestationen von geerbten Miasmen seiner Ahnen.

Was müssen wir tun, um das tuberkuline Miasma abzubauen? Wir müssen die tuberkulinisch verseuchten Menschen und Gruppen homöopathisch behandeln, bis sie dort sind, wohin das Bettnässer-Mädchen gelangt ist, nämlich bei der evolutionsgerechten Psora, welche nichts anderes beinhaltet als die selbstlose Nächstenliebe. Was müssen wir tun, damit das überwundene tuberkuline Miasma und damit die Tuberkulose als Krankheit nicht wieder entstehen? Wir müssen alles das unterlassen, was das tuberkuline Miasma ausmacht, nämlich: Gewaltanwendung und Ausbeutung in jeder Form.

Der Krebs

Wie bei der Tuberkulose gehen wir wieder vom klinischen Bild des Krebses aus. Zwei Hauptmerkmale zeichnen die Krankheit Krebs aus: Die Krebsgeschwulst als sykotisches Symptom (8) und der tödliche Verlauf als syphilitisches Symptom (15). Der gemischt-miasmatische Wert beträgt 11,5. Dieser Wert lässt sich folgendermassen interpretieren: Der Krebs als Krankheit ist nicht unheilbar aber die Heilung ist schwieriger zu erzielen, was ja durchaus durch die Erfahrung bestätigt wird. Der Einfachheit halber wollen wir dieses gemischte Miasma als Krebsmiasma bezeichnen.

Die Aufwendungen der klinischen Forschung für eine erfolgreiche Krebsbehandlung sind ungleich grösser als die seinerzeitigen Forschungen für die Behandlung der Tuberkulose. Das Sykotische ist beim Krebs weit ausgeprägter als bei der Tuberkulose, sowohl beim Krebs als Krankheit als auch bei der Krebsforschung und der Krebsbehandlung: Seit Jahrzehnten wird mit Unsummen von Geld geforscht. Tausende von Menschen sind in dieses Tun involviert und verdienen damit ihren Lebensunterhalt. Die fortlaufende Propaganda der Pharmaindustrie hinsichtlich neuen, aber nun endgültig erfolgversprechenden Medikamenten, wird periodisch angekurbelt. Neue Hoffnungen werden geschürt, welche alsbald wieder zerplatzen wie Seifenblasen. Die jeweils gerade aktuellen Präparate kosten Unsummen. Diese ganze Inszenierung auf der Bühne des Krebstheaters ist im höchsten Grad sykotisch. Dauernd läuft das Publikum davon und muss mit neuen Theatereinlagen zurückgeholt werden. Schaut man genauer hin, dann merkt man plötzlich, dass diese ganze Show selbst vom Krebsmiasma befallen ist: Da sind die ganze eben beschriebene sykotische Aufgeblasenheit der Forschung und Propaganda und die syphilitischen »Therapieformen« Chemotherapie und Bestrahlungstherapie.

Warum wird aber dieses Theaterstück immer weiter aufgeführt und nicht vom Spielplan abgesetzt? Die Beantwortung dieser Frage liegt in der Natur des Krebsmiasmas selbst begründet. Was ist aber nun die Natur des Krebsmiasmas? Wir haben von der rohen Gewalt des tuberkulinen Miasmas gesprochen. Das tuberkuline Miasma ist an dieser Gewalt leicht zu erkennen. Nicht aber so beim Krebsmiasma. Das Krebsmiasma ist subtil und hinterhältig. Diese Hinterhältigkeit ist den Krebspatienten vertraut: Die Krankheit zeigt sich auf der Körperebene erst in einem fortgeschrittenen Stadium, sie dringt erst dann in das Bewusstsein von Arzt und Patient, wenn die Heilungsaussichten nur noch klein sind. Die Leute, die dieses Theater aufführen mitsamt ihrem Publikum, stecken noch in der verborgenen Krebsphase. Aus diesem Grund ist ihnen auch noch nicht zum Bewusstsein gekommen, dass sie selbst vom Krebsmiasma befallen sind und aus demselben Grund geht das Theater weiter, das Stück wird weiter aufgeführt.

Den aufmerksamen Zeitgenossen ist ebensowenig wie den Statistikern entgangen, dass sich die Krankheit Krebs immer mehr ausbreitet und angesichts dieser Tatsache fragt man sich sogleich, warum das so ist. Krebs ist in vielerlei Hinsicht ein Phänomen ersten Ranges geworden und deshalb ist die gestellte Frage mehr als berechtigt. Wir kommen der Beantwortung dieser Frage näher, wenn wir einen Blick tun auf die Krankheit Krebs auf der Ebene des physischen Körpers.

Auf der Körperebene stellen wir Krebszellen fest. Es sind Zellen, welche es im gesunden Organismus nicht gibt oder nur in vernachlässigbarem Ausmass, sie sind also keine menschengemässen Zellen. Sie entziehen sich der »geistartigen, als Dynamis den materiellen Körper belebenden Lebenskraft« wie Hahnemann sich im Paragraphen 9 des Organons ausdrückt. Sie machen was sie wollen oder was eine lebensfeindliche Kraft sie anweist zu tun. Die Anweisung besteht in der Aufforderung: Wachset und vermehret euch, schert euch nicht um die Lebenskraft, und das tun sie denn auch. Es entstehen immer mehr Zellen, und zwar unterschiedslos vom gleichen Typus. Die Devise lautet: Wir wollen keine Lungen-, keine Leber-, keine Knochen-, keine Hirnzellen mehr, wir wollen nur noch Krebszellen, wir wollen, dass es nur noch einen Typ von Zellen gibt, nämlich Krebszellen, Einheitszellen. Was sind die Folgen dieses Tuns?: Der Organismus stirbt und hinter all diesem Geschehen steckt die lebensfeindliche Kraft, das Krebsmiasma. Aus dieser Betrachtungsweise lässt sich nun leicht verstehen, was nun das Charakteristische des Krebsmiasmas ist: Das Thema des Krebsmiasmas ist der Verlust der Individualität. Individualität ist nicht mehr gefragt. Die Krebszellen geben den individuellen Zellen zu verstehen: Entweder ihr werdet so wie wir sind oder ihr werdet vernichtet. Die Krebszellen merken dabei in ihrer Arroganz nicht, dass sie damit ihr eigenes Grab schaufeln. Erst wenn sie sich schon stark vermehrt haben, wird ihnen bewusst, dass sie sich selbst gefährden, aber dann ist es eben schon zu spät. Die toten individuellen Zellen können sie nicht mehr zu neuem Leben erwecken, da gibt es nichts mehr zu retten.

Diese Vereinheitlichungstendenzen, wie bei den Krebszellen im physischen Körper, lassen sich nun auch in den verschiedensten Bereichen des menschlichen und gesellschaftlichen Lebens feststellen. Das kanzeröse Miasma überzieht den Erdball immer mehr. Äusserer Ausdruck des Krebsmiasmas ist beim einzelnen Menschen der Krebstumor und auf gesellschaftlicher Ebene die Gleichschaltung der Massen in vielerlei Hinsicht. Der zunehmende Verlust der Individualität ist geradezu ein Markenzeichen unserer Zeitepoche geworden.

Betrachten wir zunächst denjenigen gesellschaftlichen Bereich, von welchem viele Menschen hautnah betroffen sind, nämlich den der Schulmedizin. In der Schulmedizin steht nicht ein Mensch als einmaliges, unverwechselbares Individuum bei der Therapie zur Debatte, sondern die Diagnose. Ist ein Patient mit einer diagnostischen Etikette versehen, dann wird der Diagnose gemäss behandelt. Allen Patienten mit der gleichen Etikette wird unterschiedslos dieselbe Therapie verabreicht, ganz unabhängig von ihren sonstigen individuellen Eigenschaften. Steht einmal die Diagnose fest, so bekommen alle Patienten mit der gleichen Diagnose zum Beispiel dasselbe Medikament X. Der Verlust der Individualität des einzelnen Patienten bei solchem therapeutischen Vorgehen ist evident. Dass ein Patient beispielsweise Massen von Schokolade verzehrt, dass er einen Sonnenhut trägt, damit er keine Kopfschmerzen bekommt, dass er seine Beschwerden bagatellisiert oder übertreibt, dass er mit dem Ehepartner in Streit lebt und vieles mehr, das interessiert den Schulmediziner nicht im geringsten, weil der Mediziner daraus keine therapeutischen Konsequenzen ziehen kann.

Dieser Verlust des Individuellen, des unverwechselbar Charakteristischen eines jeden Patienten beim therapeutischen Vorgehen der Schulmedizin, zeichnet diese als ein vom Krebsmiasma geprägte und erkrankte Sparte medizinischen Tätigseins aus.

In der Homöopathie ist das Umgekehrte der Fall: Gerade das, was »auffallend, sonderlich, ungewöhnlich, eigenheitlich, charakteristisch« ist, wie es im Paragraph 153 des Organons heisst, ist für den Therapeuten das Mass therapeutischen Handelns und mithin eben gerade nicht krebsig, sondern im vorbildlichsten Sinne psorisch. Für den Homöopathen ist es durchaus von Belang, wenn ein Patient mehrere Tafeln Schokolade täglich isst, wenn er die Sonne meidet, wenn er seine Beschwerden masslos übertreibt und seine Kommunikation mit dem Lebenspartner sich nur noch auf Schimpfen, Hass und Verleumdung beschränkt.

Von den allopathischen Massnahmen der Schulmedizin ist das Verabreichen von Impfungen etwas vom Krebsigsten: Unterschiedslos werden Millionen von Menschen mit Impfstoffen künstlich krank gemacht. Jeder Homöopath mit einiger Erfahrung kennt Patienten mit Impfschädigungen, wenn etwa ein Patient erklärt: er habe noch nie Kinderkrankheiten gehabt, weil er gegen alle diese Krankheiten geimpft worden sei, jedoch beim Therapeuten wegen einer chronischen Neurodermitis erscheint. Hier tritt das Hinterhältige des Krebsmiasmas deutlich zutage: Dem Patienten wird suggeriert, dass er durch die Impfung vor einer gewissen Krankheit, welche er vielleicht auch ohne Impfung gar nie bekommen würde, geschützt sei. Es wird ihm aber nicht gesagt, dass er durch die Impfung krank werden wird, und wiederum typisch für das Krebsmiasma, dass er sich durch die Impfung eine Krankheit zuziehen wird, welche er gar nicht als Krankheit empfindet. So perfide und raffiniert kann das Krebsmiasma sich in den Menschen einschleichen. Auch der impfende Arzt erliegt der Hinterhältigkeit des Krebsmiasmas: er impft im Bewusstsein, einen Menschen vor einer bestimmten Krankheit zu schützen. Desgleichen krebsig ist das unspezifische Verabreichen von allopathischen Mitteln, wie blutdrucksenkende Mittel, Substitutionsmittel aller Art, Psychopharmaka usw.

Ein anderes krebsiges, schulmedizinisches Feld sind die Organtransplantationen. Ein Patient bekommt ein gesundes Herz eingepflanzt und gibt damit seine eigene Identität teilweise auf. Er ist nicht mehr ganz sich selbst, seine unverwechselbare Individualität opfert er zugunsten eines vermeintlich gesünderen Lebens. Die Lebenskraft registriert einen Fremdkörper, etwas, was mit ihr nicht in Einklang steht. Sie versucht darauf diesen Fremdkörper wieder loszuwerden, aber das Individuelle der Lebenskraft wird mit dem Trick der Schwächung des Immunsystems ausmanöveriert. Der Lebenskraft wird eine neue Identität aufgezwungen.

Noch krebsiger ist das Verpflanzen von tierischen Organen. Da ist der Verlust der eigenen Individualität schon fast absolut. Man denke für sich selbst: Ich habe ein Schweineherz. Kann es einem bei einem solchen Gedanken wohl sein? Die Fremdbestimmung ist total bei Patienten, welche an Überlebensmaschinen angeschlossen sind. Der Entscheid, ob der Patient physiologisch weiterleben soll oder nicht, liegt bei den Ärzten und bei den Angehörigen des Patienten. Das Individuelle der eigenen Sterbephase eines Menschen ist komplett ausgeschaltet. Krebsiger geht es nicht mehr. Weil die Schulmedizin sich selbst unbewusst auf das Krebsmiasma eingelassen hat, entstehen solche Situationen.

Das Krebsmiasma wird schon bei den Medizinstudenten in den medizinischen Fakultäten angelegt. Die Studenten lernen einen Patienten nicht als Ganzes zu verstehen, bestehend aus Geist, Seele und Körper, sondern sie lernen schematische, kausale, physiologische und therapeutische Abläufe.

Die ganzheitliche Betrachtung des Menschen in der Homöopathie verbietet geradezu ein kausales Denken. Der Homöopath bemüht sich eines vernetzten, und wie schon erwähnt, eines meditativen und ganzheitlichen Denkens, besonders beachtet der Homöopath ein Denken in Analogien. Dieses Denken orientiert sich an den Phänomenen des Menschen und nicht an vorgefertigen Schemata, und diese Phänomene unterscheiden sich bei jedem einzelnen.

Es hat immer wieder Versuche gegeben, eine Synthese zu finden zwischen der Homöopathie und der Schulmedizin. Diese Versuche sind durchwegs gescheitert und endeten jeweils mit Gehässigkeiten und Diffamierungen. Hahnemann selbst war bis zum Überdruss in solche Konflikte verwickelt. Er kämpfte mit allen ihm zu Gebote stehenden Mitteln gegen die Verwässerung und Korrumpierung »der reinen Idee«. Schon zu Hahnemanns Zeiten versuchten »Bastardhomöopathen«, wie er sie nannte, ein homöopathisches Krankenhaus zu gründen. Der Versuch misslang kläglich wegen allzuvieler Intrigen und Korruptionen. Man könnte auch sagen: der Begriff »homöopathisches Krankenhaus« ist ein Widerspruch in sich. Auf der einen Seite sind die Homöopathen, durchwegs Nonkonformisten, jeder mit seiner unverwechselbaren Individualität in das homöopathische Geschehen involviert, und auf der andern Seite das Krankenhaus mit seinen Normen, geregelten administrativen und medizinischen Abläufen. Eine Synthese zwischen diesen beiden Gegensätzlichkeiten ist nicht möglich. Rein äusserlich schon unterscheiden sich die Kliniker und die Homöopathen: Die Kliniker sind uniform in weiss gekleidet als Ausdruck des Kollektivgedankens, was durchaus als krebsig aufgefasst werden kann. Die Homöopathen hingegen kleiden sich nach den individuellen Gegebenheiten jedes einzelnen. Aus diesen Gedanken ist ersichtlich, weshalb es keine »reinen« homöopathischen Spitäler gibt. Es gibt Spitäler, in welchen unter vielem auch Homöopathie betrieben wird, aber solche medizinischen Zwitter schaden der Homöopathie. Schon die Zuweisung eines Patienten zu einem homöopathischen Arzt in einem Spital widerspricht der homöopathischen Idee einer individualistischen Therapieform. Das Individuelle, welches jeden Homöopathen und die Homöopathie auszeichnet, gilt selbstredend auch für jeden Patienten. Der Patient soll seinen Homöopathen auswählen können und nicht zugewiesen bekommen. Ein beredtes Zeugnis dieser Unterschiedlichkeiten in der Homöopathie sind auch ihre Fachorganisationen: da gibt es viele kleine und kleinste Gruppierungen von Homöopathen. Straffe Organisationen wie bei den Schulmedizinern gibt es bei den Homöopathen nicht, es kann sie auch nicht geben.

Das Krebsmiasma zieht immer weitere Kreise und verschont auch die Tierwelt nicht. Beredtes Beispiel dafür ist die Verfütterung von Tiermehl an Kühe, damit sie schneller wachsen. Dieses Tun ist der sykotische Aspekt der Geschichte. Jedermann weiss, dass Kühe Pflanzenfresser sind. Die Kühe haben das für sie Charakteristische, Individuelle verloren, nämlich das Grasfressen. Die Folge dieser Entfremdung der Kühe ist deren Erkrankung, welche tödlich verläuft, und das ist der syphilitische Aspekt der Geschichte. Auch hier: Das Krebsmiasma hat sich auf leisen Sohlen ins Tierreich eingeschlichen. Die Fachwelt wundert sich ob diesem Phänomen. Vom miasmatischen Standpunkt aus betrachtet hat diese Entwicklung seine begründbare Logik. Hier ist es einfach das Krebsmiasma abzubauen, indem man den Kühen wieder ausschliesslich pflanzliche Nahrung verabreicht. Auch alle anderen Kniffe und Tricks wie Hormonbehandlung zur Steigerung der Fleischproduktion sind krebsig.

Das Krebsmiasma frisst sich aber noch weiter hinein in die belebte Natur. Die Pflanzenwelt ist von diesem Miasma auch schon weitgehend ergriffen. Seit den Fünfzigerjahren des zwanzigsten Jahrhunderts wachsen die Bäume immer schneller, fast um 50% haben sie ihre Wachstumstätigkeit gesteigert. Man kann sagen: sehr, sehr sykotisch. Die Wälder sind nun am Sterben, entweder fallen sie dem Kahlschlag zum Opfer oder sie erkranken und sterben ab. Man kann sagen: sehr, sehr syphilitisch. Dieses Krebsmiasma ist schon schwieriger zu beseitigen.

Eine sofortige radikale Umkehr unserer politischen und ökonomischen Verhältnisse hin zur evolutionskonformen Psora wäre notwendig, um dem drohenden Kollaps zu entgehen. Es ist ganz klar: Es sind die Menschen, welche dem Tier- und Pflanzenreich das Krebsmiasma aufbürden. Aber so richtig krebsig ist es, dass den Menschen die drohende Gefahr als Folge ihrer Ignoranz erst dann bewusst werden wird, wenn es schon weitgehend zu spät ist, wenn der Zusammenbruch unvermeidlich sein wird. Diejenigen Massnahmen, welche darauf abzielen, Symptome zu beseitigen, wie etwa fiskalische Manipulationen, Strafandrohungen, pflanzen von schnell wachsenden Bäumen etc., sind für die Lösung der anstehenden Probleme völlig untauglich. Wenn einmal die frische Luft zum atmen knapp werden wird, dann geht es so richtig syphilitisch zu und her auf der Welt. Es gibt Zukunftsforscher, die für die grossen anstehenden Probleme der Menschheit hinsichtlich der Ökologie, der Ökonomie, der Klimaveränderungen usw. den Politikern raten, eine Mangelwirtschaft zu organisieren, d.h. ein Wirtschaftssystem, in welchem jeder immer einen gewissen Mangel erleidet. Mit einem solchen Wirtschaftssystem würden viele Probleme auf einmal gelöst. Umweltzerstörung, Kriminalität, Drogen, Aids usw. würden ohne grossen Aufwand von selbst verschwinden. Von einem miasmatischen Standpunkt aus betrachtet schlagen diese Zukunftsforscher nichts anderes vor, als die evolutionskonforme Psora zu etablieren, also denjenigen Zustand, wo jeder für sich allein nicht leben kann, wo jeder fortwährend auf die Hilfe anderer Menschen angewiesen ist. Auf diese Weise würden ganz von selbst die krankhafte Sykose und die krankhafte Syphilis verschwinden und mithin alle damit verbundenen Krankheiten.

Schema zum Verlauf der Miasmen

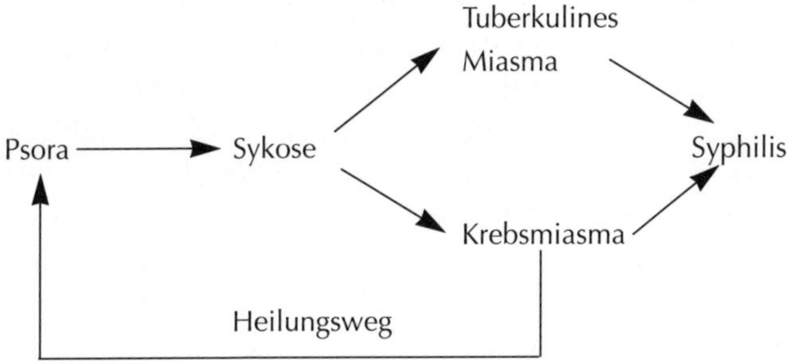

Machen wir nun einen Sprung in die Natur früherer erdgeschichtlicher Zeiten und fragen uns, weshalb die Dinosaurier ausgestorben sind. Zu den vielen bereits existierenden Theorien über das Verschwinden der Dinosaurier soll noch eine weitere beigesteuert werden: Die Dinosaurier hat das Krebsmiasma dahingerafft. Die Dinosaurier wuchsen und wuchsen, sie wurden immer grösser, sie litten gewissermassen an einem physischen Grössenwahnsinn, so richtig sykotisch genug, um eines Tages so unbeweglich zu werden, dass sie sich nicht mehr ernähren konnten. Eine schöne miasmatische Theorie und wer weiss, vielleicht stimmt die Theorie sogar! Nun wieder ernster!

Wir wollen noch verschiedene andere Bereiche gesellschaftlichen Lebens berühren, wo wir ebenfalls auf das Krebsmiasma stossen. Betrachten wir wieder historische Beispiele. Die europäischen Kolonialisten schwärmten mit ihren Flotten in den vergangenen Jahrhunderten aus und eroberten und kolonisierten viele Teile der Welt, z.B. die Spanier Südamerika, die Engländer Indien und Teile Ostafrikas, die Franzosen Westafrika und Indochina, ebenso beteiligten sich an diesen Kolonisierungen die Italiener, Deutschen, Holländer, Portugiesen, Belgier und Dänen. Was taten alle diese Eroberer in den verschiedenen Teilen der Welt? Sie brachten den Eingeborenenvölkern die europäische Zivilisation. Ob diese Völker in diesen entfernten Weltgegenden von den europäischen Eindringlingen die mitgebrachte Zivilisation auch wirklich wollten, danach fragten die Kolonialisten diese Völker nicht. Die Eingeborenen hatten nun die Sitten und Religionen ihrer neuen Herren anzunehmen. Ihre eigene Identität mussten sie aufgeben, wenn sie überleben wollten. Ein Stichwort dazu ist die »Heilige Inquisition«. Auch wurden sie in ein Wirtschaftsystem eingebunden, das nicht das ihre war. Viele Menschen zerbrachen an dieser Entfremdung, viele kämpften auch, wie die Indianer Nordamerikas. Ihre ökonomischen und sozialen Strukturen wurden von den Europäern zerstört. Not und Elend machte sich unter ihnen breit. Für kleinere Urvölker führte der Verlust ihrer Identität zu ihrer Auslöschung. Ein ebenso trauriges Kapitel schrieben die USA mit der Verschleppung von Schwarzen aus Afrika nach Amerika, um sie da als Sklaven zu halten. Viele dieser Verschleppten wurden krank und starben an den Folgen ihrer Entwurzelung. Das Fazit ist überall dasselbe: Verlust der Individualität einzelner Menschen oder ganzer Völker und Anpassung an fremde Verhältnisse. Das ist Krebs!

Nun wollen wir das ergiebige Thema Sowjetunion wieder aufgreifen. Die Sowjetunion war, bevor sie unterging, extrem dem Krebsmiasma ausgesetzt. Der Individualitätsverlust der einzelnen

Menschen, Gruppen und Völker schritt im Laufe der sowjetischen Geschichte immer weiter voran. Die Staatsdevise war: Es gibt keine Usbeken, keine Kirgisen, keine Turkmenen, keine Aserbeitschaner, keine Mohammedaner, keine Christen usw. Es gibt nur noch Marxisten-Leninisten, alle sind gleich, alle haben sich auf diese Ideologie auszurichten. Der Leichnam Sowjetunion ist die Folge dieses ideologischen Einheitsbreis, das Krebsmiasma waltete unumschränkt.

Nun tun wir noch einen Schritt in die Zukunft: Das Krebsmiasma schleicht sich in Europa erneut in die Völker hinein, es hat sich hier mit der Euroäischen Union eine neue Strategie zugelegt. Der Normierungswahn ist schon weit fortgeschritten und nimmt seltsamste Formen an, wie etwa Normierung von Fahrradteilen. Man stelle sich vor: Vom Hohen Norden bis nach Griechenland soll es einheitliche Fahrradlenkstangen geben. Wirklich ein umwerfender Fortschritt der europäischen Menschheit. Wie diese europäische Geschichte weitergehen wird, lässt sich leicht ausmalen: Ein konsequenter Schritt von den Normierungen in allen Fachbereichen ist folgerichtig die Normierung der Menschen. Da wird es dereinst keine Bayern mehr geben, keine Friesen, keine Griechen, keine Katalanen, es wird dann nur noch den Europäer geben, den europäischen Einheitsmenschen. Wer da glaubt, das sei eine wirklichkeitsfremde Utopie, der unterschätzt die ungeheure Kraft des Krebsmiasmas. Wie geht danach diese europäische Geschichte weiter? Klar: Das Krebsmiasma führt dieses europäische Gebilde in den Untergang, die Syphilis hat das letzte Wort und dann kann es in irgend einer Form von neuem losgehen. Durchforstet man die Geschichte mit Blick auf die Grossreiche, so stellt man eine eigentümliche Wiederholung der historischen Abläufe fest: Aufbau (Psora), Expansion (Sykose), Vereinheitlichungen des Lebens reichsweit (Krebs), Untergang (Syphilis).

Etwas leichtfüssigere Krebsmiasmen schwirren in der Form von Modeerscheinungen aller Art in der Welt umher: Kleidermoden, Meinungen, Nahrungsmittel, Spiele, Kultur. Von diesen Miasmen leben ganze Heerscharen: die Modeschöpfer, die Meinungsmacher, die Ernährungsspezialisten, die Spielleiter, die Kulturpäpste, sie alle produzieren fortlaufend kleine Krebsmiasmen, welche ganz schnell der Syphilis anheim fallen, um sogleich das nächste Krebsmiasma zu lancieren.

Wir wollen noch einige spezielle krebsmiasmatische Highlights unter die Lupe nehmen: Als erstes ist das Fernsehen zu erwähnen. Das Fernsehen ist geradezu ein weltbeherrschendes Medium. Da werden gewisse Sendungen, etwa Sportsendungen, von hunderten von Millionen Menschen gesehen. Man versuche sich das vorzustellen: Viele Millionen Menschen sitzen vor dem Fernsehapparat und sehen alle zur selben Zeit denselben beschränkten Bildausschnitt. Georg Orwell lässt ausrichten: The big brother is watching you! Die perfide Macht des Krebsmiasmas drängt sich in Millionen von Stuben. Der Verlust der Individualität des einzelnen ist schon fast beängstigend.

Ein weiteres Krebsmiasma spukt durch die Welt: die Gentechnik. Die weltweite Einheitstomate mit der Einheitsgrösse, der Einheitsfarbe, dem Einheitsgeschmack, dem Einheitsglanz wird uns dereinst aus den Einheitsregalen der Einheitsläden einheitlich anstrahlen. Welch ein Fortschritt! Die Gentechniker werden es auch schaffen, dass wir nicht mehr altern. Wir werden ein Leben lang wie Tweens aussehen: alle mit strahlendem Lächeln, strahlendem Gebiss, strahlendem Gemüt, mit idealen Formen, welche dem Zeitgeschmack entsprechend angepasst werden können. Nur: wie findet ein Mann seine Lebenspartnerin, wenn alle Frauen gleich aussehen und dem Trend der Zeit entsprechende Eigenschaften haben? Die Syphilis ist gewiss. Diese krebsmiasmatische Parodie auf die Gentechnologie könnte noch beliebig ausgeschmückt werden. Ernstzunehmen ist dieses Gentech-Miasma auf jeden Fall.

Ein weiteres wichtiges Krebsmiasma, von dem bereits gesprochen wurde, ist die sogenannte Freie Marktwirtschaft. Schon dieser Begriff ist krebsig, denn er suggeriert eine Freiheit, die gar keine ist. Im Gegenteil: wir sind Gefangene eines immer sinnloser werdenden ökonomischen Kreislaufs, aus dem wir kaum mehr herausfinden. Der Kreislauf ist sattsam bekannt und heisst: Angebot und Nachfrage. Ob die Produkte auch gebraucht werden, welche erzeugt werden, ist Nebensache, wichtig ist, dass sie Käufer finden. Findet man keine, dann werden die potentiellen Kunden nach allen Regeln der ökonomischen Kunst manipuliert, um die Produkte »an den Mann zu bringen«. Wie unfrei wir in diesen Belangen sind, können wir selbst feststellen, indem wir uns selbst fragen, was wir so alles haben, was wir eigentlich gar nicht brauchen. Im Entscheidungsprozess, was wir brauchen und was wir nicht brauchen, haben wir unsere Individualität schon lange eingebüsst. Wir »brauchen« ein Telefon oder gar mehrere Telefone, Versicherungen, eine Lebensstelle, einen Wagen, ein eigenes Haus, Radio etc. Aber brauchen wir alle diese Sachen wirklich? Natürlich nicht, aber... Nach diesem »Aber« folgen jeweils die sykotischen Ausreden, wenn die Menschen darauf angesprochen werden.

Ein Vorbild in dieser Hinsicht ist uns wiederum Hahnemann: Er widerstand allen Verlockungen und Käuflichkeiten: Professorentitel und Kompromisse aller Art schlug er ebenso aus wie die Aussicht auf ein begütertes, von falscher Anerkennung getragenes, spiessbürgerliches Leben, um konsequent und ohne Einschränkung sein Ziel der Etablierung eines menschengerechten Heilsystem zu verfolgen.

Der erste Paragraph des Organons legt davon Zeugnis ab. Er lautet: »Des Arztes höchster und *einziger* Beruf ist, kranke Menschen gesund zu machen, was man Heilen nennt.« Dieser Paragraph war für ihn zugleich Programm, Ziel und Verpflichtung. Nur die Verfolgung dieses Zieles benötigte Hahnemann, nichts anderes. Dieser Paragraph beinhaltet die selbstlose, uneigennützige Liebe zum kranken Menschen in kompromissloser Totalität, so wie sie Hahnemann lebte und vorlebte. Hahnemanns Aufforderung »Macht's nach, aber macht's genau nach« kann so verstanden nicht nur auf die Praxis der Homöopathie bezogen werden, sondern auch auf den Lebensstil des Homöopathen. Beispielsweise hat Hahnemann viele arme Menschen ohne Entgelt behandelt. Er war der einzige Arzt, der bei einer Choleraepidemie ein Mittel fand, um die Menschen von dieser Krankheit zu heilen. Selbstredend fand er es nach homöopathischen Kriterien. Angesichts der Not der Menschen behandelte er alle Erkrankten für Gottes Lohn. Die Angehörigen mussten lediglich das Mittel, es handelte sich um Camphora, bei ihm abholen. Von seinen polaren Kollegen erntete er nur Hass und Spott. Faulheit, Bequemlichkeit und Egoismus hat er aber auch bei seinen Patienten nicht geduldet. So musste sich Fürst Schwarzenberg, der Sieger über Napoleon in der

Schlacht von Leipzig, nach Köthen, wo Hahnemann praktizierte, begeben, um von Hahnemann behandelt zu werden, nachdem Hahnemann Schwarzenbergs Bitte nach Wien zu kommen abschlägig beantwortete. Hahnemann war nicht nur Behandler, sondern auch Erzieher seiner Patienten, um sie auf den Weg der Mitmenschlichkeit zu führen. Gebildete Patienten mussten zuerst sein »Organon« lesen, bevor er sie behandelte. Hahnemann war ein wahrhaft freier Mensch. Es ist diese Liebe und diese Freiheit, welche wir in der evolutionsgemässen Psora finden. Wirklich frei ist ein Mensch nur dann, wenn er frei ist von jeglichen Egoismen.

Wie sollte also ein der Evolution förderliches Wirtschaftssystem aussehen? Die Antwort ist einfach, die Verwirklichung hingegen schwierig: Ein solches Wirtschaftssystem wäre eines von der mitmenschlichen Liebe getragenes, egoismenfreies System. In einem solchen System wäre der Mensch wirklich frei! Die Verschwendung von geistigen und materiellen Resourcen, die Ausbreitung von Krankheiten wie der Krebs, alles krankhaft Psorische, Sykotische, Syphilitische würde verschwinden. Angesichts unserer Probleme sind wir von diesem Paradies auf Erden noch weit entfernt.

Wir wollen nun das Krebsige an der »Freien Marktwirtschaft« noch erhärten mit einem Blick auf das homöopathische Mittel Carcinosinum. Dieses Mittel wird aus dem Gewebe eines Mammakarzinoms hergestellt. Wie nicht anders zu erwarten, ist bei genauerem Hinsehen die Thematik dieses Mittels der Verlust der Individualität. Dieses Mittel soll nun aber speziell hinsichtlich der »Freien Marktwirtschaft« unter die Lupe genommen werden. Wir betrachten zu diesem Zweck die Gemütssymptome des Arzneimittelbildes unter dem Blickwinkel von Angebot und Nachfrage oder Verkäufer und Käufer. Viele dieser Symptome können ihrer Bedeutung nach entweder einem Verkäufer oder einem Käufer zugeordnet werden. Im Folgenden bezeichne V den Verkäufer und K den Käufer. Jedem nachfolgend aufgelisteten Carcinosinum-Symptom sollen nun V, K oder beide zugeordnet werden. Diejenigen Symptome, welche als einzige im Arzneimittelbild von Carcinosinum vorkommen, werden mit ES gekennzeichnet. Mit diesem Vorgehen unterstreichen wir die Exklusivität dieser Symptome im Arzneimittelbild von Carcinosinum und damit auch ihr enormes Gewicht bezüglich unserer Betrachtungweise der verkrebsten »Freien Marktwirtschaft«.

- Überfreundlich (V), (ES): Natürlich ist der Verkäufer überfreundlich mit seinem potentiellen Kunden, denn er will ihm ja etwas verkaufen. Solche Freundlichkeiten sind keine Freundlichkeiten des Herzens, sondern sie gehören zum Kommerz.
- Intelligent (V): Der Verkäufer muss intelligent vorgehen, um seine Produkte an den Mann zu bringen.
- Verlangen zu lesen (V), (ES): Der Verkäufer muss gegenüber dem Kunden immer einen Argumentationsvorsprung haben, den er sich mit lesen von entsprechenden Texten erarbeiten muss.
- Voller Sorgen um die Zukunft (V), (ES): Der Verkäufer ist fortwährend voller Sorgen, wegen seiner beruflichen Zukunft. Wie werden die Geschäfte wohl morgen gehen? Er ist in Sorge um seine Anstellung, wenn er zu wenig verkauft.
- Lachen verschlechtert (V), (ES): Der Verkäufer darf nie über einen Kunden lachen, sonst verliert er den Kunden.
- Verweilt bei vergangenen unglücklichen Augenblicken (V), (K), (ES): Der Verkäufer hat durch sein Verhalten einen Kunden verloren. Der Käufer hat sich durch einen Verkäufer beschwatzen lassen und hat etwas gekauft, was er gar nicht wollte und sich darüber geärgert.
- Wählerisch (K): Wählerisch ist natürlich der Kunde.
- Reagiert, aber ohne Interesse (K), (ES): Der Käufer reagiert zwar auf die Avancen des Verkäufers, bekundet aber kein Interesse an seinen Produkten.
- Verlangen, geschaukelt zu werden (K): Der Kunde wünscht vom Verkäufer verwöhnt zu werden, etwa durch ein Werbegeschenk.
- Verlangen, dass man ihm schmeichelt (K): Der Kunde schätzt natürlich, wenn der Verkäufer ihm schmeichelt.
- Unentschlossenheit bei der Auswahl von Dingen (K), (ES): Typisch Kunde!
- Unterdrückt seine Wünsche (K), (ES): Auch das kommt bei Kunden gelegentlich vor, weil eventuell das Geld nicht reicht.

- Liebt Zuwendung (K): Der Kunde erhebt Anspruch auf Zuwendung von Seiten des Verkäufers.
- Mangel an Selbstvertrauen, besser am Meer (K), (ES): Zuhause ist der Kunde ein Niemand, deswegen hat er wenig Selbstvertrauen, hingegen in den Ferien am Meer da ist er als Kunde König.

Diese Auflistung einiger für Carcinosinum typischen Symptome aus dessen Arzneimittelbild sollte genügen, um das Krebsige in den Beziehungen zwischen Verkäufer und Käufer im speziellen und der »Freien Marktwirtschaft« im allgemeinen aufzuzeigen. Einige der oben angeführten Symptome lassen sich auch auf andere Beziehungen als die von Verkäufer und Käufer anwenden, z.B.: der Guru und seine Jünger, der Star und seine Fans, die Spielbank und die Spieler, die Ideologen und die Ideologiesierten usw. Es wird deutlich: Wo immer die eigene Individualität im Dienste der Menschen nicht gelebt wird, entsteht ein Krebsmiasma. Es soll hier ausdrücklich betont werden, dass mit Individualität nicht Egoismus gemeint sein kann, sondern das selbstlose Einbringen der eigenen Individualität zum Wohle des Ganzen.

Nun wenden wir uns noch einem Carcinosinum-Fall aus der Praxis zu. Ein 14-jähriges Mädchen kommt in die Sprechstunde mit folgenden Beschwerden: Sie leidet seit zwei Monaten an einem chronischen Husten. Sie hat dabei die seltsame Empfindung, dass der Husten vom Magen her aufsteigt. Nierenentzündungen hat sie auch schon gehabt. Sie isst viel Schokolade und liebt gewürzte Speisen. Auf Befragen hin erzählt sie ihre Geschichte: Ihre Mutter starb, als sie 12-jährig war. Der Vater verlangte darauf von ihr, dass sie im Haushalt die Mutter ersetze, denn der Vater war der Meinung, sie sei dafür alt genug. Sie musste im Haushalt also viele Verpflichtungen übernehmen: Kochen, waschen, ihre drei kleinen Geschwister betreuen usw. Sie vernachlässigte notgedrungen ihre Schularbeiten, obwohl sie die Schule mit guten Zensuren beenden wollte, damit sie ihren Traumberuf als Krankenschwester ergreifen konnte. Der Vater erklärte ihr aber unmissverständlich: An eine Berufslehre sei für sie nicht zu denken, da sie zuhause gebraucht werde. Es gab deswegen viele Streitereien zwischen ihr und dem Vater. Mit der Zeit resignierte sie aber und fügte sich ihrem Schicksal. Auf ihre jetzige familiäre Situation angesprochen, erwiderte sie nichts, nur noch ein müdes Lächeln kam über ihre Lippen. Kommentar: Das Mädchen wollte ihre Individualität darleben in einem sozialen Beruf, welchen sie aber nicht erlernen durfte. Sie musste eine Rolle übernehmen, welche sie ihrem Alter gemäss überfordern musste. Eine ihr nicht entsprechende Identität musste sie annehmen, nämlich die Identität einer Mutter und Hausfrau. Nach unserem Verständnis ist sie durch diese Lebenslage mit dem Krebsmiasma belastet worden, wobei wir in diesem Fall deutliche sykotische und syphilitische Symptome vorfinden. Soweit dieser Fall. Er ist hier stellvertretend für viele ähnliche Fälle aufgeführt. Wen wunderts noch, nach dem bisher Gesagten, dass das Krebsmiasma still und heimlich sich immer mehr ausweitet und die gesamte belebte Natur immer mehr unter sein Regiment zwingt? Wen wunderts, dass im Gefolge dieses Miasmas immer mehr Menschen an Krebs erkranken?

Zusamenfassend lässt sich bezüglich des Krebsmiasmas feststellen: Monokulturen jeglicher Art sind krebsig; sei es im Materiellen, wie in der Landwirtschaft, im Seelischen, wie beispielsweise bei Massenveranstaltungen, oder im Geistigen, wie etwa bei Einheitsideologien. Jeder Mensch hat ein individuelles Ich, welches er im Sinne der Evolution entwickeln muss. Jeder Mensch unterscheidet sich somit von jedem andern Menschen, da alle Iche, dem jeweiligen Entwicklungsgrad entsprechend, verschieden sind. Ist der Mensch aber eingebunden in irgend eine Monokultur, so agiert innerhalb dieser Kultur nicht mehr sein eigenes Ich, sondern ein Über-Ich, das bedeutet, dass der Mensch absteigt auf die Stufe der Tiere, denn Tiere haben kein individuelles Ich, jede Tiergattung hat ein Über-Ich, welches sich ausserhalb der Tiere befindet, im Gegensatz zum Menschen, wo jeder sein Ich in sich selbst trägt.

Wir wollen nun noch kurz auf zwei weitere gemischte Miasmen eingehen, nämlich Lepra und Aids. Geht man wieder von den Symptomen aus, so stellt man leicht fest, dass es sich um stark syphilitisch geprägte Krankheiten handelt. Die sykotischen Anteile bei diesen

Krankheiten sind nur noch gering, etwa die Entzündungsneigung bei Aids. Auch die Überschriften über diese Krankheiten verdeutlichen die Syphilis: Die Thematik der Lepra ist die des Ausgestossenseins. Leprakranke werden abgeschoben und isoliert. Ein Lepra-Mittel könnte beispielsweise Hura brasiliensis sein. Die Thematik von Aids ist der Verlust der Selbstachtung. Wir wollen diese Krankheiten nicht weiter verfolgen. Es ist aber eine gute Übung, sich über diese Krankheiten im Sinne der gemischten Miasmen Gedanken zu machen.

Es wurde zuvor bereits festgestellt, dass sich die Ursprünge der Psora, der Sykose und der Syphilis schon im ersten Buch Mose als Folge des Sündenfalls finden lassen. Daraus lässt sich folgern, dass auch alle gemischten Miasmen potentiell eine Folge dieses Sündenfalls sind. Es gibt auch eine Stelle in der Genesis, welche darauf hinweisen könnte. Sie lautet: Jahwe sprach zu Adams Weib: »Nach deinem Manne soll dein Verlangen sein, aber er soll dich beherrschen.« Der Interpretation dieser Bibelstelle sind aus miasmatischer Sicht Tür und Tor geöffnet. Gleich mehrere Fallen wurden da von Jahwe mit diesem Imperativ aufgestellt. Im ersten Teil dieses Zitats, wo es heisst »Nach deinem Manne soll dein Verlangen sein«, wittern wir Sykotisches und Syphilitisches. Es wird hier aber nicht gesagt, wie dieses Verlangen ausgestaltet werden soll, es ist aber allerlei Krankhaftes denkbar, insbesondere auch Tuberkulinisches und Krebsiges.

Diese Aufforderung an Eva lässt sich aber auch im Sinne der evolutionsgemässen Psora interpretieren, sie könnte dann etwa lauten: Der Beweggrund deines Verlangens soll hingebungsvolle, uneigennützige Liebe sein deinem Lebenspartner gegenüber. Es ist am Menschen, da er die verbotenen Früchte vom Baum der Erkenntnis ass, zu entscheiden, welchen Weg er einschlagen will, den Weg der heilbringenden Psora oder den Weg der krankhaften Psora hin zu den übrigen Miasmen.

Nicht nur für die Eva hat Jahwe Fallen aufgestellt, sondern auch für Adam, denn es heisst im zweiten Teil dieses Zitats: »…, aber er soll dich (die Eva) beherrschen.« Dieser Teil tönt nach dem nicht mehr gerade populären Motto: Das Weib ist dem Manne untertan. Aber ist denn diese zweite Forderung Jahwes denn so falsch? Auch

Adam wird es nicht leicht gemacht, denn auch er muss sich entscheiden: Will ich meine zugewiesene, als Leihgabe Jahwes verstandene Macht auf egoistische Art und Weise missbrauchen und damit zwangsläufig den Miasmen ausgeliefert sein, oder erwidere ich die von Eva dargebrachte Liebe ebenso uneigennützig und hingebungsvoll und beschreite damit den evolutionsgemässen psorischen Weg? Die bisherige Entwicklung der Menschheit beantwortet diese Frage: Adam und Eva und deren Nachkommen haben die miasmatischen Wege beschritten. Das erklärt auch, warum die geistig-seelische Entwicklung im Sinne der evolutionsgemässen Psora einzelner Menschen und einzelner Völker so unterschiedlich ist. Im Laufe der Evolution werden die Menschen aber die Miasmen überwinden, die vielen Wege und Umwege über die Miasmen werden sich nach der endgültigen Etablierung der evolutionsgemässen Psora wieder treffen, die geistige Liebe wird dann verwirklicht und die Mission der physischen Erde beendet sein.

8. Die Arzneimittelprüfung

Es ist bis anhin schon verschiedentlich von den sogenannten Arzneimittelbildern gesprochen worden, ohne dass gesagt wurde, was der Begriff Arzneimittelbild eigentlich beinhaltet. Das soll nun in diesem Abschnitt nachgeholt werden. Arzneimittelbilder entstehen auf der Basis der Arnzeimittelprüfungen.

Bei der nachfolgenden Darstellung solcher Prüfungen wollen wir uns aber lediglich auf das Prinzip beschränken. Wie solche Prüfungen im Detail durchgeführt werden müssen und welche Schwierigkeiten damit verbunden sind, ist in vielen Büchern der homöopathischen Literatur festgehalten.

Eine solche Prüfung läuft im Prinzip seit Hahnemanns Selbstversuch mit der Chinarinde immer gleich ab: Einer bestimmten Anzahl von Menschen, Prüfer genannt, mit einer einigermassen zufriedenstellenden Gesundheit, wird eine ihnen unbekannte Substanz verabreicht. Diese zu prüfenden Substanzen entstammen zum überwiegenden Teil aus den drei Naturreichen: dem Mineralreich, dem Pflanzenreich und dem Tierreich. Die Menge und die Anzahl Gaben einer solchen Substanz hängen von der Reaktionsbereitschaft des Prüfers ab. Ist die Reaktionsbereitschaft auf die Substanz bei einem Prüfer gross, so genügt unter Umständen eine einzige Gabe mit einer kleinen Menge, umgekehrt wird die Anzahl Gaben und die Menge bei einer schwachen Reaktionsbereitschaft eines Prüfers erhöht. Das Mass dieser Dosierung wird bestimmt durch die Anzahl und die Intensität der Symptome, welche durch die Verabreichung der zu prüfenden Substanz entstehen. Man traktiert gewissermassen die Prüfer mit der Substanz so lange, bis sich Symptome zeigen. Vordergründig sind diese Symptome Vergiftungserscheinungen. Affiziert durch diese Vergiftung kann nicht nur der physische Körper sein, sondern auch das Gemüt. Es entstehen also sowohl Körpersymptome als auch Gemütssymptome. Auf den Tatbestand des Erscheinens von Symptomen bei den Prüfern wird später noch genauer eingegangen. In der Terminologie Hahnemanns wird bei jedem Prüfer durch diese Vergiftung die Lebenskraft verstimmt. Die bei der Prüfung entstandenen Symptome werden von den Prüfern aufgeschrieben. Der Prüfungsleiter sammelt die Aufzeichnungen der Prüfer und erstellt ein Prüfungsprotokoll, welches alle bei den Prüfern zutage getretenen, verwertbaren Symptome enthält. Dieses Protokoll nennt man das Arzneimittelbild. Diese Prüfungen sind unverzichtbar für die homöopathische Praxis. Viele Substanzen sind schon mehrmals geprüft worden, um das Arzneimittelbild zu vervollständigen, viele Substanzen harren noch der Prüfung. Wir wollen uns aber nicht länger mit der Arzneimittelprüfung selbst beschäftigen, sondern uns fragen:

Was ist der tiefere Sinn von solchen Prüfungen? Wie alles in der Homöopathie seine tiefe Bedeutung hat, so hat es im besonderen auch die Arzneimittelprüfung. Mit Hilfe der Arzneimittelbilder werden die Patienten behandelt. Ohne Arzneimittelbilder gibt es in der Regel keine erfolgreiche Behandlung. Das wäre an sich schon Bedeutung genug diese Prüfungen durchzuführen. Diese Prüfungen haben aber darüber hinaus einen viel tieferen Sinn. Wir wissen, dass die Prüfer mit den zu prüfenden Substanzen vergiftet werden, d.h. es entstehen Symptome. Diese so entstandenen Symptome können völlig harmlos sein, sie können aber für den Prüfer auch sehr belastend sein. Harmlose Prüfungssymptome sind beispielsweise: plötzliches Verlangen nach Gurken, ein Traum von einer lieblichen Landschaft, ein frohes Gemüt, Freude an einer bestimmten Farbe, eine einseitige Schlaflage und vieles mehr. Die überwiegende Zahl der entstehenden Symptome sind jedoch unangenehm bis sehr belastend. Einige schwerwiegende Prüfungssymptome seien genannt: Depressionen, Selbstmordneigung, Bewusstseinsspaltung, Angstpsychosen, heftige Schmerzen aller Art, Alpträume usw. Was bedeutet das nun? Es bedeutet, dass die Prüfer freiwillig Leiden auf sich nehmen. Sie setzen sich bewusst all diesen seelischen und körperlichen Strapazen aus. Und warum tun sie das? Sie tun es, damit ein Arzneimittelbild entsteht und dieses ist die Basis für die Behandlung aller derjenigen Patienten, die diese Prüfungssubstanz als homöopathisches Mittel benötigen. Die Leiden, welche die Prüfer dadurch auf sich nehmen, sind ein Akt mitmenschlicher Liebe. Sie leiden, damit andere Menschen gesund werden können. Sie praktizieren die evolutionskonforme Psora, denn es fehlen Arzneimittelbilder, also schaffen sie diese durch ihr Leiden. Alle Patienten, deren für sie heilende Substanz noch nie geprüft wurde, können in der Regel nicht geheilt werden, weil das der Substanz entsprechende Arzneimittelbild fehlt.

Hat ein Homöopath einen Patienten über lange Zeit mit vielen homöopathischen Mitteln erfolglos behandelt, dann könnte einer der möglichen Gründe eben sein, dass die Substanz, welche der Patient benötigen würde, noch gar nie geprüft wurde und somit auch kein Arzneimittelbild vorhanden ist. Die logische Konsequenz ist, dass mit allen nur erdenklichen Substanzen, natürlichen und künstlichen, Arzneimittelprüfungen durchgeführt werden sollten, das Beispiel Plastik als einer künstlichen Substanz wurde schon erwähnt.

Hahnemann selbst hat viele Substanzen an sich selbst und bei seinen Schülern geprüft. Welche das sind und welche Prüfungssymptome diese gezeitigt haben, kann in seinen Büchern »Arzneimittellehre« und »Chronische Krankheiten« nachgelesen werden.

Warum aber entstehen eigentlich Prüfungssymptome? Prüfungssymptome entstehen, weil der Prüfer eine Affinität zur prüfenden Substanz hat. Was heisst das? Die Prüfungssymptome sind die Repräsentanten von gemischten Miasmen, welche tief im seelischen Untergrund schlummern. Diese Miasmen werden von den Prüfungssubstanzen gewissermassen ans Tageslicht gezerrt.

Woher stammen aber diese Miasmen? Diese Miasmen sind im Verlaufe der menschlichen Entwicklung seit der Vertreibung aus dem Paradies entstanden. Die Menschen haben von Anbeginn an, seit Adam und Eva, die verschiedensten miasmatischen Wege eingeschlagen. Diese vielen dabei entstandenen Miasmen wurden daraufhin über viele, viele Generationen weiter vererbt. Sie schlummern heute noch in den Tiefen der Seelen der Menschen, wie etwa das Miasma der Erbsünde, von welchem schon die Rede war. Durch die Prüfung werden sie hervorgeholt und der Prüfer wird bezüglich dieses Miasmas geheilt. Dass in jedem Menschen unzählige Miasmen schlummern, kann man daraus ersehen, dass fast jeder Prüfer bei jeder zu prüfenden Substanz Symptome erzeugt. Man könnte sagen: Fast alle Menschen sind an fast allen miasmatischen Geschichten der Vergangenheit mitbeteiligt und tragen sie unerledigt in ihrem Unterbewusstsein umher. Jede Prüfung erledigt bei jedem Prüfer die dahinter stehende miasmatische Geschichte aus der Vergangenheit oder die seiner Gegenwart, und das wegen der Wirkung des Ähnlichkeitsgesetzes.

Falls die zu prüfende Substanz gerade das für den Prüfer passende homöopathische Mittel ist in bezug auf seine Symptomatik, welche er unabhängig von der Prüfung gerade aufweist, so entstehen keine Symptome bei der Prüfung, sondern Heilung. Der Prüfer wird von seinem hinter den vorhandenen Symptomen bestehenden Miasma befreit.

Diese Gedankengänge werden durch die Hering'sche Regel bestätigt, welche besagt: Symptome aus der Vergangenheit des Patienten oder der Vergangenheit der Vorfahren können durch das homöopathische Mittel wieder auftreten im Sinne eines Heilprozesses. Diese Tatsachen verdeutlichen noch einmal, wieso möglichst viele Menschen möglichst viele Prüfungen durchführen sollten. Diese Prüfungen sind in diesem Sinne eine Aufarbeitung der Vergangenheit der gesamten bisherigen Menschheitsgeschichte.

Hahnemann wurde 88 Jahre alt, ein biblisches Alter für die damalige Zeit, und es ist nicht abwegig anzunehmen, dass die vielen Selbstprüfungen, welche er machte, die entsprechenden in ihm geschlummerten miasmatischen Geschichten auflösten und ihm deshalb diese hohe Lebenserwartung vergönnt war, obwohl er noch in seinem neunten Lebensjahrzehnt ein Arbeitspensum verrichtete, bei welchem weitaus viel jüngere Leute nicht hätten mithalten können. Befasst man sich mit dem Studium der Arzneimittelbilder so stellt man alsbald fest, dass die einzelnen Stoffe ganz unterschiedlich grosse Arzneimittelbilder zeitigten, d.h. dass die Prüfungen von gewissen Stoffen ganz wenige Symptome hervorbrachten, wohingegen andere Stoffe tausende von Symptomen bei den Prüfern erzeugten. Man kann sich nun füglich fragen wieso das so ist! Wir sind davon ausgegangen, dass die Miasmen ja dadurch entstehen, dass die Menschen von der Evolution abweichen, sich also dem Bösen anheimgeben. Das bedeutet, dass jedes Miasma durch eine konterevolutionäre Lebensgeschichte entsteht, dass also hinter jedem Miasma eine Geschichte steckt, welche nicht evolutionskonform ist. Nun kann man sich denken, dass es Geschichten gibt, welche sich schon millionenfach zugetragen haben im Laufe der Menschheitsgeschichte wie zum Beispiel Geschichten von enttäuschter Liebe. Die wichtigsten Mittel sind da Natrium muriaticum und Ignatia, welche Arzneimittelbilder aufweisen mit tausenden von Symptomen. Man könnte also sagen: Je häufiger sich eine Geschichte in der Vergangenheit bei den Menschen abgespielt hat, desto stärker ist das entstandene Miasma und desto mehr Symptome sind deshalb bei den Prüfungen entstanden. Umgekehrt könnte man demzufolge sagen: Je seltener eine Geschichte in der Menschhheitsgeschichte vorgekommen ist desto schwächer ist das daduch entstandene Miasma und desto weniger Symptome sind bei den Prüfungen hervorgetreten. So eine seltene Geschichte wäre beispielsweise wenn ein Mensch versuchte sich nur von Wasser und Brot zu ernähren »weil das die einzigen gesunden Nahrungsmittel sind«. Bei einem solchen Menschen würde sicherlich aufgrund dieser Fixiertheit ein Miasma entstehen aber es würde so schwach sein, dass es keine grossen Nachwirkungen in der Menschheitsgeschichte hinterlassen würde. Wenn nun derjenige Stoff, welcher dieser wassertrinkende und brotessende Mensch zur Tilgung seines Miasmas benötigte, einer homöopathischen Mittelprüfung unterzogen würde, so würden sich nur wenige oder eventuell überhaupt keine Symptome ergeben. Umgekehrt könnte man argumentieren, dass ein Mensch mit einer seltenen Geschichte für die Auflösung des entsprechenden Miasmas ein Mittel mit einem kleinen Arzneimittelbild benötigt. Erinnern wir uns diesbezüglich nochmals an das Arzneimittel Sulfur, welches ja am deutlichsten die Thematik »Mangel und Behebung des Mangels« beinhaltet, so kann man aus Obigem schliessen, dass das Arzneimittelbild von Sulfur gross sein muss, denn in einer solchen Lebenssituation steckt praktisch jeder Mensch irgendwann einmal und in der Tat hat das Arzneimittelbild von Sulfur einen Umfang von über 11'000 Symptomen. Betrachten wir etwa noch die Magnesiumsalze: diese haben immer noch ein beträchtlich grosses Arzneimittelbild, aber doch ein markant kleineres wie dasjenige von Sulfur. Magnesiumsituationen entstehen bei Menschen, die ein Leben als Waise führen müssen. Diese Lebenssituation kommt häufig vor und deshalb ist auch das Arzneimittelbild von stattlicher Grösse, aber diese Lebenssituation ist doch weit weniger häufig als die Sulfurlebenssituation. Diesbezügliche Überlegungen könnte man nun auch anstellen in Bezug auf Stoffe, welche noch nie geprüft wurden. Beispielsweise würde man bei der Prüfung von Zeitungspapier ein beachtlich grosses Arzneimittelbild erwarten können. Weitere interessante Prüfungsstoffe könnten sein Druckerschwärze, Parfums, Seife, Geldscheine, Wolle usw.

Wir wollen nun auf ein Phänomen bei den Arzneimittelprüfungen eingehen, welches oft grosse Verwunderung hervorruft. Es ist bei gewissen Homöopathiedozenten an ihren Seminarien üblich, dass die Teilnehmer sich einer Arzneimittelprüfung unterziehen. Diese Prüfungen werden aber mit sogenannten potenzierten Stoffen durchgeführt. Wie bei jeder Gruppe entsteht auch an einem Homöopathieseminar ein, wie man so schön sagt, gruppendynamischer Prozess, eine Art Gruppengeist. Ein solcher Gruppengeist, man könnte auch sagen ein Kraftfeld, ist die Ursache dafür, dass es an diesen Seminarien Teilnehmer gibt, welche Symptome bekommen, obwohl sie den potenzierten Stoff gar nicht eingenommen haben. Insbesondere lässt sich das an den Träumen feststellen, welche die Teilnehmer nach der Einnahme des potenzierten Stoffes erleben. So kommt es vor, dass eine Anzahl Teilnehmer ähnliche Träume träumen, dass aber solche Träume auch bei Teilnehmern auftreten, welche den potenzierten Stoff gar nicht eingenommen haben. Nicht nur das, es kann sogar vorkommen, dass ein Teilnehmer schon einige Wochen vor dem Seminartermin einen Traum hat, welcher mit solchen während des Seminars geträumten identisch ist.

Eine Erklärung für solche Phänomene bietet uns das Ähnlichkeitsgesetz an, von dem in dieser Schrift noch oft die Rede sein wird. Der Gruppengeist spukt mit dem Ähnlichkeitsgesetz gewissermassen begründbar in der Gruppe umher. Es können aus diesem Tatbestand jedoch bereits jetzt Konsequenzen gezogen werden: Wenn eine Gruppe von Menschen eine Prüfung unternimmt und sich bei Nichtbeteiligten eindeutige als zur Arzneimittelprüfung gehörende Symptome zeigen, so kann man daraus schliessen, dass die Prüfer nicht nur sich selbst heilen bezüglich dem entsprechenden Miasma, sondern auch Unbeteiligte in bezug auf dasselbe Miasma, oder kurz: Die Prüfer heilen auch Nichtprüfer. Diese Tatsache hat letztlich die schöne Konsequenz, dass zwar viele Menschen Prüfungen durchführen sollten, aber es durchaus nicht notwendig ist, dass alle Menschen sich beteiligen. Es kann auf diese Weise Menschen homöopathisch geholfen werden, die sich nie einer homöopathischen Behandlung unterziehen würden, entweder aus Ablehnung oder aus Unkenntnis der Homöopathie. Auch unter diesem Aspekt kann man sagen: die Prüfer leiden für die Nichtprüfer.

Nun wenden wir uns einer speziellen Sorte von Stoffen zu, und zwar den allopathischen, d.h. schulmedizinischen Medikamenten. Diese Medikamente werden nur deshalb als allopathisch bezeichnet, weil sie nicht nach homöopathischen Gesichtspunkten den Patienten verabreicht werden. Wenn man diese Medikamente einer homöopathischen Mittelprüfung unterziehen würde, dann würde ein Arzneimittelbild entstehen und gemäss diesem Arzneimittelbild könnten diese Stoffe als homöopathische Mittel eingesetzt werden. Als unvollständige Arzneimittelprüfungen findet man jedoch von den allopathischen Medikamenten Symptome in deren Beschreibungen unter dem Stichwort Nebenwirkungen. Die Nebenwirkungen sind also nichts anderes als Prüfungssymptome dieser Stoffe. Würden die allopathischen Medikamente homöopathisch eingesetzt, so ergäben sich keine Nebenwirkungen, denn eine für einen Patienten passende homöopathische Arznei erzeugt keine Nebenwirkungen. Das Individuelle eines jeden Menschen zeigt sich bei der Verabreichung von allopathischen, d.h. gegensinnigen, nichthomöopathischen Medikamenten darin, dass diese Medikamente bei den einzelnen Menschen die unterschiedlichsten Nebenwirkungen, sprich Prüfungssymptome, hervorrufen. Es können auch Prüfungssymptome bei dafür empfänglichen Personen auftreten, welche in der Medikamentenbeschreibung nicht aufgeführt sind. Treten umgekehrt gar keine Nebenwirkungen bzw. Prüfungssymptome auf und dem Patienten geht es immer besser, dann hat das allopathische Medikament homöopathisch gewirkt. Solche Zufallstreffer kommen vor, sie sind aber eher selten.

Es stellt sich allerdings die Frage, woher denn die Miasmen stammen, welche ja vorhanden sein müssen, damit überhaupt Prüfungssymptome durch allopathische Medikamente entstehen können? Diese Miasmen kommen genau von dort her, wo auch diese Medikamente herkommen, nämlich von der Pharmaindustrie und den Schulmedizinern. In ihren Köpfen werden die Miasmen geboren. Sie schaffen diese Medikamentenmiasmen oft in bester Absicht. Diese allopathischen Medikamente sind es dann aber selbst, welche diese Miasmen durch die Verabreichung bei den Patienten in einem isopathischen Sinn wieder abbauen. Isopathie in der Medizin bedeutet: Gleiches wird durch Gleiches geheilt.

Unzähligen Menschen werde diese Medikamente verabreicht, was zur Folge hat, dass diese Miasmen in grossem Umfang isopathisch wieder abgebaut werden. Wenn nun nach einiger Zeit diese Miasmen schon bei vielen Menschen abgebaut sind, dann können diese Medikamente keine Symptome mehr erzeugen, sie haben dann weder eine Wirkung im Sinne des Verschwindens von Krankheitssymptomen noch Nebenwirkungen, was nichts anderes bedeutet, als dass diese Medikamente - wie man dann sagt - »nicht mehr wirken«. In der schulmedizinischen Terminologie heisst das, dass der Patient oder irgendwelche Erreger resistent geworden sind.

Das Fatale an dieser Sache ist aber, dass die Pharmaforscher nun mit dem Forschen wieder von neuem beginnen, um wieder wirksame Medikamente herzustellen und damit schaffen sie wieder neue Miasmen. So entsteht ein endloser Kreislauf: Medikamente kommen in den Handel, verschwinden wieder und werden von neuen Medikamenten abgelöst, nur das, was eigentlich das Wichtigste wäre, bleibt aus: die Heilung der Patienten. Haben sich gewisse Medikamente als wirksam erwiesen, dann bleiben sie im Handel, selbst wenn die entsprechenden Miasmen längst abgebaut sind. Die Patienten bekommen dann Langzeittherapien verordnet, etwa mit blutdrucksenkenden Mitteln oder Psychopharmaka, welche aber ihrerseits Miasmen erzeugen, sogenannte Arzneimittelmiasmen, welche aber nur noch homöopathisch abgebaut werden können. Jeder einigermassen erfahrene Homöopath kennt diese Miasmen. Alle diese Miasmen, diejenigen von den Pharmaherstellern wie auch diejenigen der allopathischen Arzneimittel, sind, wie man leicht einsehen kann, krebsiger Natur, weil diese Arzneimittel - wie schon erwähnt - nicht individuell, sondern unterschiedslos den Patienten verabreicht werden.

Wir wenden uns nun dem wichtigsten Aspekt der Arzneimittelprüfungen zu. Es handelt sich um das Motiv des Leidens. Es wurde schon angedeutet, dass die Prüfer freiwillig Leiden aufsichnehmen, um ein Arzneimittelbild zu schaffen. Sie schaffen etwas, was für viele kranke Menschen eine grosse Hilfe sein kann. Sie schaffen etwas Grosses durch ihr Leiden, etwas Wesenhaftes, welches man Arzneimittelbild zu nennen pflegt. Und das ist das Wichtigste: Durch Leiden wird etwas Grosses geschaffen. Dieses hier auf die Homöopathie bezogene Prinzip ist ein ganz universelles Prinzip. Wir brauchen nur wieder einen Blick auf das Leben des Schöpfers der Homöopathie zu werfen, um es bestätigt zu finden. Hahnemann hat ein Leben voll Leiden, Erniedrigungen und Entbehrungen, wenigstens bis zu seiner Bekanntschaft mit seiner zweiten Frau Melanie im 78. Lebensjahr, durchgestanden und in dieser Zeit etwas wirklich Grosses geschaffen, eben die Homöopathie. Er hat sie als Einsamer, als medizinischer Eremit, trotz aller Anfeindungen seiner Gegner Schritt für Schritt erlitten, einerseits durch die vielen Mittelprüfungen, welche er an sich vornahm, wie auch andererseits durch materielle Not und Ausgrenzung. Ein Vorläufer Hahnemanns, der vergleichbar litt und Vergleichbares schuf, war Paracelsus.

Es erhebt sich nun die essentielle Frage: Kann Grosses, Unvergängliches nur durch Leid geschaffen werden? Ziemlich gewiss ist jedenfalls, dass Hahnemann die Homöopathie wohl kaum inauguriert hätte, wenn er den Verlockungen von Professorenstellen an Universitäten nicht widerstanden hätte, welche ihm zweimal angeboten wurden, welche er aber jedesmal postwendend ablehnte. Ein kurzes Gastspiel an einer Universität, an welcher er versuchte Homöopathie zu lehren, war ein Fiasko.

Schlagen wir wieder das Erste Buch Mose auf, so stossen wir auf die Passage, wo Jahwe zur Eva spricht: »Ich will dir viel Beschwerden machen in deiner Schwangerschaft, unter Schmerzen sollst du Kinder gebären.« Zu Adam sprach Jahwe: »Weil du auf deines Weibes Stimme gehört und von dem Baum gegessen hast, von dem ich dir gebot: du sollst nicht davon essen, - verflucht sei der Erdboden um deinetwillen, mühsam sollst du dich von ihm nähren, solange du lebst; Dorn und Gestrüpp lasse es dir sprossen, und das Kraut des

Feldes sollst du essen. Im Schweisse deines Angesichts sollst du dein Brot essen, bis du zum Erdboden zurückkehrst, von dem du genommen bist.« Wahrlich ein hartes Los, das dem Menschen beschieden ist. Leiden soll also der Mensch nach dem Willen Jahwes, aber auch Grosses soll er schaffen: Eva wird leiden müssen in der Schwangerschaft und bei der Geburt, aber dadurch schafft sie etwas Grosses: ein menschliches Wesen aus Fleisch und Blut. Adam soll im Schweisse seines Angesichts arbeiten, um sich und die Seinen ernähren zu können. Er soll sich an dem grossen Werk, der Entwicklung eines Menschen, beteiligen, aber Strapazen warten auf ihn: Dornen und Gestrüpp muss er überwinden, Hindernisse werden ihm in den Weg gelegt, damit sein Beitrag beim Werden des Menschen Früchte tragen kann, und auf diesem beschwerlichen Weg soll er sich fortbewegen bis ans Ende seiner Tage.

Der Erste unter den Leidenden, der etwas Grosses geschaffen hat, ist Jesus Christus. Sein Vermächtnis durch sein Leiden ist die Erlösung der Menschen, was bedeutet, dass den Menschen wieder die Möglichkeit gegeben wurde, sich von dem Gefangensein in der Materie zu lösen, um sich den geistigen Welten wieder nähern zu können, um eines Tages das verlorene Paradies wieder zu finden. Christus, ein Gott, musste durch die geistigen Hierarchien bis in die Welt der Materie hinuntersteigen, er musste unsägliche Qualen erdulden, um sein für alle Zeiten unvergängliches Werk zu schaffen. Sein »Es ist vollbracht« ist ein äusserer Ausdruck dieses Leidens.

Wie steht es mit den Künstlern, die ihre Zeit überdauernde Werke geschaffen haben? Haben sie alle auf ihre eigene Art gelitten beim Schaffen ihrer Werke? Ist es eine Floskel, wenn man sagt: Der Künstler ringt um sein Werk? Ist Leiden eine notwendige Voraussetzung, damit Bleibendes für die Menschheit geschaffen werden kann?

Sehen wir uns einige Künstlerbeispiele an: Vincent Van Gogh's Malerei erreichte ihren Höhepunkt sowohl quantitativ als auch qualitativ in der Zeit seiner Seelenkrankheit, unter der er unsäglich litt. Selbst in der Nervenheilanstalt malte und zeichnete er unablässig. Das sykotische Element kommt in der überaus starken Leuchtkraft seiner Farben und seinem Überfleiss zum Ausdruck, das syphilitische in seinem Selbstmord. War sein Leiden zwingend für sein Werk, für die Expressivität seiner Bilder? Wäre er ohne seine Krankheit bedeutungslos geblieben? Durch die angedeuteten Grundmiasmen Sykose und Syphilis ist zumindest aufgezeigt, dass er miasmatisch sehr belastet war.

Den Komponisten und Musiker Ludwig van Beethoven ereilte schon früh das Schicksal der Taubheit, so dass er sich ganz auf das Komponieren verlegen musste. Ein Grossteil seines Lebenswerks war schon geschaffen, als ihn eine musikalische Krise (er war nicht mehr gefragt) und eine familiäre Krise (wegen seines Neffen) seine Schaffenskraft schwinden liess. Er sammelte nochmals alle seine Kräfte und vollendete seine 9. Symphonie, der Kulminationspunkt seines symphonischen Schaffens, ein Monumentalwerk von erhabener Grösse. Die Textstelle »Alle Menschen werden Brüder« aus Friedrich Schillers Ode »An die Freude«, welche Beethoven in seine 9. Symphonie eingearbeitet hat, deutet Beethovens seelisches Leiden an: Die Menschen sind noch nicht zu Brüdern geworden oder anders formuliert: Die Menschen praktizieren noch nicht die selbstlose Menschenliebe oder die evolutionskonforme Psora. Diese Textstelle deutet jedoch auch die Hoffnung an, dass es einmal zur allumfassenden Bruderliebe kommen möge. Das Prinzip Hoffnung ist dem psorischen Anteil des tuberkulinen Miasmas eigen, denn das Symptom »Voller Hoffnung« finden wir im Arzneimittelbild von Tuberculinum. Wir fragen also wieder: War die Taubheit eine von der Vorsehung erachtete Notwendigkeit, damit das kompositorische Werk Beethovens entstehen konnte? Wir können annehmen, dass Beethoven mit dem tuberkulinen Miasma behaftet war, denn Taubheit hat einerseits eine psorische Komponente (Mangel an Wahrnehmungsfähigkeit von Tönen) und eine syphilitische Komponente (Zerstörung der Hörfähigkeit), und diese Kombination Psora/Syphilis wird oft als Pseudopsora bezeichnet, womit nichts anderes gemeint ist als das tuberkuline Miasma.

Wie steht es mit dem Dichter Friedrich Hölderlin? Hätte er ohne seine Geisteskrankheit seine antiken Versmasse schreiben können? Wären die Sinnbilder der griechischen Götterwelt ohne ihn vollends in Vergessenheit geraten?

Und was litt Johann Wolfgang Goethe? Liest man seinen »Faust«, dann wird man in eine Welt des Leidens geführt, wo stellvertretend für viele der Spruch »Heinrich mir graut vor dir« als Ausdruck des

Leidens, als Sprichwort bis ins Volkstümliche vordrang. Schon seine Jugendnovelle »Die Leiden des jungen Werther« weist auf den Beginn eines leidvollen Lebens hin. Seine Metamorphosen- und Farbenlehre wurde von den etablierten, materialistischen Wissenschaften als irrelevant und unwissenschaftlich zurückgewiesen.

Und was ist mit Michelangelo, Raffael, Rembrandt, Kandinsky, Klee, Miró, Dalí, Mozart, Schubert, Bruckner, Schönberg, Novalis usw.? Litten sie alle an der Welt und an ihren Werken? Auf irgend eine Weise waren sie alle Weltentrückte und Einsame. Die Aussenseiter sind es, die Bleibendes hinterlassen.

Ein Hinweis auf die Gültigkeit des Behaupteten bezüglich des Leidens der Künstler ist das Symptom: »Talent zur Kunst«. Dieses Symptom ist ein Resultat von einigen Arzneimittelprüfungen, insbesondere von Carcinosinum und Tuberculinum. Diese Mittel sind die Repräsentanten des Krebsmiasmas und des tuberkulinen Miasmas. Diese Miasmen sind ja, wie wir gesehen haben, gemischte Miasmen, bestehend etwa zu gleichen Anteilen aus Sykose und Syphilis. Man könnte zumindest sagen, dass Menschen, die mit dem Krebsmiasma oder dem tuberkulinen Miasma belastet sind, von der Anlage her bessere Voraussetzungen haben, bleibende künstlerische Werke zu schaffen als solche, die »nur« sykotisch oder psorisch belastet sind. Das bedeutet, dass ein gewisser Leidensdruck künstlerischem Schaffen förderlich ist.

Unterstützend für das Angeführte ist das Symptom »Sehr begabt, talentiert«. Dieses Symptom findet man nur im Arzneimittelbild von Carcinosinum. Es wäre durchaus interessant, die oben genannten Künstler unter dem Gesichtspunkt des Krebsmiasmas oder des tuberkulinen Miasmas genauer zu erforschen, etwa nach dem vorgeschlagenen Bewertungssystem. Es soll nicht verschwiegen werden, dass im Arzneimittelbild von Sulfur das Symptom »Talent zur Kunst« ebenfalls zu finden ist. Sulfur haben wir als das wichtigste psorische Mittel kennengelernt. Dieser Tatbestand erklärt sich einerseits dadurch, dass die Psora ja immer Voraussetzung für die andern Miasmen ist und andererseits dadurch, dass das vorherrschende Miasma am Beginn einer Künstlerlaufbahn die Psora sein kann, denn Ziele setzen, Pläne schmieden und tätig werden bei einem jungen Künstler sind durchaus psorische Eigenschaften. Möglicherweise fällt aber die fruchtbarste Zeit künstlerischen Schaffens bei den Künstlern in diejenige Zeit, wo die vorherrschenden Miasmen das Krebsmiasma oder das tuberkuline Miasma sind. Im Stadium der Syphilis werden dann sicher weniger künstlerische Energien noch freigesetzt werden können, auch wenn bei gewissen Künstlern dies noch möglich zu sein scheint, wie etwa bei Hölderlin.

Wir können nun unsere Betrachtungen gewissermassen umkehren und vom gesunden Menschen aus versuchen zu Folgerungen zu gelangen bezüglich unserer Thematik.

Nach unserem Verständnis ist ein Mensch gesund, wenn er keine Miasmen aufweist. Ein Mensch, der keine Miasmen aufweist, leidet demzufolge auch nicht. Er ist so sehr im Gleichgewicht, dass er keinerlei Einseitigkeiten aufweist, dass er also insbesondere auch keine einseitigen künstlerischen Fähigkeiten in sich hat. Man kann also daraus folgern, dass ein gesunder Mensch keine Fähigkeiten hat, Grosses zu schaffen, weil er nicht leidet. Der gesunde Mensch hat gegenüber allen Disziplinen, sei es in der Kunst, sei es in der Wissenschaft usw., eine mittelmässige Begabung, er ist in keiner Disziplin überaus begabt oder überaus unbegabt. Jeder kann versuchen, diese Behauptung in seinem Bekanntenkreis zu verifizieren. Selbstverständlich ist es aber umgekehrt nicht so, dass alle Leidenden Grosses zu schaffen vermögen. Die Voraussetzungen dafür sind für sie jedoch weit mehr gegeben als für den gesunden Menschen.

Eine Schlussfolgerung ist nun: Alle in irgend einer Hinsicht talentierten Menschen sind nicht gesund, sie sind nicht »normal«. Interpretieren wir wiederum die Miasmen als Repräsentanten des Bösen, so kann man folgern, dass das Böse in der Welt eine notwendige Voraussetzung ist, damit Kultur im weitesten Sinn überhaupt entsteht. Das bekräftigt die früher gemachte Aussage, dass die Miasmen und damit das Böse auch unsere Wohltäter sind.

Wir kommen auf die Existenz und Bedeutung des Bösen im Abschnitt »Vaterunser« im Zusammenhang mit dem Gebet Vaterunser und der Apokalypse des Johannes nochmals zurück.

Aus den obigen Überlegungen drängt sich die schon einmal aufgeworfene Frage auf, ob es denn überhaupt sinnvoll ist die Menschen zu therapieren, denn wenn für die Menschheit Bleibendes zu schaffen nur unter der Voraussetzung einer sykotisch-syphilitischen Belastung möglich ist, dann verschwindet diese Möglichkeit, wenn die Menschen therapiert, d.h. von den Miasmen befreit sind.

Die Frage, welche sich stellt, ist die folgende: Entzieht man einer miasmafreien Menschhheit die Möglichkeit der kulturellen Weiterentwicklung? Wir können die Frage mit nein beantworten, denn erst wenn die Menschen von den krankmachenden Miasmen befreit sind, ist ihnen die Möglichkeit gegeben, die evolutionskonforme Psora zu verwirklichen, was ja ihre Hauptaufgabe ist. Der Impuls dazu kommt dann von dem freien Willen des Menschen, diese evolutionskonforme Psora zu leben und nicht von den krankmachenden Miasmen.

Die Menschen schaffen dann Bleibendes aus der Kraft der evolutionskonformen Psora oder synonym dazu aus der Kraft der mitmenschlichen Liebe, was dannzumal möglich sein wird, wenn die Menschen zu Brüdern geworden sind, wie Beethoven hoffte. Die durch die evolutionskonforme Psora entstehende Kultur ist dann aber sicher eine ganz andere als die aus den krankmachenden Miasmen entstandene.

Ein Beispiel dafür, dass auch nichtmiasmatisch belastete Menschen Grosses schaffen können, war Jesus Christus als Mensch. Er war mit keinerlei Miasmen behaftet, er war nicht einmal mit der Erbsünde belastet, welche wir ja der Psora zugewiesen haben, und er hat dennoch den Menschen ein zeitloses Werk, nämlich die Erlösung der Menschen als Vermächtnis hinterlassen. Da Christus grosse Leiden durchzustehen hatte, könnte man nun folgern, dass Grosses und zugleich Bleibendes nur durch Leiden entsteht, entweder durch die Miasmen oder aber durch die Verwirklichung der evolutionskonformen Psora. Ein Hinweis darauf, dass diese Vermutung zutrifft, finden wir in derjenigen Bibelstelle, wo Christus einem reichen Mann empfiehlt, seine Reichtümer zu verlassen und ihm zu folgen, wenn er in den Himmel kommen möchte, denn wenn der Reiche seine Reichtümer verlässt, erleidet er Mangel, er erleidet die evolutionskonforme Psora und schafft damit etwas Bleibendes.

Man könnte also folgern: Leiden ist Voraussetzung und zugleich Mittel, Bleibendes zu schaffen – mit oder ohne Miasmen. Man kann auch sagen: Es sind immer die schmerzhaften Krisen, welche die

Menschen weiterbingen. Davon wird im Abschnitt »Die Erstverschlimmerung« noch ausführlicher die Rede sein.

Wir fragen weiter: Leiden die Politiker? In der Regel leiden sie nicht, sie schaffen ja im allgemeinen auch nichts, was für die Nachwelt erhaltenswert wäre. Noch weniger leiden die Mächtigen der Wirtschaft. Ihr Schaffen ist, abgesehen von den chronischen Miasmen, welche sie der Menschheit hinterlassen, noch kurzlebiger.

Kommen wir auf die Homöopathen zurück. Wir fragen: Leiden sie? Sie leiden seit der Einführung der Homöopathie als Heilsystem unter ihrer Ausgrenzung durch die offizielle Schulmedizin. Diese Ausgrenzung ist aber zugleich der Kraftstoff für ihr Wirken, denn man könnte beinahe sagen: Die Homöopathen befinden sich seit ihrem ersten Auftreten in einer Leprasituation, also in einer schon ziemlich stark syphilitisch geprägten Lebenslage, denn sie sind ständig von ihrem Aussterben bedroht und somit gemäss den obigen Schlussfolgerungen genügend miasmatisch belastet, um Grosses zu schaffen. Sie sind durch ihr Wirken fortwährend bemüht zu beweisen, dass die Homöopathie eben doch besser heilt als die Schulmedizin. Die Homöopathen sind Aussenseiter geblieben. Schaffen sie etwas Dauerhaftes? Ja, sie schaffen etwas Dauerhaftes, nämlich die Gesundung der Menschen! Sie vernichten die »Krankheit in ihrem ganzen Umfange, nach deutlich einzusehenden Gründen, und zwar schnell, sanft und dauerhaft«, wie es Hahnemann in Paragraph 2 des Organons klarstellt.

9. Die Anamnese

James Tyler Kent's Frau lag schwer krank darnieder. Ihre Krankheit schien einen unaufhaltsamen sich immer mehr verschlechternden Verlauf zu nehmen. James Tyler Kent war Arzt, aber sowohl er als seine Kollegen waren bezüglich der Krankheit seiner Frau am Ende ihres medizinischen Lateins. James Tyler Kent kannte die Homöopathie nur insoweit, als er wusste, dass es sie gibt. In seiner Not rang er sich durch und liess, trotz Zweifeln und befürchteter Prestigeeinbusse, »so einen kommen«, womit er einen Homöopathen meinte. Der Homöopath kam und examinierte in der Gegenwart Kent's seine schwerkranke Frau. Zu Kent's Verwunderung stellte dieser Homöopath die seltsamsten Fragen. Er dachte bei sich: Was hat diese widersinnige Fragerei mit der Krankheit meiner Frau zu tun? Die Sache wurde zunehmend skuriler. Er war schon drauf und dran diesen Schnüffler wegzuschicken. Die Befragung ging ihrem Ende entgegen. Zu guter Letzt öffnete der Homöopath seinen mitgebrachten Koffer und gab Kent's Frau einige kleine, weisse Kügelchen, welche sie sofort einnehmen sollte. Darauf verabschiedete sich der Homöopath und verliess das Haus. Kent war ratlos, was er nun eigentlich weiter tun soll.

Es vergingen Tage und Wochen und siehe da, er wollte es fast nicht glauben, aber seiner Frau ging es zunehmend besser und besser bis sie schliesslich völlig beschwerdefrei war. Kent war Arzt genug um dieses »Wunder« nicht einfach mit Suggestion und Placeboeffekt abzutun. Obwohl er den Paragraphen 1 des Hahnemann'schen Organons noch nicht kannte, macht er sich daran der Sache »Homöopathie« auf die Schliche zu kommen.

In der Folge seiner homöopathischen Studien wandelte er sich vom Saulus zum Paulus und wurde einer der besten und fleissigsten Homöopathen, die es je gegeben hat. Seine Bücher werden heute noch von den Homöopathen als grundlegende Quellenliteratur studiert, obwohl diese Literatur um die Jahrhundertwende zum 20. Jahrhundert entstand.

So wie es Frau Kent erging, ergeht es jedem Patienten, der sich zu einem seriös arbeitenden klassischen Homöopathen in Behandlung begibt. Der Homöopath will vom Patienten möglichst alles wissen, damit er auch dasjenige vom Patienten vernimmt, was für die richtige Wahl des homöopathischen Mittels von Bedeutung ist. Die Begründung dieser Wissbegier des Homöopathen liegt zudem in der ganzheitlichen Betrachtungsweise der Homöopathie. Je besser der Homöopath seinen Patienten in allen seinen Belangen kennt, desto eher ist er in der Lage, das für den Patienten heilende Mittel zu finden. Zu diesen Belangen gehören die beklagten Symptome, die Krankenbiographie, die Lebensumstände, die individuellen Eigenheiten, welche der Patient vorträgt, entweder spontan oder durch Befragung, und im weiteren gehören dazu die Beobachtungen seitens des Homöopathen.

Eine ganzheitliche Therapie erfordert notgedrungen eine ganzheitliche Kenntnis des Patienten. Aber nicht nur den Patienten und sein soziales Umfeld möchte der Homöopath kennen lernen, sondern auch noch dessen Vorfahren, da wir ja wissen, dass die Miasmen sich auf die Nachkommen vererben. Die Erhebung der ganzen Krankengeschichte des Patienten und dessen Vorfahren nennt man Anamnese. Es gibt viele Anamnese-Techniken, welche alle darauf abzielen, ein möglichst vollständiges Bild vom Patienten zu erhalten. Viele Homöopathen arbeiten zu diesem Zweck mit Fragebogen, welche zum Teil sehr umfangreich sind. Der Patient hat also vor der Behandlung zuerst diese Hausaufgabe zu erledigen.

Die meisten Homöopathen arbeiten jedoch ohne Fragebogen. Versucht man nun während der Anamnese alle nur erdenklichen Fragen zu stellen, um den Patienten möglichst gut kennenzulernen, so kann man sich leicht vorstellen, dass man bei einem solchen Vorgehen mit der Anamnese nie an ein Ende kommt. Nach Paragraph 153 des Organons muss man aber nur dasjenige vom Patienten wissen, was für ihn charakteristisch ist, was ihn in seinen Eigenschaften von andern Menschen unterscheidet. Den Patienten möglichst genau kennen heisst somit, den Patienten möglichst genau kennen in seinen für ihn charakteristischen Eigenschaften. Man muss also eine Befragungsstrategie anwenden, welche gerade diese Eigenschaften ans Tageslicht bringt.

Die meisten Menschen kompensieren ihre Symptome mit irgendwelchen Massnahmen, mit allerlei Krücken, beispielsweise mit Tabletten gegen Kopfschmerzen, einem Sonnenhut gegen Sonnenempfindlichkeit, sie vermeiden unverträgliche Nahrungsmittel, mit Mutproben um ihre Feigheit zu kompensieren usw.

Was brauchen wir für eine Befragungsstrategie?

Wir müssen sowohl die charakteristischen als auch die nichtkompensierten Eigenschaften eines Patienten herausfinden. Allein diese sind massgeblich für die Wahl des homöopathischen Mittels. Die Frage ist nur: Wie kommt man an diese charakteristischen Informationen heran, welche der Patient vielleicht freiwillig nie von sich geben würde? Eine bewährte Methode ist, dass man den Patienten in eine Stressituation versetzt. Aber wie kann man einen Patienten im Sprechzimmer in Stress versetzen? Das Rezept ist einfach: Man stelle eine möglichst allgemein gehaltene Frage und wartet ab. Eine solche Frage könnte beispielsweise lauten: Herr X erzählen Sie etwas über Ihr Naturell!? Antwortet der Patient schnell und prägnant, dann hat diese Aussage grosses Gewicht. Weiss hingegen der Patient nicht, was er antworten soll, dann muss der Befrager warten. Je länger er wartet, desto mehr kommt der Patient in eine Stressituation, weil von ihm ja eine Antwort erwartet wird. Ist der Druck auf den Patienten gross genug geworden, dann sagt er etwas, nur um den Druck loszuwerden. Und das, was er dann sagt, hätte er vielleicht ohne Druck nie gesagt, insbesondere können das Dinge sein, welche er verschwiegen hätte, weil sie ihm peinlich sind. Aber gerade diese Informationen, welche auf diese Weise zutage gefördert werden, sind wichtige, unkompensierte, echte, unverfälschte Informationen. Beispiele von solchen unter Druck geäusserten Informationen könnten sein: Der Patient bekennt, dass er Exhibitionist ist, oder er gesteht, dass er seine Frau misshandelt, oder dass er einen Raubüberfall begangen hat usw. Diese Beispiele verdeutlichen die Wichtigkeit dieser Befragungsstrategie.

Viele Patienten reden während der Anamnese von ihren Kompensationen und nicht von ihren echten Symptomen. Ein Patient sagt etwa: »Nein, mit dem Blutdruck habe ich absolut keine Probleme mehr, ich bin jetzt mit meinem blutdrucksenkenden Mittel gut eingestellt.« Ein anderer erklärt dem Therapeuten: »Wissen Sie, ich bin bekannt dafür, dass ich mich beherrschen kann.« Sein Problem ist offensichtlich. Er befürchtet, sich nicht mehr beherrschen zu können. Wenn der Patient daraufhin nach seinen Träumen befragt wird erzählt er vielleicht: » Ich habe schon geträumt, ich sei Scharfrichter, und da musste ich Enthauptungen vornehmen.«

Träume sind immer unkompensierte Geschichten und deshalb sehr wichtig für die Mittelwahl. Die meisten Patienten haben keine Mühe, über ihre auch fürchterlichsten Träume zu sprechen, weil sie glauben, dass diese mit ihnen nichts zu tun haben. Wie schon dargelegt, reden viele Patienten, ohne dass es ihnen bewusst ist, fast nur von ihren Kompensationen. Der folgende Dialog zwischen einem Homöopathen (H) und einem Patienten (P) soll diesen Sachverhalt illustrieren. Der Homöopath beginnt:

H: Gibt es Nahrungsmittel, welche Sie überhaupt nicht mögen?
P: Ja! Äpfel.
H: Wieso mögen Sie Äpfel nicht?
P: Heutzutage ist ja sowieso alles Obst chemisch behandelt.
H: Haben Sie deswegen Angst?
P: Ehrlich gesagt, ich befürchte meinen Magen zu verderben mit solchem Zeug.
H: Wieso befürchten Sie das?
P: Meine Mutter hatte ein Magengeschwür, wahrscheinlich hatte sie Krebs. Das Magengeschwür wurde herausoperiert. Ich möchte einfach nicht, dass ich auch ein Magengeschwür bekomme.
H: Haben Sie denn Probleme mit Ihrem Magen?
P: Nein, das nicht.
H: Warum haben Sie denn diese Angst?
P: Ich habe Angst vor Krebs.
H: Warum haben Sie Angst vor Krebs?
P: Ich weiss es eigentlich nicht. Ich habe einfach diese Angst.

Sind nun die Äpfel das Problem des Patienten? Natürlich nicht, sondern die Angst Krebs zu bekommen. Die Abneigung gegen Äpfel ist ein absolut unechtes Symptom, hingegen ist die Angst vor

Krebs ein echtes, unkompensiertes Symptom. Woran erkennt man nun bei einer Befragung die Echtheit der Symptome? Man erkennt sie daran, dass ein Patient auf eine Frage antwortet: »Ich weiss es nicht«, wenn er für sein Symptom keine Erklärung mehr hat. Die Strategie wird aus dem Dialog ersichtlich: Auf jede Antwort, welche der Patient auf eine gestellte Frage gibt, fragt der Homöopath »warum?«, »wieso?«, »weshalb?«. Ist man bei dieser Fragerei an einem Punkt angelangt, wo der Dialog nicht mehr weitergeht, dann hat man ein unkompensiertes Symptom aus der Versenkung hervorgeholt.

Die Kunst der Anamnese ist eine Übungs- und Erfahrungssache. Damit eine Anamnese gelingen kann in obigem Sinne, ist die Unvoreingenommenheit des Befragers gegenüber dem Patienten absolute Voraussetzung. Das erscheint zwar selbstverständlich, ist aber manchmal schwierig zu realisieren.

Es gibt noch viele wichtige Gesichtspunkte bei der Anamnese. Wir wollen nur noch einen herausgreifen: Die Gefühle des Fragestellers gegenüber dem Patienten während oder nach der Anamnese. Diese Gefühle können dann bei der Wahl eines Mittels sehr wichtig sein, wenn wenige wahlanzeigende Symptome vorhanden sind. Ist beispielsweise ein Patient während der Anamnese sehr kooperativ, aber die Anamnese ist ohne Gehalt hinsichtlich der Wahl eines homöopathischen Mittels, dann denken wir an ein psorisches Mittel, ist er hingegen anmassend, dann kann ein sykotisches Mittel in Frage kommen. Der nun folgende Fall aus der Praxis soll die Schwierigkeiten, welche bei der Erhebung einer Anamnese entstehen können, verdeutlichen:

Ein 50-jähriger Mann, von Beruf Waldarbeiter, kam eines Tages in die Sprechstunde wegen seinen Prostataproblemen. Er erzählt: Sein Harnstrahl ist schwach und »gedreht«. Nach der Einnahme von Getränken bekommt er sofort Harndrang und muss sofort entleeren, andernfalls kann er das Wasser nicht halten, die Blase entleert sich aber nicht vollständig. Kalte Füsse verursachen ebenfalls Harndrang. Trinkt er viel, dann treten Bauchschmerzen auf. Einmal in der Nacht, zwischen 2 und 3 Uhr, muss er aufstehen, um zu urinieren. Weitere Symptome sind: Verlangen nach Süssigkeiten, Träume von Schlangen, manchmal träumt er, dass irgend etwas auf seinen Kopf falle, Träume von Bier, Asthma mit pfeifendem Geräusch beim Atmen, Hüftschmerzen links, Ohrgeräusche, Haarausfall, Bauchgeräusche, Heuschnupfen, verstopfte Nase am Morgen, leichtes Stottern, Stuhlverstopfung, gelegentliches Zwinkern mit den Augenlidern, gerötete Augen bei Luftzug. Er erzählte auch von seiner Schüchternheit, er ist ledig und wohnt bei seinen Eltern. Soweit die Anamnese in der Kurzfassung. Die erleuternden Erklärungen zu den Symptomen, im Sinne des obigen Dialogs, sind der Kürze wegen weggelassen. Der Patient erhielt mehrere Mittel ohne nennenswerten Erfolg. Im Verlaufe der verschiedenen Konsultationen fiel dem Homöopathen jedoch auf, dass der Patient oft die seltsamsten Erklärungsversuche von sich gab, wenn er etwas gefragt wurde. Das schien dem Homöopathen eine, im Sinne des Paragraphen 153 des Organons, charakteristische Eigenschaft dieses Patienten zu sein. Gestützt auf diese Eigenschaft erhielt der Patient das Mittel Argentum nitricum, welches dann die Prostataprobleme löste.

So subtil kann sich eine Symptomatik präsentieren, dass sich erst im Verlaufe verschiedener Konsultationen das eigentlich Charakteristische eines Patienten herauskristallisiert. Dieser Fall zeigt auch, welche Sensorien der Homöopath entwickeln muss, damit er solche Feinheiten wahrnimmt. Mit solchen Fällen wird der Homöopath ein »ächter Heilkünstler«, wie Hahnemann sich ausdrückte.

Bedeutung der Anamnese

In erster Linie besteht die Bedeutung der Anamnese darin, mit ihrer Hilfe das heilende homöopathische Mittel für einen Patienten zu finden. Darüber hinaus kommt der Anamnese noch eine weitergehendere Bedeutung zu.

Es wurde gesagt, dass der Befrager möglichst alles, zumindest aber alles charakteristische, eines Patienten erfahren will, aber auch muss, soll die Therapie zum Erfolg führen. Was hat also der Patient zu tun? Er muss in aller Ausführlichkeit über sich selbst sprechen, alles soll er sagen, insbesondere auch das, worüber er eigentlich nicht sprechen möchte, wie zum Beispiel über Dinge, welche ihn peinlich berühren. Er muss sich zu seinen Symptomen bekennen. Gibt der Patient zu Protokoll, dass er an Fussschmerzen leidet, dann bekennt er unbewusst, dass mit ihm etwas nicht stimmt. Er bekennt, dass er von der Evolution abgewichen ist, dass ein Miasma entstanden ist, welches ihm jetzt Fussschmerzen bereitet. Hat er das Miasma geerbt, so bekennt er sich unbewusst zu den Verfehlungen seiner Vorfahren. Er bekennt, dass er sich schuldig gemacht hat, oder er bekennt sich zur Schuld seiner Vorfahren. Er legt ein Geständnis ab. Die Anamnese wird so zum Tribunal über seine Verfehlungen beziehungsweise über die seiner Vorfahren. Die Anamnese wird zur Beichte. Der Homöopath wird zum Beichtvater. Hat der Patient alle seine Sünden gebeichtet, dann soll ihm auch vergeben werden. Das homöopathische Mittel erteilt die Absolution. Der Homöopath ist der zwischen dem Sünder und dem heilenden Mittel vermittelnde Priester. Spielen die Schicksalsmächte mit, so kann dem Sünder vergeben werden, d.h. der Homöopath findet das heilende homöopathische Mittel. Spielen die Schicksalsmächte nicht mit, dann werden die Sünden vorerst nicht vergeben, der Homöopath findet das heilende Mittel nicht. Die Hüter des Karmas walten ihres Amtes.

Die heilende Wirkung der Anamnese

Schon durch die Anamnese allein kann es zur Absolution kommen. Enthalten die während der Anamnese durch den Homöopathen gesprochenen Worte diejenigen Kräfte, welche beim Patienten wie ein homöopathisches Mittel wirken, so kann der Patient allein dadurch geheilt werden. Die Katholiken erbitten sich von Christus in der Heiligen Messe eine gesunde Seele wenn sie beten: »Sprich nur ein Wort, so wird meine Seele gesund.« Sie bitten Christus das passende, homöopathische Wort zu sprechen, damit sie gesund werden. Die Kraft des passenden, homöopathischen Wortes heilt. Worte, welche homöopathisch wirken, sind beispielsweise die Namen der homöopathischen Mittel selbst. Wenn ein Patient Pulsatilla braucht, und der Homöopath sich in meditativer Weise auf den Patienten und das Mittel Pulsatilla konzentriert, dann wirkt das Mittel Pulsatilla als Gedankenkraft beim Patienten. Ist diese Gedankenkraft stark genug, dann heilt das Mittel bzw. der Gedanke den Patienten. Kennt der Patient »sein« Mittel, dann kann er diese meditative Arbeit auch selbst tun. Er konzentriert sich täglich für kurze Zeit auf sich selbst und »sein« Mittel und bewirkt so seine eigene Heilung. Nur schon der Gedanke an einen anderen Menschen hat Heilwirkung, wenn ein Mensch etwa sagt: »Immer wenn ich an dich denke, geht es mir besser.« Allerdings kann es dann sein, dass es derjenigen Person, an die gedacht wird, nicht mehr so gut geht, weil homöopathische Energien von ihr abgeführt werden.

Diese Energietransfers können auch unbewusst ablaufen. Diesen Sachverhalt kennen Therapeuten, die manuelle Therapien wie z.B. Massagen anwenden: Der Patient kommt mit Nackenbeschwerden zum Masseur. Der Masseur wendet seine Massagetechniken an. Nach der Therapie fühlt sich der Patient wieder wohl, seine Nackenbeschwerden sind verschwunden, dafür hat der Masseur jetzt Nackenbeschwerden. Das Miasma des Patienten, welches ihm Nackenbeschwerden verursachte, hat sich auf den Masseur übertragen. Der Masseur ist jetzt gewissermassen besessen von einem fremden Miasma, er hat eine fremde Identität in sich aufgenommen. Das Mittel, welches das fremde Miasma wieder abbaut, ist Anacardium. Die Symptome »Gefühl, dass er zwei Willen hat« und »Besessenheit« findet man im Arzneimittelbild von Anacardium und deshalb hier ein Tip: *Wann immer ein Therapeut sich nach einem Gespräch oder einer Therapie schlecht fühlt, wenn er das Gefühl hat, nicht mehr sich selbst zu sein, dann hilft das Mittel Anacardium, es vernichtet die »Besessenheit« wieder.*

Bei Seelenverwandtschaften erfolgt ein ständiges Hin und Her von Energien. Diese Energien fliessen, weil die Seelen dieser Menschen sich so ähnlich sind. Es fliessen heilende aber auch krankmachende Energien hin und her, darum sind tröstende Worte besonders wirksam zwischen solchen Menschen. Umgekehrt haben verletzende Worte eine um so verheerendere Wirkung.

Vererbung von Miasmen

Erneut stellen wir uns nun die folgenden Fragen: Wieso vererben sich die Miasmen? Was ist der Sinn dieser Vererbung? Wieso müssen die Nachfahren leiden aufgrund der Missetaten der Vorfahren? Jedes Miasma, das bei einem Menschen entsteht, ist die Folge eines

Ungleichgewichts in einem sozialen Beziehungsnetz, in welchem er lebt, sei es in der Familie, im Beruf, in der Politik usw. Wenn also ein Miasma bei einem Menschen entsteht, so entsteht gleichzeitig ein Miasma im entsprechenden sozialen Beziehungsnetz.

Ein einfaches Beispiel dazu: Ein Ehemann unterdrückt seine Ehefrau, dann wirkt sich das Miasma des Ehemannes auch auf seine Ehefrau aus, es entsteht somit ein gemeinschaftliches Miasma der Eheleute. So verhält es sich in jeder sozialen Gruppe bis hin zur ganzen Menschheit. Bleiben wir bei unserem Beispiel: Wird nun die Ehefrau aufgrund des entstandenen Miasmas bzw. den daraus entstandenen Symptomen in einer Anamnese befragt, dann berichtet sie indirekt auch von ihrem Ehemann, d.h. sie bekennt, vielleicht ganz unbewusst, dass ihr Ehemann sie schlecht behandelt hat. Kann nun das Mittel für die Ehefrau gefunden werden, so wird das Miasma der Ehefrau abgebaut, aber gleichzeitig wird auch ein Teil des gemeinschaftlichen Miasmas der Eheleute abgebaut.

Nun hat in der Regel das Miasma der Eheleute auch Auswirkungen auf alle Menschen und Gruppen mit denen die Eheleute in Beziehung stehen. Diese Menschen und Gruppen werden ihrerseits vom Eheleutemiasma belastet, und diese Menschen und Gruppen tragen dieses Miasma wiederum weiter auf andere Menschen und Gruppen, mit denen sie in Beziehung stehen. So breitet sich dieses Miasma immer weiter aus. Sterben nun die Eheleute, dann ist ihr Miasma immer noch in irgend einer Form bei den Hinterbliebenen vorhanden, es ist also nicht abgebaut, obwohl die Eheleute nicht mehr leben. Es ist somit möglich, das Miasma der Eheleute über deren Tod hinaus abzubauen. In der Regel sind die direkten Nachfahren von den unerledigten Miasmen der Vorfahren am meisten betroffen. Bei diesen können somit die Miasmen längst verstorbener Vorfahren getilgt werden. Die Nachfahren müssen für ihre Vorfahren Sühne leisten in Form von Symptomen und ermöglichen dadurch, die gemeinschaftlichen Miasmen wieder zum Verschwinden zu bringen. Wir haben gesagt, dass die Miasmen nur für Lebewesen einen Sinn ergeben oder anders gesagt: Tote kann man nicht mehr homöopathisch behandeln. Somit ist es sinnvoll, dass diese Miasmen sich vererben, damit die Nachfahren über einen entsprechenden Lernprozess, welcher mit der Behandlung verbunden ist, eine weitere Ausbreitung der Miasmen vermeiden lernen. Das Vererben der Miasmen bedeutet somit für die Nachfahren, die Sünden der Vorfahren nicht zu wiederholen, und damit bringen sie die Evolution der Menschheit weiter voran.

Fazit: Die Nachfahren bekennen in der Anamnese, dass die Vorfahren Schuld auf sich geladen haben, und sie lernen gleichzeitig, sich ihrerseits zukünftig nicht mit derselben Schuld zu beladen. Sie leisten damit einen Beitrag an die Menschheitsentwicklung. Das ist der tiefere Sinn der Vererbung der Miasmen.

Wir können daraus ersehen, dass die Anamnese im Konzept der Homöopathie wiederum ein universelles Prinzip darstellt und das Prinzip heisst: Bekenne ich meine Schuld, dann wird mir auch vergeben werden.

10. Das Ähnlichkeitsgesetz

Einer von den »deutlich einzusehenden Gründen«, wie sich Hahnemann im Paragraph 2 seines »Organon« programmatisch äussert, um Heilung zu erzielen, ist das Ähnlichkeitsgesetz, von welchem andeutungsweise schon die Rede war. In der Homöopathie lautet dieses Gesetz: »Ähnliches wird durch Ähnliches geheilt.« Es ist Auftrag und Verpflichtung eines jeden Homöopathen, sich bei seinem therapeutischen Tun an dieses Gesetz zu halten. Tut er dies nicht, dann sind nur Misserfolge zu erwarten. Die schon angesprochenen, von Hahnemann so betitelten, Halb- und Bastard-Homöopathen haben dieses Gesetz sträflichst vernachlässigt oder gar ignoriert. Hahnemann hat das Ähnlichkeitsgesetz, welches ein universelles Gesetz ist, für die Medizin nutzbar gemacht.

Die Entdeckung dieses Gesetzes für die Heilkunde geht auf die schon legendären Chinarinden-Versuche Hahnemanns zurück. Die praktische Anwendung dieses Gesetzes ist kurz die folgende: Nachdem die Anamnese abgeschlossen ist, wählt der Homöopath aus der Anamnese einige für den Patienten, bezüglich der gesamten eruierten Symptomatik, charakteristische Symptome aus und vergleicht diese mit den Arzneimittelbildern der geprüften Stoffe. So wie die aus der Anamnese ausgewählten Symptome die Individualität des Patienten repräsentieren sollen, so soll auch das aus dem Vergleich heraus gewählte homöopathische Mittel repräsentativ sein bezüglich dieser Symptome. Mit andern Worten: Der Homöopath sucht dasjenige Mittel, bei welchem sich die ausgewählten Symptome des Patienten mit charakteristischen Prüfungssymptomen des gewählten Mittels möglichst decken. Kurz: der Homöopath sucht das bezüglich der Symptomatik ähnlichste Arzneimittelbild und das heisst nichts anderes, als dass er das Ähnlichkeitsgesetz anwendet.

Bei den bisher in dieser Schrift dargelegten Fällen sind die heilenden Mittel allesamt durch die Anwendung des Ähnlichkeitsgesetzes ermittelt worden. Für die praktische Anwendung dieses Vergleichs gibt es verschiedene nützliche Hilfsmittel, wie z. B. die Repertorien. Repertorien sind Symptomenverzeichnisse, welche alle bei Prüfungen aufgetretenen Symptome enthalten; den einzelnen

Symptomen in diesen Repertorien sind alle Arzneimittel zugeordnet, welche bei den Prüfungen die entsprechenden Symptome hervorbrachten.

Ein Beispiel dazu: Unter dem Symptom »Kopfschmerz morgens« sind alle diejenigen Mittel aufgeführt, welche bei den Prüfern, oder einigen davon, morgentlichen Kopfschmerz verursachten. Jedes im Repertorium aufgeführte Symptom mit seinen aufgrund der Arzneimittelprüfungen zugewiesenen Arzneimitteln nennt man eine Rubrik. Eine Rubrik besteht also aus den zwei Teilen: Symptom und Mittel. Es gibt Rubriken, welche nur ein einziges Mittel enthalten, es gibt aber auch Rubriken mit hunderten von Mitteln. Die Arzneimittelbilder und die Repertorien sind heutzutage alle als Software erhältlich. Die entsprechenden Computerprogramme enthalten die ausgeklügelsten Raffinessen im Dienste einer immer sicherer werdenden Wahl der homöopathischen Mittel oder anders gesagt: Die Computerprogramme sind heute in vielen Fällen eine unverzichtbare Hilfe bei der Anwendung des Ähnlichkeitsgesetzes. Vielen Patienten kann heute nur deshalb geholfen werden bzw. ihr individuelles Mittel gefunden werden, wegen dieser Vereinfachung mit Hilfe der Computerprogramme. Unter denen vom Computerprogramm zutage geförderten möglichen Mittel muss jedoch der Homöopath aufgrund seiner Mittelkenntnisse und Erfahrung noch ein Mittel auswählen. Ist der Homöopath nicht aufmerksam und arbeitet er oberflächlich, ist er nicht mit seinem ganzen Wesen vollkommen bei seiner Aufgabe, welche er zu erfüllen hat, dann sind nur Fehlschläge zu erwarten. Ist er jedoch absolut konzentriert bei seinem homöopathischen Tun, dann wird ihm vergönnt sein viele schöne Erfolge zu erzielen. Die Anwendung des Ähnlichkeitsgesetzes wird hier zu einer Kunst, welche geübt werden muss. Fallstricke sind haufenweise ausgelegt, um den Homöopathen zum Straucheln zu bringen. Auf diese Schwierigkeiten soll hier aber nicht weiter eingegangen werden.

Gemäss den Intensionen dieser Schrift wollen wir uns Beispielen zuwenden, welche die Universalität dieses Ähnlichkeitsgesetzes aufzeigen, denn die Verwendung dieses Gesetzes in der Homöopathie ist eben ein Anwendungsfall unter vielen. Oft hat jedoch die Anwendung dieses Gesetzes ausserhalb der Homöopathie ebenfalls mit Heilen zu tun.

Es gibt psychotherapeutische Systeme, welche das Ähnlichkeitsgesetz ebenfalls nutzen. Der Psychotherapeut versucht traumatische Erlebnisse, welche beim Patienten im Unterbewusstsein schlummern, wieder ins Bewusstsein zu holen, so dass der Patient die zu behandelnde traumatische Situation erneut erleidet. Kommen diese verschütteten Erlebnisse wieder in das Bewusstsein des Patienten, so versucht der Therapeut, den Patienten diese Erlebnisse möglichst intensiv erleben zu lassen. Durch diese Intensität wird das ursprüngliche Trauma ausgelöscht oder homöopathisch gesprochen: das aufgrund der traumatischen Erlebnisse entstandene Miasma wird »vernichtet in seinem ganzen Umfange« wie es ebenfalls im Paragraphen 2 des Organons heisst. Das erneute Durchleben der Ereignisse und das damit verbundene Auflösen des Ursprungstraumas bedeutet nichts anderes als die wirksame Anwendung des Ähnlichkeitsgesetzes: Traumata werden durch noch stärkere ähnliche Traumata vernichtet. Die vererbten Miasmen enthalten möglicherweise gewisse Traumata, so dass ein Patient bei einer Psychotherapie, welche mit dem Ähnlichkeitsgesetz arbeitet, Geschichten erlebt und damit verbunden Symptome erleidet, welche er an sich selbst nicht kennt, weil diese von seinen Vorfahren herrühren. Diese Erlebnisse, welche da ein Patient durchzustehen hat, können dramatisch sein.

Die Anwendung des Ähnlichkeitsgesetzes in der Homöopathie verhilft einem Patienten nicht nur zu einer schnellen und dauerhaften Wiederherstellung der Gesundheit, sondern darüber hinaus auch noch zu einem sanften Heilungsweg, um hier zum wiederholten Male den Paragraphen 2 des Organons sprechen zu lassen. Die Radikalkuren der Psychotherapie sind absolut nicht notwendig. Die Homöopathie ist gelegentlich so sanft, dass die Patienten oft gar nicht inne werden, dass es ihnen besser geht. Der Patient kommt zur zweiten Sprechstunde und erklärt dem Homöopathen vorneweg: »Das Medikament, welches Sie mir gegeben haben, hat überhaupt nichts bewirkt.« Der Homöopath fragt den Patienten: »Wie ist ihr Stuhlgang?« Der Patient wird stutzig und sagt etwas verblüfft: »Ja, da haben Sie recht, das geht wirklich besser.« Der Homöopath fragt: »Haben Sie immer noch zweimal wöchentlich Kopfschmerzen?« Der Patient überlegt und sagt dann: »Kopfschmerzen hab ich schon noch, aber in den letzten Wochen, das muss ich sagen, traten die

Kopfschmerzen nicht mehr auf.« Ähnlich geht dann die zweite Konsultation weiter, bis der Patient selbst zum Schluss kommt: »Ja, ich muss sagen, jetzt wo Sie alle diese Sachen wieder ansprechen – es geht wirklich besser, ich habe eben diese Sachen vergessen.«

Überspitzt könnte man sagen: Das homöopathische Mittel ist dann das Simillimum, d.h. das Ähnlichste aller ähnlichen Mittel, wenn der Patient gar nicht merkt, dass es ihm besser geht. Hinter diesem Sachverhalt steckt die Logik des Vergessens: Fasst man die Miasmen als unerledigte Geschichten und Traktanden aus der Vergangenheit auf, so sollen sich diese Geschichten und Traktanden auch bemerkbar machen über die Zeichen und Symptome, damit sie via homöopathischem Mittel erledigt, abgehakt werden können. Was erledigt ist, ist erledigt, damit soll man sich nicht mehr beschäftigen müssen, das kann man vergessen. So vergessen die Patienten nach einer erfolgreichen Behandlung, dass es ihnen einmal schlechter ging, sie vergessen es, weil die erledigten Geschichten sie nichts mehr angehen. Das ist Heilung. Da kann man nur sagen: sanfter geht es wirklich nicht mehr. Hahnemann ist sein halbes Leben lang mit dem Paragraphen 2 seines »Organon« im Hinterkopf umhergewandelt, wo es heisst, dass Heilung sanft, schnell und dauerhaft zu erfolgen habe. Seine Forschungen und sein Streben waren immer darauf ausgerichtet noch sanfter, noch schneller noch dauerhafter zu heilen.

Eine der alltäglichsten Anwendungen des Ähnlichkeitsgesetzes findet man in der Kommunikation unter den Menschen mittels der Sprache. Man bedenke einmal folgendes: Müssten die Betonungen der Worte und die Inhalte der Worte zwingend identisch sein für eine erfolgreiche Kommunikation, dann wäre eine Verständigung unter den Menschen absolut unmöglich, denn jeder Mensch hat seine eigenen, aus seinen Erfahrungen gewonnenen Vorstellungen und Betonungsweisen von Wörtern und Begriffen. Jeder hat seine eigene Vorstellung von einem Baum oder einem Haus, und trotzdem kommt Kommunikation zwischen den Menschen zustande, wenn von einem Baum oder einem Haus die Rede ist. Der eine stellt sich beim Wort Baum sogleich eine Tanne vor, ein anderer jedoch eine Buche, der eine stellt sich beim Wort Haus ein Bauernhaus vor, der andere ein Hochhaus.

Man kann sagen: Die Sprachen müssen für eine erfolgreiche Kommunikation lediglich ähnlich, aber nicht identisch sein, damit sich die Menschen verstehen. So verstehen sich innerhalb eines Sprachgebietes Menschen, welche verschiedene Dialekte sprechen. Ein Schwabe und ein Zürcher können sich durchaus verstehen. Je unähnlicher die Sprachen sind, desto weniger ist eine Verständigung möglich. Ein Vorarlberger und ein Berliner haben schon mehr Mühe, sich gegenseitig zu verstehen. Wenn sich die Sprachen zu unähnlich sind, wie bei den Fremdsprachen, dann ist eine Verständigung nicht mehr möglich. Noch auffälliger ist dieser Tatbestand bei den Schriftbildern von Handschriften. Handschriften können sehr unterschiedlich sein und können von andern Menschen trotzdem noch gelesen und verstanden werden. Eine vermeintlich unleserliche Schrift kann von Menschen mit ähnlichen Schriftzügen immer noch gelesen werden. Auch bei den Handschriften ist es so: Handschriften müssen zur eigenen Handschrift lediglich ähnlich sein, aber nicht identisch. Die Handschrift eines Menschen ist irgend etwas in seiner Seele ähnlich, denn, wie früher schon erwähnt wurde, entspricht dem Mikrokosmos Mensch der Makrokosmos. Gewisse Seelenaspekte spiegeln sich somit im Schriftbild gewissermassen makrokosmisch, für jeden sichtbar bzw. lesbar. Die Graphologen machen sich diesen Ähnlichkeitsbezug zunutze, indem sie umgekehrt vom Schriftbild eines Menschen auf dessen seelische Eigenschaften zu schliessen versuchen.

Eine Ähnlichkeitsgeschichte der amüsanten Art, wenigstens für den Homöopathen, ist die folgende: Ein kolumbianischer Arzt, also ein Arzt aus der schulmedizinforschenden Provinz, suchte fieberhaft nach einem Impfstoff gegen Malaria. Er kam auf die glorreiche Idee, einige Eiweisse eines Malariaerregers zu synthetisieren und diese in einer Tablette verpackt in den Malariagebieten Südamerikas als Impfstoff abzugeben. Dieser Arzt machte auch eine Statistik und stellt eine Schutzquote von 31% fest. Er publizierte seine Ergebnisse. Die Fachwelt, insbesondere die Immunologen, wunderten sich sehr über diese bis anhin nie erreichte Sicherheit. Die erlauchten, weiss- und wohlbetuchten Professoren von den Akademien untersuchten daraufhin nach strengen medizinwissenschaftlichen Kriterien das

Vorgehen ihres Kollegen aus Kolumbien, rümpften alsbald die Nase und versahen seine Publikation mit der Etikette »unwissenschaftlich«. Der kolumbianische Arzt hat aber lediglich, ohne es selbst zu ahnen, nichts anderes gemacht, als das Ähnlichkeitsgesetz angewandt. Homöopathisch formuliert hätten 31 % der malariainfizierten Menschen aufgrund der entstandenen Symptome nach der Infektion eben genau dieses Mittel als homöopathisches Mittel zur Ausheilung der Infektion gebraucht. Bei 69 % wirkte dieser »Impfstoff« nicht, weil die Symptome der Befallenen keine Ähnlichkeit mit dem Prüfungsbild dieses Stoffes aufwiesen. Diese Erkrankten hätten eben einen ihrer Symptomatik entsprechenden ähnlicheren Stoff gebraucht. So streng sind die Sitten in der Homöopathie.

Das Wirkungsfeld des Ähnlichkeitsgesetzes ist gross. In noch nicht allzuferner Vergangenheit kam es gelegentlich vor, dass Duelle ausgetragen wurden. Fühlte sich jemand in seiner Ehre verletzt, so forderte dieser den Ehrverletzer zum Duell heraus. Es war bei solchen Gelegenheiten Sitte, dass der Herausforderer die Wahl der Duellwaffe dem Herausgeforderten überliess. Es wäre absolut unhomöopathisch gewesen, wenn der eine Duellant mit einer Kanone und der andere mit einem Taschenmesser zum Duell angetreten wäre. Der Sekundant war dafür verantwortlich, dass sich die Bedingungen möglichst auf beiden Seiten ähnlich gestalteten. Gleich konnten die Bedingungen für die Duellanten ja nicht sein, denn der eine war vielleicht ein besserer Schütze, der andere ein besserer Säbelfechter. Duelle liefen immer homöopathisch und nie isopathisch ab. Der Herausgeforderte konnte seinen Möglichkeiten gemäss die Duellwaffe auswählen. Siegte der Herausforderer, so hat er mit der Waffe des Ehrverletzers seinen Rivalen geschlagen, das Miasma des Ehrverletzten war getilgt, leider, müsste man sagen, auch das Miasma des Ehrverletzers. Die seelische Verletzung des Siegers wurde durch eine ähnliche Verletzung, nämlich die physische Verletzung des Verlierers, geheilt. Die Genugtuung erfolgte mittels Ähnlichkeitsgesetz. Das Sprichwort »Den andern mit seiner eigenen Waffe schlagen« bringt es auf eine Kurzform und dieses »Es« ist wiederum das Ähnlichkeitsgesetz.

Einer, bei dem mittels Ähnlichkeitsgesetz die Miasmen auf diese tragische Weise ausgelöscht wurden, war der französische Mathematiker Galois. Er wurde zum Duell herausgefordert und starb im zarten Alter von 21 Jahren. Kurz vor seinem Tod im Jahre 1832 begründete er eine neue mathematische Theorie, welche nach ihm benannt ist, eben die Galois-Theorie. Eine grosse Hoffnung und ein leuchtender Stern am Mathematikerhimmel verblich viel zu früh.

Die Zivilisation hat heute einen Stand erreicht, wo diese Anwendungsart des Ähnlichkeitsgesetzes selten geworden ist. Das Sprichwort bezieht sich heute eher auf Wortduelle. Auf diesem Gebiet gibt es wahre Meister. Sie verstehen das Ähnlichkeitsgesetz auf virtuoseste Art zu handhaben. Wer aufmerksam einer Debatte zwischen zwei Kontrahenten folgt, wird das Verwenden des Ähnlichkeitsgesetzes heraushören können. Der Ähnlichkeitstrick ist folgender: Man nehme ein Zitat, eine Äusserung, eine Behauptung oder eine Tat bzw. Untat des Kontrahenten, verschiebe die Akzente und reibe diese leicht veränderte Variante seiner Äusserung oder Tat ihm wieder unter die Nase. Je wirkungsvoller ein Debattierer diesen Ähnlichkeitstrick einzusetzen weiss, desto besser schneidet er in der Debatte ab und kann bei bestandenem Wortduell als Sieger vom Platze gehen. Insbesondere machen die Politiker von diesem Trick Gebrauch.

Bei Politikern geht es selten um die Sache, sondern darum, wer schlussendlich nach einer Debatte, z.B. in den Medien oder im Parlament, das Ähnlichkeitsgesetz am effektivsten angewandt hat. Da ruft beispielsweise ein Parlamentarier vom Rednerpult in den Plenarsaal: »Herr Abgeordneter X, am Freitag, den 13. März, vor genau zehn Jahren, haben sie, als sie noch Minister unter der Regierung Lauch waren, hier von eben diesem Orte aus, wo ich jetzt stehe, die kühne Behauptung aufgestellt, dass die Finanzierung des Projektes absolut gesichert sei. Und nun lieber Kollege, was haben sie denn heute als mein Vorredner dargelegt? Genau das Gegenteil haben sie gesagt. Sind sie da noch glaubwürdig? Die Ehre und Glaubwürdigkeit des Parlaments wird mit solchen Machenschaften bei den Steuerzahlern untergraben, und …«

In dieser Art geht es jeweils weiter. Man beachte: Es werden in solchen Debatten selten konstruktive Gegenvorschläge gemacht, sondern zwecks eigener Profilierung das Ähnlichkeitsgesetz angewandt. Es läuft in solchen Debatten genau gleich ab wie vor den Gerichten, wo der Richter mit drohendem Unterton dem Angeklagten klarmacht: Alles was sie aussagen, kann gegen sie verwendet werden. Was macht da der Richter anderes als der Politiker? Nichts, er wendet auf die gleiche perfide Art das Ähnlichkeitsgesetz an. Wer von diesem Gesetz keinen Gebrauch zu machen versteht scheitert.

Die Argumente können noch so gut, logisch, abgesichert sein, man wird sie nicht an den Mann bringen können, die Homöopathie ist dafür ein beredtes Beispiel. Die Homöopathen können davon ein Lied singen oder gar ganze Liederbücher. Versucht ein Homöopath einem Allopathen die Homöopathie als ein in sich geschlossenes und logisches Heilsystem nahe zu bringen, so stösst er nur auf Unverständnis. Da nützen alle belegten Heilerfolge von homöopathischen Behandlungen nichts. Selbst den Geheilten glaubt man ihre Heilung nicht. Der Homöopath kann noch so viele gut abgestützte Argumente vorbringen, er spricht ins Leere. Der Homöopath und der Allopath sind sich eben zu unähnlich, da ist keine *Resonanz* vorhanden. Selbst Hahnemanns grosse Erfolge beim Behandeln von chronischen Krankheiten beeindruckten seine allopathischen Kollegen wenig. Hahnemann war zu wenig Politiker, zu wenig Diplomat, um in den Auseinandersetzungen mit seinen Widersachern bestehen zu können. Ausgerechnet er, der Entdecker des Ähnlichkeitsprinzips für die Medizin, vermochte es nicht, dieses Gesetz ausserhalb der Medizin bei seinen Gegnern für seine gerechte Sache anzuwenden. Er verhielt sich bei den Auseinandersetzungen gegenüber seinen Gegnern aus der Zunft der Schulmediziner genauso wie diese sich in der Medizin verhalten, nämlich allopathisch. Hahnemann wandte nicht die Mitsinnigkeit wie in der Homöopathie an, sondern die Gegensinnigkeit, das heisst er wirkte eben nicht homöopathisch, sondern allopathisch. Damit musste er scheitern. So wie die Schulmediziner mit ihren allopathischen Therapiemethoden fortlaufend scheitern, so scheiterte Hahnemann in den Medizindebatten mit seinen allopathischen Argumenten. Den Wind aus den Segeln seiner Gegner nehmen, wie diese Redewendung das Ähnlichkeitsgesetz so anschaulich aufzeigt, das hätte Hahnemann tun müssen, um auf diesem Feld bestehen zu können.

Um wirksam das Ähnlichkeitsgesetz anwenden zu können, muss eine weitere Bedingung erfüllt sein, welche Hahnemann in verschiedenen Paragraphen des Organons darlegt: Die künstliche Krankheit, welche das richtig gewählte homöopathische Mittel beim Patienten nach dessen Einnahme bewirkt, muss stärker sein als die natürliche Krankheit des Patienten, nur so kann das Mittel wirken, können die Miasmen des Patienten überwunden werden.

Die homöopathischen Mittel erfüllen diese Bedingung. Ihr Energiepotential kann durch den Potenzierungsprozess beliebig gesteigert werden, so dass auch bei den schwersten miasmatischen Belastungen die Energie der Mittel ausreicht, um die Miasmen zu vernichten. Übertragen wir diese Darlegung wiederum auf das Feld der Debatten, dann heisst das nichts anderes, als dass die nach dem Ähnlichkeitsprinzip vorgetragenen Argumente auch noch »energiereicher« sein müssen als das ursprüngliche Argument. Ein Parlamentarier muss somit im Parlament seine mitsinnigen Argumente darüber hinaus auch noch stark vortragen, was hier einfach laut bedeutet. Er muss diese Argumente lauter vortragen als sein Vorredner, damit sie Wirkung zeitigen. Aus diesem Grund wird in den Parlamenten so viel geschrieen. Oder - um auf das Beispiel des Duells zurückzukommen - der Stärkere, der Geschicktere, der Ausdauerndere wird den Sieg davontragen.

Wenn wir sagen, dass etwas auf Resonanz gestossen ist oder ein Echo gefunden hat, dann meinen wir, dass unsere Absichten, unsere Meinungen, unsere Taten von andern Menschen gut aufgenommen wurden, dass sie von ihnen verstanden wurden. Damit sich das aber vollziehen kann, müssen bei diesen Menschen gewisse Voraussetzungen vorhanden sein. Ihre Interessen, ihre Ansichten müssen »ähnlich gelagert« sein. Unter diesem Aspekt der Ähnlichkeit werden auch Seelenverwandtschaften begreifbar. Sind diese Voraussetzungen bzgl. Ähnlichkeiten nicht gegeben, dann kommt die Botschaft, welche man vermitteln möchte, nicht an. Es ist ziemlich zwecklos, einem Kleinkind etwas Chemie beibringen zu wollen, denn die Voraussetzungen des Kleinkindes und die zu vermittelnden Inhalte der Chemie sind sich zu unähnlich, da ist keine Resonanz vorhanden. Das Echo bleibt aus. Das Ähnlichkeitsgesetz zeigt sich auch hier: Je ähnlicher die Voraussetzungen sind, desto nachhaltiger wirkt das Ähnlichkeitsgestz.

Dieses Gesetz wird beispielsweise von der Werbung werbewirksam angewandt. Ein Beispiel: Die Werber fragen sich »Was stösst auf Resonanz?«, die Antwort ist zum Beispiel: »Das Gefühl von Freiheit«, also wirbt man für ein Produkt, indem suggeriert wird, dass man beim Kauf dieses Produktes sich auch ein Stück Freiheit erwirbt. Jeder Mensch strebt danach frei zu sein. Dieses Streben nach Freiheit wird von den Werbern dazu missbraucht, den potentiellen Kunden eine ähnliche Ersatzfreiheit anzubieten. Den Duft der grossen, weiten Welt soll man spüren beim Konsum der angepriesenen Produkte. Dieses Pseudogefühl von Freiheit stösst bei den angepeilten Kunden wegen dem Ähnlichkeitsgesetz auf Resonanz: Hier Freiheit und dort Pseudofreiheit. Je ähnlicher das angepriesene Freiheitsgefühl mit dem Freiheitsgefühl der Kunden übereinstimmt, desto grösser ist die Wirkung und desto grösser der Umsatz der Produzenten. Ein anderer Ähnlichkeitstrick ist die Vermittlung der Gefühle von der ewigen Jugend. Jung und dynamisch wollen die Leute sein, also werben die Werber damit. Gelegentlich wird auch der Schlaue als Werbefigur ins Spiel gebracht, denn wer glaubt denn von sich selbst, dass er nicht der Schlauere ist als der andere. Um Bewährtes anzupreisen, muss gelegentlich auch die Oma herhalten. Alles sind Anwendungen des Ähnlichkeitsgesetzes. Durch die Ausnutzung dieses Gesetzes wird auch die Sehnsucht der Menschen nach Zuneigung und Liebe schamlos und masslos verkommerzialisiert.

»Gleich und Gleich gesellt sich gern«, sagt das Sprichwort, welches eigentlich besser »Ähnliches und Ähnliches gesellt sich gern« heissen sollte, findet seinen Niederschlag in Vereinen, Parteien, Religionen, Interessengruppen usw. Inserate in den Zeitungen nach dem Motto »Suche Gleichgesinnte ...« findet man haufenweise.

Unverfänglichere Beispiele bei der Anwendung des Ähnlichkeitsgesetzes findet man in der Technik: Sind die Sendefrequenz eines Senders und die Resonanzfrequenz eines elektromagnetischen Schwingkreises in einem Rundfunkempfänger ähnlich, dann baut sich im Schwingkreis eine Schwingung auf, welche den Empfang des entsprechenden Senders ermöglicht, alle der Resonanzfrequenz des Schwingkreises unähnlichen Sendefrequenzen bringen den Schwingkreis nicht zum schwingen, diese Sender können nicht empfangen werden. Durch veränderbare Resonanzfrequenzen an einem Schwingkreis lassen sich jeweils verschiedene Sender empfangen. Durch Drehen am Senderknopf des Empfängers verändert man die Resonanzfrequenz des Schwingkreises ständig, so dass er während des Drehens fortwährend andern Sendefrequenzen ähnlich ist. Noch eine amüsante Anwendung: Pfeift ein Vogel ununterbrochen eine Melodie und pfeift man diese nach, dann hört der Vogel auf zu pfeifen. Die ähnliche Melodie des Pfeifens bringt im Vogel etwas zum Schwingen, man stösst irgendwie durch das Pfeifen beim Vogel auf Resonanz.

Wie alt ist das Ähnlichkeitsgesetz? Es ist mindestens so alt wie die Menschheit, denn wir finden in der Bibel eine Stelle wo geschrieben steht, dass Gott den Menschen nach seinem Ebenbilde schuf. Der Mensch ist somit von seiner Anlage her gottähnlich. Was bewog Gott dazu, den Menschen nach seinem Ebenbilde zu gestalten? Und: Was ist am Menschen gottähnlich? Man könnte sagen: Der Mensch ist Gott in dem Grade ähnlich, als dadurch für ihn die Voraussetzungen gegeben sind, Gott noch ähnlicher zu werden. Was muss der Mensch tun, um noch gottähnlicher zu werden? Paulus sagt: »Nicht ich, sondern der Christus in mir«, also der Gott in mir wirkt durch mich. Der Mensch ist also insofern gottähnlich, als in ihm und durch ihn Christus wirkt, und diesen Christus muss der Mensch in sich und in der Welt verwirklichen. Christus ist aber der Gott der grenzenlosen Menschliebe, also muss der Mensch die Menschenliebe verwirklichen und dem Vorbild Christi immer ähnlicher werden, sich der grenzenlosen Menschenliebe Christi immer mehr annähern. Die Wege Gottes und des Menschen kreuzen sich: Christus ist Mensch geworden, Christus als Gott ist durch die Geburt als Jesus von Nazareth menschenähnlich geworden, und der Mensch wird durch die Verwirklichung der Menschenliebe gottähnlicher. Die Erlösung der Menschen hätte ohne die Menschwerdung Christi nicht vollzogen werden können, nur die Ähnlichkeit mit dem Menschen schaffte die Voraussetzung dazu.

Christus ist gewissermassen das homöopathische Mittel für die

Menschheit. Benutzen wir wieder unsere Terminologie: Gottähnlich werden heisst die evolutionsgemässe Psora verwirklichen. Verwirklichen wir die Menschenliebe, so sind wir evolutionskonform. Die Evolution der Menschen bedeutet nichts anderes als die Verwirklichung der grenzenlosen Menschenliebe. Das ist wieder, wie jeder weiss, keine leichte Sache, aber einen andern Weg zur Erfüllung der Mission des Menschen und damit der Erde gibt es nicht. Alle andern Wege führen von diesem Ziel weg. Wohin sie führen, wissen wir: in die krankhafte Psora, Sykose und Syphilis.

Das alte Testament im 4. Buch Mose liefert uns auch einen konkreten Anwendungsfall des Ähnlichkeitsgesetzes: Das israelitische Volk wurde, weil es sich gegen Jahwe und Moses versündigt hatte, von einer Schlangeninvasion heimgesucht. Niemand wusste, wie man dieser Schlangenplage Herr werden konnte, viele starben denn auch nach einem Schlangenbiss. Daraufhin bat Moses Gott Jahwe um Rat. Jahwe wies Moses an, eine bronzene Schlange zu fertigen und sie oben an einem Pfahl zu befestigen. Moses tat wie ihm geheissen. Jeder, der von da an von einer Schlange gebissen wurde, blieb am Leben, wenn er die bronzene Schlange anblickte. Die Schlangen wurden mit einer ähnlichen Schlange, nämlich einer brozenen, besiegt. Ähnliches heilt Ähnliches! Diese Tat Moses ist bekannt unter dem Begriff: die Erhöhung der Schlange. Heute noch schmücken Apotheken ihre Aushangschilder mit dem Emblem des Stabes, an welchem sich eine Schlange hochwindet. Zu Unrecht, wie wir wissen, denn die Apotheken als Anhangsgebilde der Schulmedizin dienen der Allopathie der Schulmedizin und nicht der Homöopathie.

Wir haben festgestellt, dass es zwei Prozesse Psora → Sykose → Syphilis gibt, einen evolutionsgemässen und einen gegen die Evolution gerichteten Prozess. Diese Prozesse sind sich insofern ähnlich, als sie beide mit der Folge Mangel → Übermass → Destruktion identifiziert werden können. Viele Abläufe im Leben der Menschen und Völker erfolgen nach diesem Schema und sind sich somit ähnlich. Sie sind sich ähnlich bezüglich den erstrebenswerten Zielen der evolutionsgemässen Entwicklung als auch ähnlich in den Auswirkungen der kontraevolutionären Entwicklung. Menschen und Völker, welche die gottgewollte Evolution voranbringen wollen, sind sich ähnlich, sie haben ähnliche Eigenschaften und Vorstellungen. Dazu zählen etwa die Intentionen von Hilfsorganisationen aller Art, charitativen Einrichtungen, Heilern, Menschen, die sich selbstlos für das Wohl Bedürftiger einsetzen, usw. Menschen und Völker, welche sich gegen die gottgewollte Evolution stellen und ihr schaden, sind sich ähnlich. Sie haben ebenfalls ähnliche Eigenschaften und Vorstellungen: Wir sind das Herrenvolk, die andern sollen für uns arbeiten, oder auch andere Egoismen mit den verschiedensten Intentionen sind ihnen gemeinsam. Ausbeutung, Krieg, Hungersnot sind Attribute dieser Menschen und Völker.

Man kann sich nun fragen: Ist Ähnlichkeit eine absolute Voraussetzung dafür, dass etwas geschieht? Sind Vorbilder eine Notwendigkeit für menschliche Prozesse? Halten wir uns bei der Beantwortung dieser Fragen an die beiden genannten Prozessfolgen: Was immer auch geschieht in der Welt, sei es durch einzelne Menschen oder durch einzelne Gruppen, lässt sich an einer bestimmten Stelle in eine der beiden Prozessfolgen einordnen. Die Vollständigkeit beider Prozessfolgen bezüglich allen Geschehens auf der Welt ist der Beweis für diese Behauptung. Es geschieht somit nichts auf der Welt ohne Ähnlichkeit. Diese Prozessfolgen sind aber nicht unabhängig voneinander. Sie können bei gewissen Abläufen ineinander übergehen. Eine gut gemeinte Tat kann eine vernichtende Wirkung haben: Eine medizinische Behandlung kann sich kontraproduktiv auswirken, eine Chemotherapie kann einen Patienten mehr schädigen, als dass sie ihm hilft.

Dazu eine amüsante kleine Geschichte: Ein Pfadfinder sieht eine alte Frau am Strassenrand stehen und denkt sich, die arme Frau will über die Strasse gehen, aber sie getraut sich nicht, ich will ihr helfen. Der Pfadfinder weiss, dass es seine Pflicht ist, jeden Tag eine gute Tat zu vollbringen. Diese Gelegenheit für diesen Tag, seine Pflicht zu erfüllen, wollte er sich nicht entgehen lassen. Er versucht darauf die alte Dame auf die Fahrbahn zu führen, aber die alte Frau will nicht recht. Je mehr er die Frau auf die Fahrbahn stösst, desto mehr sträubt sich die Frau. Als sie beide endlich auf der andern Strassenseite angelangt sind, sagt die alte Frau ganz verärgert: Du Bengel, wieso bringst du mich über die Strasse, da wollte ich doch gar nicht hin. In diesem Geschichtchen ist unschwer die Prozessfolge Psora → Sykose → Syphilis zu erkennen, wobei die evolutionskonforme Prozessfolge in die gegen die Evolution gerichtete Prozessfolge übergeht.

Wir können uns nun ein rechtwinkliges Viereck vorstellen, z. B. ein Rechteck (siehe Figur 1). Die linke, obere Ecke repräsentiere die edelste Psora, die rechte, obere Ecke repräsentiere die edelste Syphilis. Entsprechend stellen wir uns vor, dass die linke, untere Ecke die schrecklichste Psora darstelle und die rechte, untere Ecke der Bezugspunkt ist für die schrecklichste Syphilis. Die linke Seite des Vierecks stelle alle nur möglichen psorischen Ausgangspunkte von Entwicklungen dar und die rechte Seite alle nur möglichen syphilitischen Endpunkte. Da jede begrenzte Strecke unendlich viele Punkte enthält, so kann man sich unendlich viele psorische Startpunkte und unendlich viele syphilitische Endpunkte denken. Da es aber, wie wir auch schon festgehalten haben, nur endlich viele solche psorischen Startpunkte geben kann, weil es nur endlich viele Menschen, Tiere, Pflanzen und Mineralien und nur endlich viele entsprechende Geschichten gibt, so sind alle psorischen Startpunkte irgendwo zwischen der edelsten und der schrecklichsten Psora durch diese Strecke repräsentiert. Gleiches gilt für die Strecke von der edelsten bis zur schrecklichsten Syphilis. Wir können uns nun in diesem Viereck alle nur erdenklichen Verbindungen zwischen einem psorischen Startpunkt und einem syphilitischen Endpunkt vorstellen. Mit jeder Tat, mit jedem Gedanken befinden wir uns irgendwo an einem bestimmten Ort in diesem Viereck. Von allen Punkten des Vierecks aus sind die unterschiedlichsten Entwicklungen in Richtung der syphilitischen Seite des Vierecks möglich. Die obere Hälfte des Vierecks entspricht dem, was wir die evolutionskonforme Prozessfolge nannten oder anders formuliert: Alle Abläufe von Psora bis Syphilis, welche in der oberen Hälfte des Vierecks sich abspielen, sind evolutionskonform. Die untere Hälfte des Vierecks entspricht dem, was wir als die gegen die Evolution gerichtete Prozessfolge nannten oder wiederum anders formuliert: Alle Abläufe von Psora bis Syphilis, welche in der unteren Hälfte des Vierecks sich abspielen, sind kontraevolutionär. Die horizontale Mittellinie des Vierecks repräsentiert eine Prozessfolge von Psora bis Syphilis, welche die Evolution nicht vorwärts bringt, sie allerdings auch nicht behindert. Je weiter oben im Viereck sich eine Prozessfolge befindet, desto förderlicher ist diese Folge für die Evolution, und je weiter unten im Viereck sich eine Prozessfolge befindet, desto schädlicher ist sie für die Evolution. Die Prozessfolgen der meisten Menschen befinden sich in der Nähe der Mittellinie. Eine Krankheit führt vom unteren Teil der Psoraseite weg in Richtung untere Syphilisseite. Eine homöopathische Behandlung führt wieder zurück zur oberen Seite der Psora. Die Miasmen werden vernichtet und diese Vernichtung wird im Viereck dargestellt durch den Punkt, wo sich die Mittellinie und die Syphilisseite treffen. Der psorische Anteil ist der Mangel an Gesundheit, und der syphilitische Anteil ist die Vernichtung der Miasmen. Der Endpunkt aller Entwicklung wird durch die rechte, obere Ecke des Vierecks symbolisiert, wo es keine Entwicklung mehr gibt, denn Entwicklung ist mit Zeit verknüpft, denn alle Prozessfolgen sind ja immer zeitliche Abläufe. Aber in dieser »Ecke« gibt es keine Zeit mehr, da gibt es nur noch ewiges Sein. Die aufopfernste, selbstloseste Menschenliebe wird durch die linke, obere Ecke symbolisiert. Es ist diejenige Ecke, welche von den Menschen während ihrer Erdenleben angestrebt werden muss. Die Menschheitsentwicklung, insofern sie verbunden ist mit der physischen Welt, ist dann abgeschlossen, wenn die Menschheit gewissermassen an der linken, oberen Ecke angekommen ist. Die rechte, untere Ecke symbolisiert die totale Vernichtung. Repräsentanten dieser Ecke sind Luzifer, Ahriman und die Asuras. Es ist diejenige Ecke, wo »heulen und zähneklappern« herrscht, wie in der Bibel geschrieben steht. Die linke, untere Ecke symbolisiert das absolute Nichts. Das Nichts entspricht dem Zustand, bevor es irgendeine Entwicklung gab. Es ist derjenige Zustand, in welchem es noch keine Zeit gab. Dieser Zustand war ein zeitloses Nichts. Diese linke, untere Ecke ist das Gegenstück zur rechten, oberen Ecke. Beide Ecken symbolisieren zeitlose Zustände und zwischen diesen Zuständen erfolgt eine zeitbedingte Entwicklung, welche wir Evolution nennen. Die Evolution wird im Viereck symbolisiert durch einen Gang von der linken, unteren Ecke zur rechten, oberen Ecke. Beziehen wir das auf den Menschen, so kann man sagen: Der Mensch entwickelt sich aus dem zeitlosen Nichts zum zeitlosen Sein. Die Prozessfolge Psora → Sykose → Syphilis können wir zur Erleichterung umbenennen in Aufbauende Entwicklung → Entwicklungshöhepunkt → Abbauende Entwicklung. Vom zeitlosen Nichts bis zum ewigen Sein spielen sich unfasslich viele solche Entwicklungen ab: von minimalsten Bruchteilen einer Sekunde, wie bei der Erzeugung transuraner Teilchen bis zur Entstehung von Sternen und deren Auflösung, welche Äonen von Zeitaltern dauern können. Bezogen auf unser Viereck bedeutet das, dass ein unfassliches, riesiges Geflecht von Entwicklungen sich auf den unterschiedlichsten Wegen und den unterschiedlichsten Zeitausdehnungen von der psorischen Seite zur syphilitischen Seite des Vierecks ausbreitet. Es sind Entwicklungen, welche zeitlich parallel ablaufen, es sind aber auch solche, welche zeitlich gestaffelt sind. Was immer im ganzen Universum geschieht, es geschieht im geschilderten Viereck. Unablässig wird immer und überall dieselbe Folge Psora → Sykose → Syphilis absolviert, wie eben vom psorischen, zeitlosen Nichts, wo die Zeit geschaffen wurde bis zur syphilitischen, zeitlosen Ewigkeit, wo die Zeit wieder aufgelöst wird.

Was sind nun die Ähnlichkeiten im Viereck? Jeder Prozess ist jedem andern Prozess ähnlich, denn alle verlaufen nach dem Schema Aufbau → Höhepunkt → Abbau oder eben Psora → Sykose → Syphilis. Hieraus lässt sich verstehen, wenn gesagt wird: alles ist nur Sinnbild, alles ist nur Gleichnis, alles ist Maja. Wir können noch hinzufügen: Alles ist irgendetwas ähnlich. Diese Ähnlichkeiten legitimieren deshalb ein Denken in Analogien. Alles was wir tun, oder alles was wir denken, ist bezüglich irgendetwas ähnlich und hat deshalb eine Wirkung. Christus wurde menschähnlich, deshalb hatte er bei den Menschen Wirkung. Jeder neugeborene Mensch ist andern Menschen ähnlich, deshalb hat er Wirkung. Alle homöopathischen Mittel sind sich insofern ähnlich, als dass jeder Stoff bei einer Prüfung jedes Symptom hervorbringen kann. Die Anzahl Symptome bei der Prüfung eines Stoffes scheint nur deshalb beschränkt, weil bei der riesigen Anzahl möglicher Symptome nur ein kleiner Teil in Erscheinung tritt, eben die charakteristischen dieses Stoffes, alle übrigen sind zu schwach, damit sie wahrgenommen werden können. Das homöopathische Mittel hat deshalb Wirkung, weil sein Arzneimittelbild dem Krankheitsbild des Patienten ähnlich ist. Das universelle Ähnlichkeitsgesetz hat in der Homöopathie seine anschaulichste Form. Das Ähnlichkeitsgesetz in der Homöopathie ist eine Projektion, ein Abbild des universellen Ähnlichkeitsgesetzes. Das Viereck-Modell sollte veranschaulichen, dass es in der physischen Welt ein stetiges Werden, Sein und Vergehen gibt und dieses Werden, Sein und Vergehen in der Homöopathie mit den Begriffen Psora, Sykose und Syphilis ausgedrückt wird.

Beziehen wir uns auf den Abschnitt »Die Arzneimittelprüfung« so können wir einschränkend für den Menschen sagen: Die irdische menschliche Evolution verläuft ununterbrochen nach dem Schema Werden, Leiden und Vergehen. Alle Menschen leiden: Die einen leiden an ihren Miasmen, wohingegen die Gesunden an den Miasmen ihrer miasmatisch belasteten Mitmenschen leiden, insofern sie bestrebt sind, evolutionsgemäss zu handeln, d.h. bezüglich unseres Modells: insofern sie sich bemühen, im Viereck immer weiter nach oben zu gelangen.

Kommen wir auf die Prüfer von Stoffen zurück: Sie leiden aufgrund der nach der Einnahme der zu prüfenden Stoffe an den dadurch entstandenen Symptomen. Die Symptome entstehen nur deshalb, weil die Eigenschaften eines Prüfungsstoffes irgend einem in der Tiefe schlummernden Miasma des Prüfers ähnlich sind. Durch dieses Opfer, das die Prüfer erbringen, kann anderen Menschen geholfen werden. Das bedeutet, dass Miasmen abgebaut werden und somit die Evolution ihrer Vorbestimmtheit folgen kann und das wiederum heisst, dass die evolutionäre Gesamtentwicklung ein Stück vorangekommen ist und bezogen auf unser Evolutionsmodell heisst das, dass einzelne Menschen und damit die Menschheit insgesamt sich im Viereck nach oben bewegt hat – in die Richtung der linken, oberen Ecke, die Ecke der allumfassenden Menschenliebe.

Man kann sich zahlreiche Entwicklungen im Anschluss an absolvierte Prozessfolgen vorstellen: Ein Mensch ist seine Miasmen losgeworden, und es sind dadurch für ihn die Voraussetzungen geschaffen worden die wiedergewonnene Freiheit von den Miasmen andern Menschen zugutekommen zu lassen, indem er sich für die Nöte anderer Menschen einsetzt, um damit seinen Beitrag zur Gesamtevolution zu leisten. Bezüglich unseres Modells heisst das, dass ein solcher Mensch auf der psorischen Viereck-Seite ein Stück nach oben gerückt ist. Je weiter oben auf der psorischen Seite des Vierecks sich ein Mensch befindet, desto freier ist er, aber umso mehr wird er leiden müssen. Nutzt er diese Freiheit in diesem Sinne, beispielsweise indem er den Homöopathen weiter empfiehlt oder indem er selbst im Sinne der Menschenliebe aktiv wird, so kann sich in der Folge die Menschenliebe lawinenartig ausbreiten. Der Weg der Gesamtevolution hat in einem solchen Fall in unserem Viereck seine Komponente nach oben verstärkt. Nutzt er aber seine gewonnene Freiheit zu egoistischem, eigensüchtigem Handeln, dann behindert er diese »nach oben weisende« Evolution. Die nach unten weisende Komponente der Evolution verstärkt sich in einem solchen Fall. Richtig widerwärtig diesbezüglich ist folgender Fall: Ein tyrannischer und noch dazu alkoholsüchtiger Ehemann wurde schwerkrank. Seine Frau pflegte ihn in aufopfernder Weise. Er wurde zusehends kränker und war immer mehr auf die Hilfe seiner Frau angewiesen. Den Alkohol mied er und befleissigte sich, wegen seiner Abhängigkeit, eines freundlicheren Umgangs mit seiner Frau, weil er befürchtete, seine Frau könnte seine Abhängigkeit ebenfalls missbrauchen. Nachdem alle medizinischen Massnahmen versagten, wagten die Eheleute einen Versuch mit der Homöopathie. Der Mann genas im Laufe der Behandlung vollständig. Nachdem er wieder gesund war, verliess er seine Frau, ohne sich bei ihr für die Pflege zu bedanken, mit der Bemerkung: »Jetzt bin ich wieder im Vollbesitz meiner Kräfte, jetzt kann es so richtig wieder losgehen.«

Welchen Weg wird die Entwicklung der Menschheit nehmen? Werden die nach oben weisenden Komponenten oder die nach unten weisenden die Oberhand gewinnen? Gemäss den Forschungen der anthroposophischen Geisteswissenschaft wird sich die Menschheit in der Zukunft in zwei Gruppen spalten. Die Prozessfolgen beider Gruppen werden sich insofern noch ähnlich sein, als dass sie immer noch nach dem Schema Psora → Sykose → Syphilis ablaufen, dass sich jedoch eine Gruppe bezüglich unserem Viereck-Modell in die Richtung der linken oberen Ecke hin ausrichtet, wohingegen die andere Gruppe ihre Ausrichtung in die rechte untere Ecke hat.

Modell der Evolution

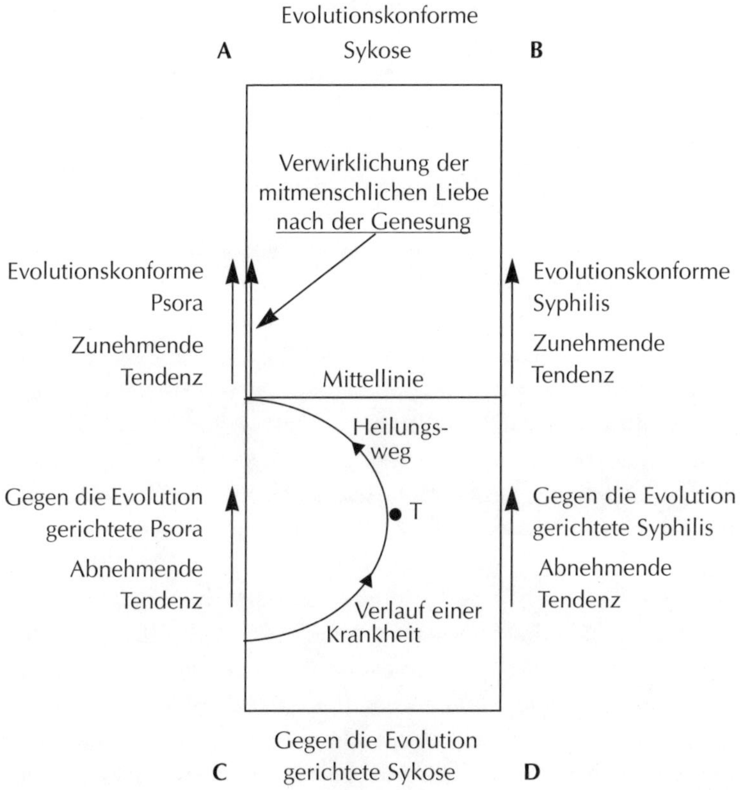

Figur 1

Ecke A symbolisiert die grenzenlose Menschenliebe
Ecke B symbolisiert die zeitlose Ewigkeit
Ecke C symbolisiert das zeitlose Nichts
Ecke D symbolisiert die totale Vernichtung

Punkt T: Therapiebeginn vor Erreichen des syphilitischen Stadiums. Die Mittellinie symbolisiert alle Prozesse Psora → Sykose → Syphilis, welche die Evolution weder fördern noch behindern.

11. Die Polaritäten

Solange der Mensch physisch inkarniert ist, lebt er in einer dualistischen, polaren Welt. Dies gilt nicht nur für den Menschen, sondern für alles Physische, denn die beiden Pole spiegeln sich in den Begriffen Geist und Materie. Die erste Epoche der Erdentwicklung, als der Geist der Erde eine materielle Form aufzubauen begann, als sich die Erde zu materialisieren begann, wird nicht umsonst die polare Epoche genannt. Damit wird zum Ausdruck gebracht, dass die Erde nicht mehr monistisch, sondern dualistisch geworden ist, nämlich geistig und materiell. Dieser Vorgang der Materialisierung begann für den Menschen erst viel später, in der sogenannten lemurischen Epoche. Diese Materialisierung wird sinnbildlich dargestellt durch die Vertreibung aus dem Paradiese. Seit diesem Ereignis ist der Mensch nicht mehr nur Geist, sondern Geist und Materie, Seele und Leib. Seither erkennt sich der Mensch als ein Ich und ein Du, als sein irdisches Selbst und Nichtselbst. Adam und Eva sind die menschlichen Prototypen bezüglich dieses Dualitätsprinzips.

Im Verlaufe unserer bisherigen Betrachtungen sind wir schon verschiedentlich Polaritäten begegnet, ohne dass wir explizit darauf Bezug genommen haben. Der Imperativ »Erkenne dich selbst«, der in Delphi prangt, deutet ja daraufhin, dass der Mensch zwar erkennt, aber dass er nicht alles erkennt, sondern nur einen Teil, insbesondere erkennt er sich selbst nicht, den er aber aufgefordert ist zu erkennen, was nichts anderes heisst, als dass er aufgefordert ist, die Polaritäten zu überwinden. Die Polaritäten zu überwinden ist ein Teil der Evolution. Die vollständige Überwindung dieser Polaritäten wird aber für die Menschen erst dann verwirklicht sein, wenn die Menschen nicht mehr physisch inkarnieren. Diese Aufforderung, dieser Imperativ, nämlich sich selbst zu erkennen, ist ein Teil der evolutionskonformen Psora. Es ist die unaufhörliche Aufforderung, diesen psorischen Aspekt der Evolution zu verwirklichen, um damit dem Ziel der Überwindung der Polaritäten näher zu kommen. Man könnte fast sagen: Im Schweisse deines Angesichts sollst du dieses Ziel anstreben, sollst du die Polaritäten wieder verschmelzen, wie es ehedem im Paradiese war. Die Polaritäten sind uns nicht nur Bürde, sondern auch eine Hilfe, und eine unabdingbare Notwendigkeit, um uns in der physischen Welt zurechtzufinden. Sie sind nachgerade Gesetz in der physischen Welt.

Betrachten wir die Polaritäten bezüglich den Krankheiten bzw. den Symptomen oder den Modalitäten dieser Symptome, so stellt man leicht fest, dass viele dieser Symptome einen polaren Partner haben. Wir sind im Verlaufe der bisherigen Betrachtungen schon solchen Polaritäten begegnet. Hass und Liebe, Gesundheit und Krankheit, Egoismus und Selbstlosigkeit usw. Jeder Vorgang, jede Eigenschaft oder jedes Symptom hat einen polaren Partner. Selbst wenn die Polaritäten nicht ersichtlich sind, gibt es diese. Was ist beispielsweise der polare Partner des Symptoms Knieschmerz links? Ist der polare Partner zu diesem Symptom der Knieschmerz rechts oder eine Gemütseigenschaft oder gar kein Schmerz oder sonst etwas? Wir wissen es nicht.

Um bei diesem Beispiel zu bleiben, betrachten wir das homöopathische Mittel Platinum, welches dieses Symptom in seinem Arzneimittelbild aufweist. Platinum-Menschen sind in vielerlei Hinsicht radikal, sie fordern von ihren Partnern bedingungslose Liebe oder sie können in die herzloseste Härte gegenüber andern Menschen verfallen. Beides sind extreme Positionen. Bezüglich jeder dieser Extrempositionen kann der linksseitige Knieschmerz entstehen. Diese beiden Extrempositionen sind in sich polar. Sind sie aber auch polar bezüglich der Symptomatologie eines Platinum-Patienten? Es ist möglich, das nur die Härte da ist als der eine Pol, und dass der andere Pol sich auf der Körperebene befindet, eben beispielsweise als linksseitiger Knieschmerz. Verifizierbar wäre diese Polarität, wenn sich seelische Härte und linksseitiger Knieschmerz gegenseitig abwechseln, d.h. wenn die Härte verschwindet und der linksseitige Knieschmerz sich verstärkt und umgekehrt. Sobald ein Symptom entsteht, wird durch dieses angezeigt, dass im Menschen ein Ungleichgewicht besteht, dass ein Polpaar entstanden ist, dass es ein Zuviel und ein Zuwenig gibt. Bezüglich dem obigen Beispiel kann man sagen: Es ist zuwenig Liebe da und zuviel körperlicher Schmerz.

Aus diesen Betrachtungen heraus lässt sich nun Gesundheit und Krankheit folgendermassen definieren: Gesundheit bedeutet, dass man sich bezüglich allen Polaritäten im Gleichgewicht befindet, das heisst andererseits auch, dass es keine absolute Gesundheit und keine absolute Krankheit gibt. Dieser Sachverhalt kommt im Symbol von Yin und Yang zum Ausdruck: Die schwarze Fläche enthält einen weissen Fleck und die weisse Fläche enthält einen schwarzen Fleck. Gesundheit bedeutet aber nicht, dass man starr zwischen allen Polaritäten verharrt, sondern dass man sich dynamisch zwischen den Polaritäten bewegt. Im Yin-Yang-Symbol wird dieser Sachverhalt durch die geschwungene Linie dargestellt, welche die schwarze und die weisse Fläche trennt. Sich dynamisch zwischen den Polaritäten bewegen heisst, sich allen Lebenssituationen gegenüber adäquat zu verhalten. Wo beispielsweise Standfestigkeit erforderlich ist, soll man standfest sein, wo Milde angebracht ist, soll man milde sein. Wenn man bei jeder Kleinigkeit aufbraust, ist das ebenso unangemessen, wie wenn man sich alles gefallen lässt.

Zu jeder Symptomatik haben wir eine Reihe von Ungleichgewichten, hervorgerufen durch die Miasmen, und diese Ungleichgewichte sind bei jedem Menschen anders, d.h. individuell. Wir können also sagen, dass die Polaritäten bezüglich der Symptome bei jedem Menschen individuell sind. Jeder Mensch hat seine eigenen Polaritäten bezüglich seiner Symptomatik. Diese Polaritäten sind manchmal ersichtlich, aber meistens bleiben sie verborgen. Ein Polpaar, welches beispielsweise in Platinum erkennbar ist, ist der gegenseitige Wechsel von Gemütssymptomen und Körpersymptomen. Der eine Pol verschwindet und der andere Pol tritt in Erscheinung. Eine Veränderung des Erscheinungsbildes einer Symptomatik kann lediglich darauf beruhen, dass die sichtbaren Pole verschwinden und die bisher unsichtbaren hervortreten. Diesen Verlauf sehen wir beispielsweise bei den Geisteskrankheiten: die körperlichen Symptome, wie etwa rheumatische Beschwerden, verschwinden und geistige Symptome, wie z. B. Delirien, treten in Erscheinung. Die Krankheit bzw. die Miasmen haben sich dabei nicht verändert, sondern lediglich das Erscheinungsbild der Symptomatik. Geläufig ist uns diese Tatsache bei jungen Menschen in der Pubertät, wenn etwa ein Kopfschmerz verschwindet und an seiner Stelle Akne auftritt, oder bei Frauen im Klimakterium, wo die berüchtigten Hitzewallungen auftreten, dafür aber bisherige Beschwerden verschwinden, wie z. B. Metrorrhagien.

Wir haben schon dargetan, dass jeder Stoff bei der Arzneimittelprüfung jedes Symptom hervorbringen kann, dass jedoch nur die für den Stoff charakteristischen Symptome bei den Prüfungen in Erscheinung treten. Einen Hinweis darauf, dass sich die Sache so verhält, zeigt die homöopathische Praxis: Fast bei jedem Patienten kommt es vor, dass nach der Verabreichung des richtig gewählten homöopathischen Mittels Symptome des Patienten verschwinden, welche bei den Prüfungen des Mittels nie in Erscheinung traten und diese demzufolge im Arzneimittelbild fehlen. Beziehen wir uns nun wieder auf den linksseitigen Knieschmerz, so stellen wir fest, dass neben Platinum noch zehn weitere Stoffe dieses Symptom bei den Prüfungen hervorbrachten, dass aber bei allen andern Stoffen dieses Symptom auch ein Prüfungssymptom ist, dass jedoch bei diesen die Intensität dieses Symptoms so schwach ist, dass es für die Prüfer nicht wahrnehmbar war. Daraus kann man folgern: Jeder Stoff erzeugt von der Anlage her das Symptom Knieschmerz links und jedes Prüfungssymptom Knieschmerz links hat einen polaren Partner auf der Gemüts- oder Körperebene. Welcher Partner das jeweils ist lässt sich in der Regel nicht erkennen. So wie jeder Stoff bei der Prüfung jedes Symptom hervorbringt, so bringt auch jedes Miasma jedes Symptom bei einem Patienten hervor, aber wiederum treten nur die charakteristischen Symptome der Miasmen in Erscheinung. Auch bei einem Patienten sind somit bezüglich jedem sichtbaren Symptom Polaritäten vorhanden, welche aber nicht sichtbar sind.

Diese Darlegung erklärt auch, wieso die Erscheinungsbilder bezüglich eines Miasmas so unterschiedlich sind. Ist jemand mit einem Sulfur-Miasma belastet, so kann das Erscheinungsbild der Symptomatik ganz anders aussehen als dasjenige der Symptomatik eines andern Sulfur-Patienten. Sulfur hat in seinem Arzneimittelbild über 11'000 Symptome aufzuweisen, wohingegen beim Mittel Argentum phosphoricum das Arzneimittelbild aus einem einzigen Symptom besteht. Jeder Sulfurpatient hat der Anlage nach alle Polaritäten in sich, aber nur die sulfurtypischen treten bei ihnen hervor, und von den sulfurtypischen sind es bei jedem Patienten verschiedene Symptome und Polaritäten. Bei jedem Sulfurpatienten tritt nur ein kleiner, eben individueller Ausschnitt aus dem Arzneimittelbild von Sulfur hervor. Bei Argentum phosphoricum treten bei einer Prüfung ebenso wie bei Sulfur alle Symptome bzw. Polaritäten auf, aber nur ein einziger Pol trat bisher sichtbar in Erscheinung. Wir können daraus den Schluss ziehen, dass jedes Symptom bzw. jeder Pol jedes andere Symptom als polaren Partner haben kann.

Aus dem obigen lässt sich nun erklären wieso Knieschmerz rechts nicht der polare Partner von Knieschmerz links sein muss und es sicher in den allerwenigsten Fällen ist. Ein Hinweis darauf, dass das so ist, zeigt sich in der Tatsache, dass diejenigen Stoffe, welche bei der Prüfung das Symptom Knieschmerz links hervorbrachten, ganz andere sind als diejenigen, welche das Symptom Knieschmerz rechts hervorbrachten. Oder umgekehrt formuliert: Wäre das Symptom Knieschmerz links der polare Partner von Knieschmerz rechts, dann hätten bei den Prüfungen, welche ja mit vielen Prüfern durchgeführt werden, alle Stoffe, welche eines der beiden Symptome hervorbrachten, beide Symptome hervorbringen müssen. Das homöopathische Mittel China hat sowohl linksseitigen als auch rechtsseitigen Knieschmerz in seinem Arzneimittelbild, aber deswegen müssen bei einem Patienten, der China als Mittel benötigt und der links- und rechtsseitige Knieschmerzen hat, diese Symptome nicht polar zueinander sein. Die Thematik des Mittels China lässt sich in polarer Hinsicht in folgender Weise benennen: Sklaven und Sklavenhalter. Das sind Polaritäten, welche in sich auf das Engste miteinander verknüpft sind. Bei einem Patienten müssen diese Pole aber keineswegs als Polpaar auftreten. Die Ausprägungen dieser polaren Thematik sind fast grenzenlos, wie man sich ja leicht vorstellen kann. Fast jede Lebenssituation kann solche Polaritäten erzeugen, vom ständig schreienden Kleinkind bis zum Diktator eines Grossreiches.

Verfolgen wir nun die Symptome eines Patienten entlang der Prozessfolge Psora → Sykose → Syphilis, dann können wir zu jedem beliebigen Zeitpunkt innerhalb der zeitlichen Abfolge dieses Prozesses ein ganz bestimmtes Symptomenbild festhalten. Da jedes Symptom ein duales Symptom hat, so hat zu jedem beliebigen Zeitpunkt ein Symptomenbild auch ein duales Symptomenbild. Zu jedem Zeitpunkt zeigt sich im Ablauf des Prozesses Psora → Sykose → Syphilis ein anderes Symptomenbild und somit auch ein anderes duales Symptomenbild. Oder anders formuliert: Es existieren immer zwei zueinander duale Prozessfolgen Psora → Sykose → Syphilis. Die Homöopathen wissen das. Aus diesem Grund geben sie kein anderes Mittel, wenn nach der Gabe eines homöopathischen Mittels die Symptomatik sich ändert. Es können zeitweise oder für immer bezüglich einzelner Symptome die dualen Symptome in Erscheinung treten. Wenn man zu einem bestimmten Zeitpunkt, wo diese Situation eintritt, ein anderes Mittel aufgrund der neuen Symptomatik geben würde, dann könnte möglicherweise eine Unterdrückung und keine Heilung der Symptomatik erfolgen. Darum müssen sich der Homöopath und der Patient in der nicht immer einfachen Kunst üben, die da heisst: Warten! Man muss warten, bis eine Stagnation im Heilungsprozess eintritt, erst dann darf ein neues Mittel gegeben werden, vorausgesetzt das Mittel war nicht zum vornherein falsch gewählt. Wir wollen diesen Sachverhalt an zwei Fällen aus der Praxis verdeutlichen.

Fall 1

Eine Frau lebt gesellschaftsfern mit ihren drei erwachsenen Söhnen in einem Haus. Sie führt in diesem Haus ein eisernes Regiment. Die Söhne und ihr Haus sind gewissermassen ihr Exerzierplatz. Sie ist zugleich oberste Hüterin der Finanzen. Kein Geld darf ohne ihre Einwilligung ausgegeben werden und diese Einwilligungen waren selten. Diese frostige, bedrückende häusliche Atmosphäre liess die Söhne zu lebensuntüchtigen, willfährigen Statisten und Marionetten verkommen. Eines Tages befahl sie den beiden älteren Söhnen, das Haus innert fünf Tagen zu verlassen. Gegen ihre rheumatischen Beschwerden, welche sie schon seit Jahren quälten, hat sie nie etwas unternommen, weil die Ärzte Halsabschneider seien, wie sie meinte, und lediglich darauf aus seien, der gemarteten Menschheit das Geld aus der Tasche zu ziehen. Als die Schmerzen sich allmählich ins Unerträgliche steigerten, entschloss sie sich für die billigste Behandlungsform. Diese vermutete sie in der Homöopathie zu finden. Also meldete sie sich bei einem Homöopathen, der ihr nach einer gründlichen Anamnese das Mittel Ferrum arsenicosum gab. Die Behandlung erfüllte ihren Zweck; sie war nicht nur billig, sie verscheuchte auch die Schmerzen. Aber nicht nur das: das Verhalten der Frau änderte sich grundlegend. Sie wurde die personifizierte Sanftmut. Sie rief ihre vertriebenen Söhne wieder nach Hause und bat diese um Verzeihung. Sie wurde ausgesprochen spendierfreudig, kaufte für die Söhne und sich selbst schöne Kleider und sorgte sich um alles. Was war passiert? Der Heilungsprozess liess das Pendel vom diktatorischen Pol zum dualen, dem sanften Pol ausschlagen. Der weitere Verlauf der Behandlung brachte sie in die dynamische Mitte dieser beiden Extreme, ohne dass das Mittel gewechselt wurde.

Fall 2

Ein zehnjähriger Knabe wohnte mit seinen Eltern an einer belebten Strasse. Er hatte den unwiderstehlichen Drang, alle Passanten auf der Strasse aufzufordern, in sein Haus zu kommen und im Haus zu essen und zu wohnen. Es gelang ihm auch öfters, Leute von der Strasse ins Haus zu locken. Verständlicherweise war das für die Eltern eine unhaltbare Situation. Er hatte auch die Angewohnheit, vorübergehenden Hunden das Maul aufzureissen und seine Faust ins Maul zu stecken. Als die Eltern vom gefährlichen Tun ihres Kindes erfuhren, entschlossen sie sich für eine homöopathische Behandlung. Der behandelnde Homöopath verabreichte das Mittel Anhalonium. Nach der Gabe war die Wirkung schnell und überraschend zugleich: Der Bub ging wiederum auf die Strasse, aber im Gegensatz zur Zeit vor der Behandlung schrie er nun die Passanten an: »Hier haben sie nichts zu suchen, gehen sie weg von hier.« Die allzufreundliche Haltung Fremden gegenüber wechselte in eine abweisende. Natürlich ist etwas entsprechendes passiert wie im Fall 1: Das eine Extrem wurde durch das andere abgelöst. Wiederum stellte sich im Laufe der Zeit ein gesundes Gleichgewicht ein zwischen diesen beiden Polen. Das Abschätzen zwischen »Was ist mein und was ist dein« regelte sich zur Normalität. Auch in diesem Fall wurde das Mittel nicht gewechselt.

Sehr oft sind bei Arzneimittelprüfungen Symptome aufgetreten, welche zueinander dual erscheinen. Beispielsweise gibt es viele Mittel, welche bei den Prüfungen bei verschiedenen Prüfern sowohl depressive Gefühle als auch fröhliche Stimmungen hervorbrachten. Es ist aber nicht zulässig, alle diejenigen Mittel, welche depressive Gefühle zeitigten, denjenigen Mitteln, welche eine fröhliche Stimmung aufkommen liessen, als zueinander polar aufzufassen. Man könnte als Homöopath beispielsweise versucht sein, die Symptome »Träume von Wasser« und »Träume von Feuer« als dual zueinander zu betrachten, da es ja einerlei zu sein scheint, ob man den einen Pol oder den andern Pol bei der Mittelwahl berücksichtigt. Diese Vorgehensweise ist aber nur dann gerechtfertigt, wenn man den Gegenpol mit Sicherheit bestimmen kann. Es ist aber keineswegs gesagt, dass diese beiden genannten Symptome bei einem Patienten dual zueinander sein müssen.

Es gibt nicht nur Dualitäten innerhalb der Arzneimittelbilder, sondern auch Dualitäten zwischen den Arzneimittelbildern verschiedener Mittel. Diese Mittel werden als komplementär zueinander bezeichnet oder kurz als Komplementmittel. Diese Mittel enthalten zueinander duale Symptome. Sie sind somit in gewissen Aspekten dual zueinander. Bei einem Patienten kann sich im Laufe der Zeit das Symptomenbild, welches einem Mittel entspricht, umwandeln und das Symptomenbild eines dazu komplementären Mittels in Erscheinung treten. Ein Beispiel dazu sind die Mittel Chamomilla und Magnesium carbonicum. Das Symptomenbild, welches dem Mittel Chamomilla entspricht, findet man oft bei Kindern im Alter von zwei bis sieben Jahren. Diese Kinder sind schnell wütend und schreien sogleich, wenn ihnen etwas nicht passt, jammern wegen jeder Kleinigkeit, sind starrköpfig, alles hat nach ihrem Willen zu geschehen. Dieses Symptomenbild kann sich im Laufe des Lebens wandeln. Es kann sich zum Bild von Magnesium carbonicum hinentwickeln. Die Entwicklung kann dahin gehen, dass diese Menschen ruhig, zurückhaltend, schweigsam, faul werden können. In grossen Stressituationen kann das Chamomillabild vorübergehend wieder in Erscheinung treten. Am Yin-Yang-Symbol kann dieser Sachverhalt anschaulich dargestellt werden:

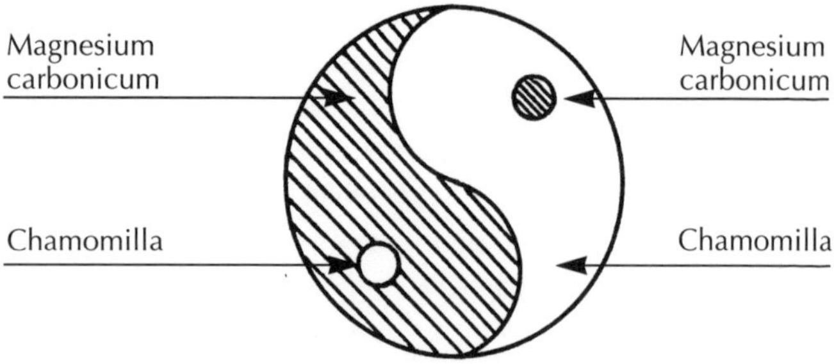

Dieses Symbol veranschaulicht, dass im Magnesium carbonicum-Bild das Chamomillabild enthalten ist und umgekehrt.

Weitere Beispiele sind die Mittelpaare Bryonia/Rhus toxicodendron, Calcium carbonicum/Belladonna, Causticum/Staphisagria, Aconitum/Sulfur usw. Auch hier muss festgehalten werden, dass jedes Mittel zu jedem Mittel komplementär sein kann. Auch hier hängt diese Dualität der Mittel von der Individualität und der Symptomatik des einzelnen Patienten ab. Aber ebenso, wie das bei dualen Symptomen der Fall ist, sind diese Dualitäten nur bei den dafür charakteristischen Mitteln sichtbar, wie bei den oben erwähnten Mittelpaaren. Meistens ist bei einem Patienten das komplementäre, duale Mittel zum gewählten Mittel nicht zu erkennen, weil die duale Symptomatik nie in Erscheinung tritt. Ein Mittel kann aber mehrere sichtbare duale Mittel haben oder auch gar keines. Sehr anschaulich findet man diese Sichtbarkeit der Dualitäten bei den Mitteln Bryonia und Rhus toxicodendron. Bryonia hat die Modalität »Bewegung verschlechtert« und Rhus toxicodendron hat die entgegengesetzte Modalität »Bewegung bessert« in den entsprechenden Arzneimittelbildern. Man kann sich nun leicht Lebenssituationen vorstellen, wo die eine oder andere Modalität zutrifft, oder wo die eine Lebenssituation mit ihrer Modalität in die andere übergeht. Betrachten wir dazu ein Beispiel: Ein Sohn reicher Eltern verbringt sein Leben als ewiger Student. Es besteht für ihn von der ökonomischen Seite her keine Notwendigkeit sein Studium in nützlicher Frist zu beenden, denn er ist durch sein soziales Netz, welches ihn umgibt, abgesichert. Eines Tages wird ihm bewusst, dass sich seine Lebenssituation einmal ändern könnte, nämlich dann, wenn seine Eltern krank würden und sterben. Da er in seinem Leben noch nie etwas Brauchbares geleistet hat, wäre er in einer solchen Situation völlig hilflos. Anstatt nun seine Studien zügig abzuschliessen, unternimmt er alles nur denkbare, um seine bisherige Lebensweise weiterführen zu können, oder anders gesagt: Er ist darauf bedacht, dass sich an seiner bisherigen Situation möglichst nichts ändert, möglichst nichts bewegt, um weiterhin das schöne Leben geniessen zu können. Hier haben wir die Situation bzw. Modalität »Bewegung verschlechtert«. Der Sohn ist sich bewusst, dass wenn er sich bewegt oder bewegen muss, dass es ihm dann schlecht ergehen würde. Diese geschilderte Lebenssituation ist typisch für Bryonia. Dem Bryonia-Menschen ist es am wohlsten, wenn sich nichts bewegt, denn sich bewegen könnte schmerzhaft sein. Auf der Körperebene kann sich dieser Sachverhalt darstellen als Rheumatismus, welcher schmerzhaft ist, wenn man sich bewegt, deshalb verharren solche Rheumapatienten am liebsten in absoluter Ruhe. Nun wird das Unvermeidliche für diesen Sohn dennoch einmal kommen, und dann beginnt die grosse Krise. Er muss sich dann gezwungenermassen in Bewegung setzen (im Abschnitt »Die Erstverschlimmerung« wird in einem allgemeinen Zusammenhang darauf eingegangen). Diese notwendige Krise kann ihn in eine Rhus toxicodendron-Situation führen.

Die Lebenskrise des Sohnes wird wunderschön dargestellt in der Rhus toxicodendron-Modalität »Fortgesetzte Bewegung bessert«, d.h. mit andern Worten: Wenn der Sohn sich nun zu bewegen beginnt, wird es für ihn sehr schmerzhaft werden. Wenn er aber die ersten Schritte einmal getan hat, dann wird das Schmerzhafte immer mehr nachlassen. Dieser Prozess wäre für den Sohn weniger schmerzhaft, wenn er sich früher auf den Weg gemacht hätte. Hat der Sohn die Krise aber einmal überwunden, dann stellt er fest, dass es eine heilsame Krise war und dass es ihm eigentlich viel besser geht als früher, und dieser Rhus toxicodendron-Lebensabschnitt wird charakterisiert durch die Modalität »Bewegung bessert«. Da der Sohn bemerkt, dass es ihm nun durch seine Beweglichkeit besser geht, kann nun das andere Extrem eintreten: Er bewegt sich unaufhörlich gemäss dem Motto: »Er läuft, und läuft, und läuft ....« Er ist nicht mehr aufzuhalten. Er verfällt in eine rastlose Tätigkeit, er ist von einer Übergeschäftigkeit ergriffen. Der andere Pol ist erreicht und somit entstehen neue Symptome, welche die Modalität »Heftige Bewegung verschlechtert« in sich haben, womit der Sohn möglicherweise wieder in einer erneuten Bryonia-Situation angelangt ist, insbesondere dann, wenn er erneut in sein altes Schmarotzerleben zurückfällt. Der Sohn hat sich dann im Verlaufe seiner Entwicklung von einer Bryonia-Situation über eine Rhus toxicodendron-Situation wieder zu einer Bryonia-Situation hinbewegt. Die dynamische Mitte zwischen den beiden Polen wird er unter diesen Umständen noch finden müssen.

Am Beispiel dieser beiden Mittel wird das Antagonistische, das Dualistische, welches die Komplementmittel auszeichnet, besonders deutlich. Es sei aber noch darauf hingewiesen, dass auf eine Bryonia-Situation keineswegs eine Rhus toxicodendron-Situation folgen muss, weil ein Mittel ja mehrere sichtbare komplementäre, duale Mittel haben kann, wie das zum Beispiel bei Bryonia der Fall ist. Die Bryonia-Situation kann sich auch in eine andere Richtung entwickeln, beispielsweise in eine kriminelle, wo dann der Situation entsprechend andere Mittel Komplementmittel zu Bryonia sein können, etwa Kalium carbonicum, Lycopodium, Natrium muriaticum, Sulfur und viele mehr. Das obige Beispiel veranschaulicht aber deutlich die gegenseitige Durchdringung der Komplementmittel, wie wir das im Chamomilla/Magnesium carbonicum-Bild und dem Yin-Yang-Symbol schon angedeutet haben.

Wir wollen an dieser Stelle eine Betrachtung einschieben, welche eine Möglichkeit zum Verständnis der Arzneimittelbilder aufzeigt: Am Beispiel von Bryonia als Pflanze, der Zaunrübe, lässt sich das oben gezeichnete Bild besonders schön aus deren Lebensweise in einer Analogiebetrachtung herleiten. Die Zaunrübe wächst als knollige Wurzel (sie gehört zu den Kürbisgewächsen) im Boden. Oberhalb der Erde ranken sich Triebe mit den Blättern und den roten Beeren an Zäunen (daher der Name Zaunrübe) oder andern stützenden Gegenständen empor. Sie überwintert mit weitverzweigten Wurzeln. Wegen diesem grossen Wurzelsystem lässt sie sich nur schwer aus dem Boden reissen, sie ist im Boden fest verankert. Diese Eigenschaften der Zaunrübe charakterisieren auch den Bryonia-Patienten:

Der Bryonia-Patient ist in einem System, z.B. in einem wirtschaftlichen, religiösen oder politischen, fest eingebunden und verankert. Er lässt sich nicht dazu bewegen, sein vertrautes System ohne Not zu verlassen. Er braucht unabdingbar ein solches System, das ihm Halt bietet, ohne das er nicht lebensfähig ist. Deshalb hat der Bryonia-Patient keine Eigeninitiative und wenig Verantwortungsbewusstsein. Er ist träge und lässt sich führen. Veränderungen mag er nicht oder er verträgt sie nicht. In jedem festgefügten System gibt es auch einen Verhaltenskodex sowie Vorschriften und Bestimmungen. Den Druck, der dadurch auf den einzelnen ausgeübt wird, braucht der Bryonia-Patient geradezu. Ohne diesen Druck, der ihm zugleich Halt gibt, ist er sehr verunsichert. Dieser Sachverhalt lässt sich wiederum an der Zaunrübe ablesen: Die Erde übt auf die Zaunrübe Druck aus, gibt ihr aber auch den notwendigen Halt. Im Arzneimittelbild von Bryonia findet sich diese Eigenschaft in der Modalität »Druck bessert«. Das weitverzweigte Wurzelsystem, welches der Zaunrübe erlaubt zu überwintern, kann als weitverzweigtes Beziehungssystem des Bryonia-Patienten interpretiert werden. Dieses gut ausgebaute Beziehungssystem erlaubt es dem Bryonia-Patienten zu »überwintern«, d.h. diese Beziehungen ermöglichen ihm auch wirtschaftlich schlechte Zeiten unbeschadet zu überstehen, sie geben ihm die notwendige Sicherheit. Das sehr typische Bryonia-Symptom »Furcht vor Armut« lässt sich aus dieser Darlegung gut verstehen. Das was oberhalb der Erde von der Pflanze zu sehen ist, sind Triebe, welche aber so schwach sind, dass sie eine Stütze benötigen, denn ohne Stütze liegt die Pflanze am Boden. Sie klettern an allem empor, was sich anbietet. Auch diese Zaunrübeneigenschaft lässt sich auf den Bryonia-Patienten übertragen: Was an Sichtbarem an ihm festzustellen ist, das ist wenig beeindruckend, denn wenn seine Unternehmungen nicht die Stütze des Systems haben, dann fallen sie in sich zusammen. Die Kreativität beschränkt sich auf das im System Mögliche. Die Unternehmungen werden auch nicht auf ihre Sinnhaftigkeit und Realisierbarkeit hin überprüft, da das System die Fehler wieder ausgleicht, so dass das Überleben immer gesichert ist. Ein Mensch, der so schwach ist nach aussen, der ist auch empfindlich gegen die verschiedensten äusseren Einflüsse. Deshalb ist Bryonia ein häufig indiziertes Grippemittel. Nun gehen wir zurück zu den Polaritäten.

Selbstverständlich lassen sich diese Polaritätsbetrachtungen auch auf Gruppen ausdehnen. Ebenso wie Symptome bei einem Patienten Ausdruck eines Ungleichgewichts sind, und diese somit polare Partnersymptome erzeugen, sind auch die Symptome einer Gruppe ein Hinweis auf Ungleichgewichte in der Gruppe mit entsprechenden polaren Symptomen. Sobald eine Gruppe bezüglich ihrer Intensionen von der dynamischen Mitte abweicht, entstehen krankhafte polare Symptomenpaare. Ist eine Gruppe miasmenfrei, so treten die Polpaare deutlich in Erscheinung, ausgedrückt etwa durch kontradiktorische Debatten innerhalb der Gruppe. Auch beim miasmafreien, d. h. gesunden Menschen treten der Lebenssituation entsprechend die Polpaare in Erscheinung, er ist beispielsweise nicht nur gutmütig, er kann auch zornig werden. Wir können auch sagen: Sind in einer Gruppe alle Pole sichtbar, dann ist die Gruppe gesund, sie befindet sich in der dynamischen Mitte. Wir können solche Polpaare in den verschiedensten Gruppen beobachten, wie beispielsweise Staaten, Parteien, Vereinen, Gewerkschaften, Religionsgemeinschaften usw.

Betrachten wir als Beispiel Staaten: da gibt es die institutionalisierten Polpaare Regierung und Parlament. Diese beiden Pole dienen dazu, die dynamische Mitte nicht zu verlassen. Sie kontrollieren sich gegenseitig. In den USA heisst diese Einrichtung »Check and Balance«. Dem gleichen Zweck, nämlich der Erhaltung eines politischen Gleichgewichts, dienen die Parteien. Typische Beispiele sind diesbezüglich die Zweiparteienstaaten USA und Grossbritannien. Entsteht in einem Staat eine neue Linkspartei, so entsteht bald darauf die entsprechende polare Rechtspartei und umgekehrt. Solche Entwicklungen können sich fortsetzen bis zu links- und rechtsextremen Terrorgruppen, ohne dass dabei der Staat als Gesamtes gefährdet ist. Ein Staat ist nach unserem Verständnis als krank zu bezeichnen, wenn eine Gruppierung eine Machtmonopolstellung erringt, sei es das Militär, eine Partei, eine religiöse Gruppe, die Wirtschaft, die Regierung oder sonst eine Interessengruppe. Wie beim kranken Menschen ist in einem solchen Staat nur der eine Pol sichtbar. Der andere Pol existiert auch, aber er ist nicht zu erkennen, er ist im Untergrund. In allen Staaten, in welchen die Machtausübenden einseitig ihre Interessen durchsetzen, wirkt eine gesellschaftliche Opposition im Dunkeln, eine duale Macht zur herrschenden Macht. Dem kranken Menschen gleich, weiss man aber nicht, wie dieser Oppositionspol aussieht. Erst wenn die Machtmonopolstellung der Herrschenden zerfällt, zeigt sich dieser Pol. Als Beispiel wäre hier der Übergang vom Zarentum zum Bolschewismus zu erwähnen. Der Kampf zwischen Menschewiki und Bolschewiki, welcher zu Gunsten der Bolschewiki ausging, ist dafür ebenfalls ein Beispiel. Dass solche Staaten krank sind und immer kränker werden zeigt sich daran, dass historisch betrachtet diese Staaten nur eine kurze Lebensdauer haben. Diktaturen aller Art, von der Diktatur in der Familie bis zu globalen Diktaturen, sind kranke Gebilde und sterben vergleichsweise schnell ab, wie etwa das Tausendjährige Reich Hitler-Deutschlands, das ganze zwölf Jahre alt wurde. Nicht gesunden kann ein Staat, wenn sich oppositionelle Diktaturen abwechseln. Zum Vergleich: Ein Mensch ist nicht gesund, wenn sich beispielsweise Herzbeschwerden und Verdauungsstörungen abwechseln, d.h. wenn lediglich die polaren Symptome wechselseitig sichtbar werden. Nur ein Gleichgewicht der Kräfte kann Gesundheit bringen. Dieses Gleichgewicht der Kräfte muss, sowohl auf der Ebene von Gruppen, wie auch beim einzelnen Menschen ständig erkämpft werden. Die Homöopathie ist in der Lage »Check and Balance« wieder herzustellen.

Ein wichtiges Thema soll noch kurz berührt werden: Es handelt sich um die Frage der Menschenrechte. Ganz unabhängig davon, was die Menschenrechte sein sollen, stellt man fest, dass der Gegenpol der Menschenrechte, nämlich die Menschenpflichten, fehlt. Wir stellen ein globales Ungleichgewicht fest bezüglich diesem Polpaar. Dieses Ungleichgewicht beinhaltet, dass jeder Mensch die Einhaltung der Menschenrechte fordern darf, dass er aber im Sinne eines Gleichgewichts nichts dazu beitragen muss. Das Polpaar Rechte und Pflichten ist nachhaltig gestört und nach unserem Verständnis ein globales Krankheitssymptom. Weil die Pflichten für die Menschen in diesem Menschenrechtskonzept fehlen, lassen sich mit der Forderung zur Einhaltung der Menschenrechte allerlei Egoismen rechtfertigen.

12. Die Erstverschlimmerung

In der Homöopathie versteht man unter der Erstverschlimmerung die vorübergehende Verstärkung der vorhandenen Symptome oder eines Teiles davon, nach der Mittelgabe. Tritt eine solche Verstärkung auf, so wird dies bezüglich der Mittelwahl als gutes Zeichen gewertet. Bleibt die Erstverschlimmerung nach der Mittelgabe aus, so sagt dies nichts aus darüber, ob das Mittel gut gewählt wurde oder ob es das falsche Mittel ist, denn Erstverschlimmerungen müssen bei einem gut gewählten Mittel nicht zwangsläufig auftreten.

Welche Bedeutung oder welchen Sinn hat eine solche Verschlimmerung der Symptome? Warum muss ein Patient vorübergehend noch mehr Leiden auf sich nehmen? Steckt dahinter ebenfalls ein allgemeines Prinzip, das auch in der Homöopathie seine Bestätigung findet? In der Tat zeigt sich in der Erstverschlimmerung ein universelles Prinzip, welches sich in dem folgenden allgemeinen philosophischen Gedanken kundtut: Indem ich hinabsteige, steige ich empor. Etwas volkstümlicher ausgedrückt liesse sich dieser Gedanke auch folgendermassen formulieren: Es muss immer zuerst schlechter gehen, bevor es besser gehen kann oder auch: Jeder muss einmal unten durch. Das Hinabsteigen wird hier geradezu als Voraussetzung betrachtet um aufsteigen zu können.

Die Erstverschlimmerung ist das Hinabsteigen, welches das darauf folgende Emporsteigen d.h. den Heilungsprozess erst möglich macht. Der Bryoniafall im letzten Abschnitt ist ein anschauliches Beispiel dafür, wie solche Erstverschlimmerungen und die damit verbundenen Heilungsprozesse im täglichen Leben sich abspielen können. Es ist ganz allgemein die Bestimmung der Menschhheit insgesamt, aber auch des einzelnen Menschen, diesem Prinzip zu folgen: Die Vertreibung aus dem Paradies bedeutet den Abstieg des Menschen aus der geistigen Welt in die Materie. Dieser Abstieg ist aber Voraussetzung und Notwendigkeit, aber auch eine Chance für die Weiterentwicklung der Menschheit. Der weitere Aufstieg in die geistigen Welten kann für die Menschen nur über diesen Abstieg erfolgen. Christus ist aus diesem Grund in die materielle Welt abgestiegen, um diesen Aufstieg für die Menschen zu ermöglichen. Er selbst ist bei der Auferstehung wieder aus den Niederungen der materiellen Welt aufgestiegen in die geistige Welt, symbolisch für den Gang der Menschheit. Ebenso steigt nach der Konzeption eine menschliche Seele aus der geistigen Welt hinab in einen materiellen Körper, um wiederum am Ende seines Lebens heiler in die geistige Welt aufzusteigen. Das Motiv des Absteigens und dem nachfolgenden Aufsteigen finden wir auch in der Apokalypse des Johannes, wo von der Offenlegung der sieben Siegel die Rede ist. Das Absteigen ist also ein heilsamer Prozess, ein Prozess, der zum Heil führt, so wie die homöopathische Erstverschlimmerung als exemplarisches Beispiel dieses universellen Prinzips ein heilsamer Prozess ist und zur Heilung des Patienten führt. Hat ein Patient beim Beginn der Behandlung den Tiefpunkt der Krankheitsentwicklung noch nicht erreicht, so durchschreitet er diesen Tiefpunkt beim Eintreten der Erstverschlimmerung.

Durchläuft man in irgend einer Weise einen solchen Abstieg, so ist dies der erste Teil des zu lösenden Problems. So verstanden ist Krankheit der erste Teil der Heilung. Krankheit ist, wie oben in einem allgemeineren Zusammenhang schon angeführt, Voraussetzung und Notwendigkeit, um auf allen Ebenen gesund zu werden. Für einen Menschen, der im Einklang mit der Evolution lebt, bedarf es keiner Krankheiten, für diejenigen aber, die nicht evolutionsgemäss leben, ist Krankheit eine Notwendigkeit, um Lernprozesse in Gang zu setzen. Würde man keinem Abstieg in irgend einer Form unterworfen sein, dann würde man auch nicht erkennen können, dass ein Problem besteht. Im Falle von Krankheit heisst das: Würde man nicht krank werden, so könnte man auch nicht erkennen, dass man nicht gesund ist. Es gibt viele Beispiele, die man für diesen Sachverhalt anführen kann: Das auffälligste Beispiel, das viele Leute aus eigener Erfahrung kennen, ist der Krebs. Die Krankheit Krebs gibt sich lange nicht zu erkennen. Erst wenn die Krankheit schon weit fortgeschritten ist, entstehen Beschwerden. Der Krebskranke befindet sich aber schon eine lange Zeit auf dem Abstieg, ohne dass er es weiss. Aber er befindet sich schon auf dem Heilungsweg. Der Aufstieg erfolgt beim Krebspatienten entweder durch das Verschwinden des Krebses, so dass der Patient wieder auf allen Ebenen gesund ist, oder aber, was häufiger der Fall ist, der Patient stirbt und wird dadurch von seinem Leiden erlöst, was gleichbedeutend ist mit dem Aufstieg zum Heilsein. Das Heimtückische an der Krebskrankheit ist, dass der Abstieg erst in einem späten Stadium, nämlich dann, wenn die Beschwerden beginnen, ins Bewusstsein der Menschen dringt. Der Abstieg kündigt sich aber auch beim Krebs durchaus frühzeitig an. Die entsprechenden körperlichen, seelischen und geistigen Hinweise werden aber meistens nicht beachtet, sie werden nicht mit dem Beginn der Krankheit, d.h. dem Abstieg, in Verbindung gebracht, sie werden eben nicht als Krankheitszeichen angesehen. Das eben Gesagte soll an einem Beispiel in bezug auf den Krebs erläutert werden: ein Mensch stellt bei sich selbst im Laufe der Zeit Eigenschaften fest, die er früher nicht hatte, wie zum Beispiel das verstärkte Verlangen nach gewissen Nahrungsmitteln, wie Gewürze und Schokolade. Er stellt weiter fest, dass er freudig erregt ist, wenn es draussen gewittert, blitzt und donnert, oder dass er sehr empfindlich gegen Vorwürfe und allerlei Grobheiten geworden ist. Weiter bemerkt er, dass er seit einigen Monaten nur noch auf dem Bauch schläft. Nun ist es in der Regel ja so, dass ein solcher Mensch diese Zeichen nicht als Krankheitszeichen deutet und somit nicht auf die Idee kommt, sich wegen diesen Krankheitszeichen behandeln zu lassen. Diese Zeichen sind aber, wie viele andere harmlose, unscheinbare Zeichen auch, als Krankheitszeichen aufzufassen. Diese Zeichen sind sichtbar gewordene Einseitigkeiten, wie wir das schon im Abschnitt »Die Polaritäten« dargelegt haben, und mithin Anzeichen von bestehenden Miasmen. Es ist durchaus möglich, dass diese Zeichen Manifestationen einer beginnenden Krebserkrankung sind, lange bevor Krebszellen klinisch nachweisbar sind. Diese Zeichen sind, um bei unserer Terminologie zu bleiben, Zeichen des Abstiegs. Werden solche Zeichen ernst genommen und beginnt man bereits in diesem Stadium des Abstiegs eine homöopathische Therapie, dann kann der weitere Abstieg aufgehalten werden und es beginnt der Aufstieg. Der Aufstieg manifestiert sich dadurch, dass im Laufe der homöopathischen Behandlung die im Zuge der Zeit in Erscheinung getretenen Zeichen wieder verschwinden. Das würde bezüglich unserem Beispiel bedeuten, dass das Bedürfnis nach Gewürzen und Schokolade nachlässt, die Erregung während eines Gewitters verschwindet, die

Empfindlichkeiten abnehmen und die Schlaflage sich ändert. Ergänzend sei erwähnt, dass die in diesem Beispiel angeführten Zeichen und Symptome im Arzneimittelbild von Carcinosinum enthalten sind.

Aus dem Gesagten wird ersichtllich, dass eine homöopathische Therapie zu einem möglichst frühen Zeitpunkt des Abstiegs einsetzen soll. Erkennen kann man den Abstieg daran, dass irgendwelche Ungleichgewichte oder Einseitigkeiten sich zu zeigen beginnen. Miasmatisch gesprochen kann man sagen: Die Miasmen treten aus ihrer Latenz hervor. Was immer auch für Einseitigkeiten sich zeigen, sie sind als der Beginn des Abstiegs zu deuten und führen ohne Behandlung früher oder später zu Störungen des Wohlbefindens bis hin zu schweren Erkrankungen. Die folgenden Beispiele als Hilfe zur Erkennung des Abstiegs angegebenen Zeichen sind allesamt solcherart, dass sie normalerweise nicht als Beeinträchtigung des Wohlbefindens betrachtet werden, aber durchaus als manifeste Zeichen des Abstiegs aufzufassen sind:

- Ausgeprägtes Bedürfnis Witze zu erzählen.
- Angenehme Träume z.B. vom Fliegen, Träume von Reichtum.
- Lieblingsfarben oder auch Abneigung gegen Farben.
- Übertriebene Sparsamkeit oder Verschwendungssucht.
- Einseitige Talente wie: Schachspielen, Verfassen von Gedichten, Kopfrechnen.
- Extremes Verlangen oder extreme Abneigung von Nahrungsmitteln.
- Einseitiges Bedürfnis nach geistiger Betätigung oder Abneigung gegen jede geistige Betätigung.
- Übertriebene Redseligkeit oder wortkarg.
- Geltungssucht oder Duckmäusertum.
- Übertriebene Tierliebe.

Es gibt noch eine Vielzahl solcher Einseitigkeiten. Diese Beispiele dienen lediglich dazu, die Auffassung von Krankheit und Gesundheit über das hinauszuführen, was im Allgemeinen unter diesen Begriffen verstanden wird. Krankheit ist nicht nur eine Frage von Beschwerden, sondern von irgendwelchen Einseitigkeiten. Hier ist auch die Polarität Krankheit/Gesundheit angesprochen, welche schon dargelegt wurde.

Die obigen Beispiele zeigen, dass der Abstieg bzw. das Zutagetreten der Miasmen sanft erfolgt. Man kann hier durchaus eine Weisheit am Werke sehen, die den Menschen nicht von Anfang an mit der vollen Last seiner Miasmen konfrontiert, sondern dass diese Weisheit dafür sorgt, dass er sanft auf die Miasmen aufmerksam gemacht wird. Erfolgen auf diese sanften Ankündigungen der Miasmen keine entsprechenden Massnahmen, sei es durch eine Änderung der Lebensverhältnisse und Verhaltensweisen oder bei den chronischen geerbten Miasmen durch eine homöopathische Therapie, dann werden sich diese Miasmen immer unsanfter artikulieren, d.h. die bestehenden Symptome werden sich immer mehr verstärken oder zeitlich immer häufiger auftreten, oder es treten im Laufe der Zeit immer mehr neue Symptome auf, der Abstieg nimmt unaufhaltsam seinen Fortgang. Es war immer das Bestreben Hahnemanns, dass auch der weitere Abstieg nach der Gabe des Mittels sanft erfolgt, wie er das im Paragraphen 2 des Organons fordert, d.h. dass Erstverschlimmerungen vermieden werden sollen.

Es stellt sich jetzt aber die Frage: Ist diese Sanftheit in voller Absolutheit überhaupt möglich? Aus den obigen Betrachtungen muss der Schluss gezogen werden, dass das nicht möglich ist. Die homöopathische Erstverschlimmerung kann aber so schwach sein, dass sie der Patient gar nicht bemerkt. Dass diese Sanftheit nicht in dieser Absolutheit erreichbar ist, lässt sich auch auf folgende Weise erklären, und wir übernehmen damit die Argumentation von Hahnemann selbst: die Kunstkrankheit, die im Patienten durch die Verabreichung des homöopathischen Mittels entsteht, muss stärker sein als die natürliche Krankheit des Patienten, damit Heilung erfolgen kann. Diese These, die durch die Praxis vollauf bestätigt wird, enthält implizit die Aussage, dass der Patient vorübergehend noch kränker werden muss und zwar hervorgerufen durch das homöopathische Mittel, was sich als eine vorübergehende Verschlimmerung der Symptome äussern kann. Es gibt Homöopathen, die eine Erstverschlimmerung geradezu fordern, um die Bestätigung dafür zu haben, dass das heilende Mittel verabreicht wurde. Ihre These lautet: Ohne Erstverschlimmerung keine Heilung!

Wir haben aber schon darauf hingewiesen, dass die Erstverschlimmerung ein universelles Prinzip ist, das sich in vielen Lebensbereichen der Menschen finden lässt. Man kann deshalb annehmen, dass dieses Prinzip auch in gesellschaftlichen Belangen aller Art in Erscheinung tritt. Die folgenden Erläuterungen sollen diese Annahme belegen: Wie es beim einzelnen Menschen harmlose Anzeichen eines beginnenden Abstiegs gibt, so gibt es solche Zeichen auch bei sozialen Gruppen verschiedenster Ausrichtung, wie politische Parteien, Vereine, religiöse Gemeinschaften, Wirtschaftsverbände, Völker, Staaten oder der ganzen Menschheit insgesamt.

Auch bei solchen sozialen Gruppen treten diese ersten Anzeichen des Abstiegs sanft auf. Die oben angeführte Weisheit ist auch hier am Werk. Wie gehen aber die einzelnen sozialen Gruppen mit diesen Anzeichen um? Sie gehen genau gleich um mit diesen Anzeichen, wie der einzelne Mensch mit seinen individuellen Anzeichen umgeht, nämlich: Die sozialen Gruppen nehmen diese Anzeichen gar nicht zur Kenntnis oder ignorieren sie. Wenn aber diese Anzeichen schon deutliche Zeichen geworden sind und beginnen unangenehm zu werden, dann werden Mittel und Wege gesucht, diese Zeichen zu beseitigen d.h. zu unterdrücken, oder es wird versucht sie zumindest zu verbergen, was miasmatisch betrachtet dem sykotischen Miasma entspricht. Aber diese untauglichen Mittel können den Abstieg nicht aufhalten. Die Probleme werden zunehmend ernster und schwerwiegender bis der Punkt erreicht ist, wo der Abstieg die Existenz des sozialen Körpers bedroht, was dann gleichzusetzen ist dem syphilitischen Miasma. Erst im Stadium der Syphilis werden die Schritte zum Aufstieg, freiwillig oder unfreiwillig, eingeleitet. Die eingeleiteten Massnahmen können aber, wie beim Beispiel der Krebskrankheit aufgezeigt, zur Heilung des sozialen Organismus führen oder aber zu dessen Tod, was ebenfalls als ein Heilsweg aufgefasst werden kann.

Wie kann aber eine homöopathische Behandlung von ganzen sozialen Organismen aussehen? Wir müssen wiederum das Ähnlichkeitsgesetz anwenden und zwar nach den vorhandenen sonderlichen, eigenheitlichen, charakteristischen Zeichen und Symptomen, wie das in Paragraph 153 des Organons von Hahnemann gefordert wird. Da die homöopathischen Mittel, wie Hahnemann sich ausdrückt, geistartig sind, so müssen also für die Behandlung ganzer sozialer Gruppen geistartige Mittel gefunden werden. Dies kann in der Form eines nach dem Ähnlichkeitsgesetz formulierten Gebetes geschehen. Man sammelt also die individuellen, sonderlichen, eigenheitlichen, charakteristischen Symptome der zu behandelnden sozialen Gruppe und formuliert das entsprechende Gebet. Damit nun eine solche soziale Gruppe geheilt werden kann, muss die Kraft des Gebetes stärker sein als die krankmachenden Kräfte in der Gruppe.

Diese Forderung erhebt Hahnemann im Organon für die Behandlung natürlicher Krankheiten. Diese Forderung sei hier, weil sie so wichtig ist, nochmals formuliert: Die Kraft der künstlichen Krankheit, welche im Patienten durch die Einnahme des homöopathischen Mittels erzeugt wird, muss stärker sein, als die Kraft der natürlichen Krankheit im Patienten. Dieses auf die Homöopathie bezogene Prinzip findet man auch im Markus-Evangelium (3.22) und kann somit als universelles Prinzip betrachtet werden, welches da folgendermassen formuliert ist: »Den Teufel mit dem Beelzebub austreiben.« Der Beelzebub ist der Chefteufel, der Oberteufel und viel stärker als alle Unterteufel. Er allein ist in der Lage, den Teufel aus einem Menschen wieder auszutreiben. Auf die Homöopathie übertragen entsprechen den Teufeln die Miasmen und der Beelzebub entspricht dem richtig gewählten homöopathischen Mittel. Das Miasma ist der Teufel und das Simillimum der Beelzebub. Auch hier erkennen wir sehr anschaulich das Ähnlichkeitsgesetz: Der Teufel wird mit einem stärkeren Teufel bekämpft und nicht mit Engeln oder Erzengeln. Eine positiv formulierte Variante dieses Prinzips findet man in der Redewendung »Das Bessere ist der Feind des Guten«. Man überwindet das an sich schon Gute mit etwas ähnlichem, welches aber noch mehr Kraft hat als das Gute und nähert sich so immer mehr dem absolut Guten. Man überwindet beispielsweise Mitmenschlichkeit mit aufopfernder Mitmenschlichkeit. Diese Betrachtung zeigt wiederum das allgegenwärtige Prinzip der Polaritäten: Das Schlechte wird mit noch Schlechterem und das Gute mit noch Besserem überwunden. Diesen Zusammenhang finden wir auch dargestellt in unserem Evolutionsmodell im Abschnitt »Das Ähnlichkeitsgesetz«: Die Überwindung des Schlechten durch das noch Schlechtere ist ein Prozess, welcher sich in der unteren Hälfte des Vierecks abspielt, und die Überwindung des Guten durch das noch Bessere spielt sich in der oberen Hälfte des Vierecks ab.

Ein historisches Beispiel für die Überwindung des Schlechten durch noch Schlechteres zeigte sich im Zweiten Weltkrieg. Das Gewaltregime Hitlers wurde mit noch grösserer Gewalt der Alliierten überwunden, und diese Gewalt der Alliierten musste noch grösser sein als das Gewaltregime Hitlers, sonst hätte das Hitlerregime nicht überwunden werden können. Aber diese noch grössere Gewalt der Alliierten war eine notwendige Erstverschlimmerung, um den Aufstieg, den Heilprozess in Gang zu setzen. Man kann also sagen: Beides, die Überwindung des Schlechten mit noch Schlechterem und das Gute mit dem noch Besseren, können Heilswege sein.

Zurück zu den Gebeten: So wie beim einzelnen kranken Menschen hohe Potenzen (hohe Energien) als einzelne Gaben in grossen Abständen verabreicht werden oder aber auch tiefe Potenzen (niedrige Energien) in häufigen Gaben, so kann auch ein solches Gebet von vielen Menschen gleichzeitig gebetet werden oder aber von wenigen Menschen öfters wiederholt werden. Ist die Kraft des Gebetes stark genug, so unterliegt der soziale Organismus der Erstverschlimmerung, d.h. der soziale Organismus gesundet oder wenn das syphilitische Miasma zu weit fortgeschritten ist, dann stirbt der Organismus. Wegen dieser Kraftwirkung wird auch in Kirchen kollektiv gebetet, um die Kraft des Gebetes so zu steigern, dass das Gebet Wirkung zeigt, das entspricht der einmaligen Gabe von hohen Potenzen der homöopathischen Mittel. Oder in kleineren religiösen Gemeinschaften wie z. B. in Klöstern werden die Gebete oft wiederholt, damit die Gebete Wirkung haben, was der Wiederholung mit tiefen Potenzen von homöopathischen Mitteln entspricht. Betrachtet man die ganze Menschheit als soziale Gruppe, so ist das Simillimum durch das Gebet »Vaterunser« schon gegeben.

Das »Vaterunser« enthält mit seinen sieben Bitten alles, was die Menschheit benötigt um gesund zu werden. Beispielsweise bittet der Beter des »Vaterunser« in derjenigen Bitte, in welcher es heisst, »Vergib uns unsere Schulden«, Gott um Vergebung. Er erbittet die Tilgung der Schulden nicht nur für sich selbst, sondern für alle Menschen. Er bittet stellvertretend für alle Menschen Gott um Verzeihung, dass die Menschheit insgesamt von der vorgesehenen Evolution abgewichen ist, dass die Menschheit Schuld auf sich geladen hat, weil Miasmen und damit verbunden Krankheiten in die Menschheit gekommen sind. Diese Bittstelle ist die fünfte Bitte im »Vaterunser« und hat einen Bezug zur gegenwärtigen Menschheitsentwicklung, wovon im Abschnitt »Vaterunser« die Rede sein wird. Das Motiv des Verzeihens hat in diesem Zeitabschnitt der Menschheit seine ganz besondere Wichtigkeit. Es heisst im »Vaterunser« gleich anschliessend zur angesprochenen Bitte »wie auch wir vergeben unsern Schuldigern«. Wenn jemand einem andern Menschen für seine Missetaten verzeiht, dann überwindet er sich und steigt ab auf die Stufe desjenigen, der an ihm oder an andern Menschen schuldig geworden ist. Der Verzeiher wird durch seinen Abstieg dem Schuldner ähnlich und deshalb hat das Verzeihen Wirkung. Der Akt des Verzeihens kann so als Erstverschlimmerung im Heilungsprozess verstanden werden. Der Heilungsprozess vollzieht sich sowohl beim schuldig gewordenen Menschen als auch beim Verzeiher, denn wenn ein Mensch nicht verzeihen kann, dann kommt er seiner Pflicht, Menschenliebe walten zu lassen, nicht nach, und der Schuldige muss mit seiner Schuld leben, was unweigerlich zu Miasmen und allenfalls zu Krankheiten führt. Der Verzeiher muss neben dem Leid, welches ihm zugefügt wurde, auch noch die Kraft des Verzeihens aufbringen, und dieser zusätzliche Kraftakt ist seine Erstverschlimmerung auf dem Weg zum Heil. Dass das Verzeihen eine schwierige Sache ist, kennen alle diejenigen, welche durch Verbrechen zu Schaden gekommen sind, etwa wenn eine nahestehende Person umgebracht worden ist. Man stelle für sich selbst einmal vor: Ich verzeihe dem Mörder meines Lebenspartners, dann steige ich von meiner Warte aus tief hinunter und nähere mich diesem Menschen. Einen solchen Schritt tun ist sehr schmerzhaft und deshalb ist er heilsam. Wir werden da sogleich wieder an das Motiv des Leidens aus dem Abschnitt »Die Arzneimittelbilder« erinnert.

Die Behandlung sozialer Gruppen mittels geeigneter homöopathischer Mittel, zum Beispiel durch Gebete, lässt sich vergleichen mit der homöopathischen Behandlung epidemischer Krankheiten. Die »soziale Gruppe« umfasst bei den epidemischen Krankheiten diejenigen Menschen, die innerhalb des epidemischen Gebietes leben. Man betrachtet die erkrankten Menschen in einem solchen Epidemiegebiet als einen einzigen Organismus und sucht wiederum innerhalb dieses Oranismus die sonderlichen, eigenheitlichen, charakteristischen Symptome gemäss Paragraph 153 des Organons und wendet auf diese das Ähnlichkeitsgesetz an. Gleichermassen ist eine Epidemie als ein Abstieg, hervorgerufen durch soziale Störungen, aufzufassen. Hat man das Simillimum für diesen sozialen Organismus gefunden, dann kann jedem Erkrankten innerhalb des Epidemiegebietes dieses Simillimum verabreicht werden. Durch die Gesundung der einzelnen Mitglieder dieses sozialen Organismus gesundet der soziale Organismus als Ganzes.

Das lässt sich nun wieder mit dem Gebet in einer Gruppe vergleichen: Durch das Gebet jedes Mitgliedes einer sozialen Gruppe gesundet nicht nur das einzelne Mitglied, sondern auch die Gruppe als Ganzes. Vergleichsweise kann eine Choleraepidemie innerhalb des Epidemiegebietes Symptome aus dem Arzneimittelbild von Camphora zeitigen. Dann kann jedem einzelnen Erkrankten das homöopathische Mittel Camphora verabreicht werden. Man verabreicht gewissermassen dem ganzen sozialen Organismus das Mittel Camphora. Durch die Gesundung des einzelnen Erkrankten erfolgt die Gesundung des ganzen Organismus. Die Cholera ist eine syphilitische Krankheit. Sie entsteht nur in Gebieten, wo die sozialen Verhältnisse syphilitisch sind, wo die zerstörerischen und auflösenden Tendenzen schon weit fortgeschritten sind. Dem gesellschaftlichen Abstieg bis zum syphilitischen Miasma folgt der physische Abstieg des sozialen Organismus in Form von Cholera.

Camphora wird auch als das Mittel des Todes bezeichnet. Camphorakranke sehen aus wie Tote: leblos und eiskalt. Ein vager Anklang an diese Idee des Todes findet man bei den Hausfrauen, die Kampher benutzen, um allfällige Kleidermotten zu töten.

Dass jedem Abstieg ein Aufstieg folgen kann wird auch anschaulich im Yin-Yang-Symbol ausgedrückt: Sowohl der Yin-Teil, repräsentiert durch die schwarze Fläche, als auch der Yang-Teil, repräsentiert durch die weisse Fläche, enthalten im Symbol den jeweiligen andern Teil in der Form eines Punktes. Übertragen wir diese Symbolik auf die polaren Begriffe Abstieg und Aufstieg, so bedeutet das, dass der Abstieg auch schon den Aufstieg und der Aufstieg auch den Abstieg in sich trägt. Dieses Symbol stützt die Auffassung, dass die Erkrankung auch schon die Heilung in sich trägt, dass die Erkrankung der Anfang des Heilungsprozesses sein kann. Jeder Niedergang enthält in sich auch die Aufwärtsentwicklung.

Wir wollen uns nun einer Reihe von Beispielen zuwenden, die die Universalität des Prinzips der Erstverschlimmerung veranschaulichen sollen.

- Viele Menschen haben schon folgende Erfahrung gemacht: Man hat kalte Hände, man reibt die Hände ein mit Schnee, der noch kälter ist als die Hände, dann werden die Hände vorübergehend noch kälter. Das ist dann die Erstverschlimmerung. Nach der Erstverschlimmerung werden die Hände dann angenehm warm. Hier kommt das schon zweimal formulierte Prinzip anschaulich zum Ausdruck: Kälte wird mit noch grösserer Kälte geheilt. Dieses Vorgehen hat seine Entsprechung bei Verbrennungen der Haut: Verbrennungen werden durch Hitze besser geheilt als durch Kälte. Die dabei auftretenden starken Schmerzen sind Erstverschlimmerungsschmerzen.
- Eine weitere Erfahrung, welche viele schon gemacht haben, ist die folgende: Man geht auf eine Wanderung mit einem schweren Rucksack. Nach einer Stunde Marsch wird eine Pause eingelegt. Man entledigt sich des Rucksacks, setzt sich hin und ruht sich aus. Nach der Pause lädt man sich den Rucksack wieder auf und beginnt wieder zu wandern. Man bemerkt aber alsbald, dass die Beine ganz schwer sind, der Rucksack viel schwerer erscheint als er ist, eine allgemeine Schwäche sich bemerkbar macht. Das ist die Erstverschlimmerung. Ist man dann aber wieder eine Weile gelaufen, dann erscheint der Körper und der Rucksack viel leichter als zuvor und das Wandern geht viel unbeschwerter.
- Ein Sprichwort, das vielen Menschen sicher geläufig ist, lautet: »Aller Anfang ist schwer«, d.h. wenn der Anfang einmal über-

wunden ist, dann geht alles viel leichter. Beispiele gibt es dazu viele: ein Musikinstrument erlernen, eine Sprache erlernen usw. Dieses Sprichwort veranschaulicht sehr einprägsam das Erstverschlimmerungsprinzip.

- Eine Lebenssituation, welche sicher jeder kennt ist die folgende: Man hat eine unangenehme Sache zu erledigen. Anstatt, dass man diese Sache gleich erledigt, schiebt man sie immer wieder auf. Erst wenn die ganze Angelegenheit immer unangenehmer wird, der innere und äussere Druck immer mehr zunimmt, was der Erstverschlimmerung entspricht, dann rafft man sich auf, die immer lästiger gewordene Sache an die Hand zu nehmen. Ein alltägliches Beispiel dazu ist der Gang zum Arzt: erst wenn die Beschwerden allzu lästig werden, unternimmt man den Schritt sich von einem Arzt behandeln zu lassen.
- Unsere negativen Erfahrungen können als Erstverschlimmerungen aufgefasst werden. Wir lernen dabei solche Erfahrungen zu vermeiden oder positiv mit ihnen umzugehen. Ein Beispiel: Ein Kind hält die Hand ins Feuer und zieht sich Verbrennungen zu. Es lernt durch diese negative Erfahrung das Feuer zu meiden.
- Leute, welche irgendwelchen Süchten unterworfen sind, erleiden Entzugserscheinungen, wenn sie sich einer Entziehungskur unterziehen. Alle diejenigen, die schon den Versuch unternommen haben, sich von ihrer Sucht durch Enthaltsamkeit zu befreien, kennen diese Erstverschlimmerung. Davon mehr im Abschnitt »Die Erstverbesserung«.
- Es gibt viele Menschen, welche trotz ihrer gehobenen gesellschaftlichen und materiellen Stellung immer unzufrieden sind. Sie müssten, wenn sie über ihre Lage nachdenken würden, zum Schluss kommen, dass für ihre Unzufriedenheit eigentlich gar kein Anlass besteht. Miasmatisch betrachtet besteht natürlich ein Anlass, nämlich die Psora. Würden diese Menschen homöopathisch-miasmatisch behandelt, dann würde die Unzufriedenheit verschwinden. Da in der Regel wegen bestehender Unzufriedenheit keine Behandlung erfolgt, braucht es eine gesellschaftliche oder eine persönliche Krise irgendwelcher Art,

z.B. eine Krankheit um die Unzufriedenheit zu beenden. Diese Krise ist dann die notwendige Erstverschlimmerung im Heilungsgeschehen.

- Hahnemanns Leben war lange Zeit von seelischer und materieller Not geprägt gewesen. Er musste durch diese Tiefen seines Lebens hindurch, damit das entstehen konnte, was durch ihn entstanden ist, nämlich die Homöopathie. Er zog es vor vom Arztberuf, so wie er diesen Beruf verstand, abzusteigen zum Übersetzer medizinischer Texte oder Autor von medizinischen Artikeln, als diesen Beruf so auszuüben, wie seine Arztkollegen von der Schulmedizin es taten. Die hohen Anforderungen an den wahren Arzt kommen im Paragraphen 1 des Organons deutlich zum Ausdruck, den wir wegen seiner Wichtigkeit nochmals zitieren:
  »Des Arztes höchster und EINZIGER Beruf ist, kranke Menschen gesund zu machen, was man heilen nennt.«
  Um diesem Ideal gerecht zu werden, nahm Hahnemann viele Opfer auf sich. Sein freiwilliger Abstieg, der ein sozialer, ein ökonomischer, ein gesundheitlicher, ein rein menschlicher war, wandelte sich in einen Aufstieg, der ihn bis in die gesellschaftlichen Höhen der Pariser Bourgeoisie führte. Von diesem Aufstieg zehren heute noch viele Menschen, aufgrund seines Vermächtnisses, sowohl Patienten wie Therapeuten. Sein Abstieg war der unumgängliche, notwendige Teil für die Findung und Etablierung der Homöopathie. Diese Erstverschlimmerung seines Lebens hatte er durchzustehen, ohne diese Erstverschlimmerung hätte er die Homöopathie nicht schaffen können.
- Ein Abstieg besonderer Art zeigt sich in der medizinischen Forschung. Diese hat sich von einer ganzheitlichen Betrachtungsweise immer mehr wegbewegt: Vom Menschen zum Organ, vom Organ zur Zelle, von der Zelle zur Erbsubstanz (DNS), von der Erbsubstanz zu den Genen. Der Abstieg ist noch nicht beendet. Der Aufstieg wird erst dann erfolgen, wenn die Widersprüche in der Schulmedizin so unüberbrückbar geworden sind, dass das System in sich zusammenfällt. Einige dieser Widersprüche seien noch einmal stichwortartig genannt: Überlebensmaschinen, Manipulationen aller Art bei den Geburten

und bei Sterbenden, die immer grösser werdende Distanz zwischen Arzt und Patient, nicht zuletzt wegen der sich immer mehr ausbreitenden Apparatemedizin, die nicht mehr zu finanzierende Politik des offiziellen Gesundheitswesens, die materialistische Ausrichtung der Betrachtungsweise von Krankheit und Gesundheit.

- Kriege und Revolutionen sind historische Erstverschlimmerungen. Kriege und Revolutionen sind die syphilitischen Stadien von politischen Entwicklungen, die oft eine lange Vorgeschichte haben. Diese Stadien entstehen durch das Auseinandergehen von Wertvorstellungen, von Fraktionen innerhalb einer sozialen Gruppe oder zwischen sozialen Gruppen, wenn diese nicht mehr in der Lage sind einen Konsens zu finden. Auch hier tritt das Prinzip der Polaritäten in Erscheinung.
  Ein historisches Beispiel soll stellvertretend für unzählige andere Beispiele genügen. Das historische Ereignis, welches hier angeführt werden soll, fand im Jahre 1515 statt. Es handelt sich um die Schlacht der Eidgenossen bei Marignano, in der Nähe von Mailand, einer Schlacht, welche bis heute ihre Auswirkungen zeigt. Die Erfolge, welche die Eidgenossen in ihren kriegerischen Aktivitäten, sowohl in Schlachten gegen fremde Heere als auch als Söldner in fremden Kriegsdiensten, errangen, beflügelten sie so sehr, dass sie versuchten sich einen Zugang zum Mittelmeer zu verschaffen. Dieses Bestreben konnte aber nur erfolgreich verwirklicht werden über kriegerische Auseinandersetzungen mit den Herren von Mailand. Die Schlacht bei Marignano beendete jäh die Erfolgsserie. Diese Schlacht war die Erstverschlimmerung, die es brauchte, um Konsequenzen aus der bisherigen Kriegspolitik zu ziehen. Die Konsequenz war die Postulierung und Verwirklichung der strikten Neutralität der Eidgenossenschaft. Das syphilitische Miasma führte immer weiter in den Abstieg. Die Niederlage war die Voraussetzung für den Aufstieg d.h. zur Politik der Neutralität. Allgemein kann man sagen, dass Lernprozesse (Aufstieg) immer nur über Niederlagen (Abstieg) möglich sind.
- Die Sozialisten und Kommunisten glaubten immer, den Kapitalismus überwinden zu können, was ihnen bekanntermassen

nicht gelang. Den Kommunismus mit dem Kapitalismus bekämpfen zu wollen ist ebenso allopathisch wie den Kapitalismus mit dem Kommunismus überwinden zu wollen, denn diese Systeme sind sich zu unähnlich. Der Kommunismus brach nicht deshalb zusammen, weil der Kapitalismus das vermeintlich bessere System ist, sondern weil im Kommunismus das Krebsmiasma ins syphilitische Miasma überging. Der Kapitalismus wird sich dereinst selbst liquidieren, aber erst dann, wenn das systemimmanente Stadium der Syphilis erreicht ist. Dieses Stadium der Syphilis ist aber noch nicht eingetreten, denn das Krebsmiasma ist immer noch das vorherrschende Miasma des kapitalistischen Wirtschaftssystems. Da nicht anzunehmen ist, dass das krebsige Wirtschaftssystem des Kapitalismus von sich aus den Weg zurück zur Psora antreten wird, wird früher oder später das syphilitische Stadium erreicht werden und dann wird dieses System unter grimmigem Getöse zusammenbrechen. Diese Erstverschlimmerung wird dannzumal mit Sicherheit für alle sehr schmerzhaft sein, aber dieses Schmerzhafte ist zugleich das Startsignal, um ein menschengemässes, psorisches Wirtschaftssystem zu begründen und aufzubauen, d. h. den Aufstieg zu einem mitmenschlichen Wirtschaftssystem anzutreten.

- Eine Erstverschlimmerung globalen Ausmasses ist die ökologische Katastrophe, der wir entgegengehen. Der Abstieg kündigt sich schon lange an, aber die diesbezüglichen Hinweise, die zahlreich sind, werden nicht zum Anlass genommen, den Aufstieg einzuleiten, d.h. eine radikal andere Politik zu betreiben. Die auftretenden Symptome werden nach gewohnter sykotischer Manier entweder ignoriert oder beseitigt oder kompensiert. Ein Kompensationsvorschlag, den man z.B. hören kann, ist der, dass man sich nicht mehr der Sonne aussetzen soll, da die verstärkte Ultraviolettstrahlung, wegen dem Ozonloch, Hautkrebs erzeugen könne. Ein ziemlich radikaler Kompensationsvorschlag ist der, dass man Gasmasken tragen soll, wegen der verschmutzten Luft. An Badestränden werden die Folgen der Wasserverschmutzung einfach beseitigt. Z. B. werden durch Kläranlagen die Probleme nur verlagert. Es braucht aber die ökologische Katastrophe, oder anders gesagt: die Syphilis im ökologischen System oder eben die Erstverschlimmerung, bis der ökologische Aufstieg wieder beginnen kann. Wir wollen aber auf diese vielfältige Problematik nicht mehr weiter eingehen und uns mit dem Hinweis begnügen, dass wir in bezug auf die Ökologie ebenfalls schon sehr tief im Krebsmiasma stecken.

- Die Verfolgung der Homöopathie durch die offizielle Schulmedizin, welche ununterbrochen seit der Inauguration dieses Heilsystems durch Hahnemann am Ende des 18. Jahrhunderts anhält, hat seinen Tiefpunkt noch nicht erreicht. Der Aufstieg wird erst nach dem ebenfalls systemimmanenten, syphilitischen Ende der Schulmedizin möglich werden. Der Gipfel der Erstverschlimmerung steht der Homöopathie noch bevor.
- Der Untergang des Kontinents Atlantis durch die Sintflut ist eine Erstverschlimmerung erdgeschichtlichen Ausmasses. Die Bewohner von Atlantis sind so sehr in die Dekadenz gekommen (sykotisches Miasma), dass nur noch eine Katastrophe (syphilitisches Miasma), wie es die Sintflut war, den Niedergang der Menschheit aufhalten konnte. Der Aufstieg erfolgte danach mit der altindischen Kultur, die uns in den Veden überliefert ist.
- Der nordisch-germanische Gott Odin brachte den Germanen die Schrift. Die einzelnen Zeichen dieser Schrift werden als Runen bezeichnet. Jedes dieser Zeichen hat einen geistigen Inhalt. Mit Hilfe des Runenwerfens konnte ein Kontakt zur geistigen Welt hergestellt werden. Diese Schrift stieg später gewissermassen ab zu der heutigen Schrift, deren einzelne Buchstaben keine geistigen Inhalte mehr besitzen, sie sind entleert zu blossen Zeichen von Lauten. Der Aufstieg zu geisterfüllten Zeichen hat noch nicht begonnen.
- Luzifers Sturz kann als Erstverschlimmerung einer Entwicklung in höchsten geistigen Regionen betrachtet werden. Luzifer, der Lichtträger, steigt ab aus den lichtesten geistigen Höhen in die tiefste Finsternis ab. Sein Aufstieg, seine Erlösung hat aber bereits begonnen. Weit gravierender als Luzifer ist für die Menschen Ahriman. Sein Ziel ist es, die Menschen immer

mehr einem Abgrund zuzuführen, der sich im immer mehr umsichgreifenden Materialismus ausdrückt. Ahriman versucht die Menschen immer fester an die Materie zu binden. Dieser von Ahriman bewirkte Abstieg ist noch lange nicht abgeschlossen. Der Aufstieg aus der Materie in die geistigen Bereiche ist aber schon eingeleitet und möglich geworden durch die Opfertat Christi am Kreuze. Die Prüfungen mit den schlimmsten Widersachermächten stehen aber der Menschheit in ferner Zukunft noch bevor. Es sind das die Asuras. Sie versuchen den seelischen, geistigen, kulturellen Tod unter den Menschen zu verbreiten.
- Zum Schluss wollen wir noch ein homöopathisches Beispiel anführen: Die Prüfungssymptome, welche bei einer homöopathischen Arzneimittelprüfung entstehen, sind die Erstverschlimmerungen bezüglich der in den Tiefen der Seelen der Prüfer schlummernden Miasmen, welche durch die Prüfung abgebaut werden.

Diese zum Teil nur angedeuteten Beispiele sollten genügen, um aufzuzeigen, dass die Erstverschlimmerung ein universelles Prinzip ist, das sich im Kleinsten, im Banalsten bis hin zu menschheitsgeschichtlichen Entwicklungen erstreckt.

13. Die Erstverbesserung

Die Erstverbesserung ist das umgekehrte Prinzip zur Erstverschlimmerung. Beim Erstverbesserungsprinzip erfolgt zuerst ein Aufstieg und dann der Abstieg. Betrachtet man die Erstverschlimmerung als ein Prinzip, welches zum Heilsein führt, dann kann man annehmen, dass das Erstverbesserungsprinzip nicht zum Heilsein führt, sondern zum Kranksein. Für die Homöopathie hat schon J.T. Kent das Erstverbesserungsprinzip in seinem Buch »Zur Theorie der Homöopathie« beschrieben. Allgemein könnte man dieses Prinzip wie folgt formulieren: Wenn es zuerst besser geht, dann geht es später wieder schlechter. Bei einer homöopathischen Behandlung kann sich das folgendermassen abspielen: Ein Patient mit einer chronischen Krankheit z.B. einer schmerzhaften Hüftarthrose bekommt ein homöopathisches Mittel. Nach zwei Tagen ruft er bei seinem Homöopathen an und sagt ihm: »Herr X, es ist ein Wunder geschehen. Das Mittel, welches Sie mir vor zwei Tagen gegeben haben, hat im Nu alle meine Schmerzen beseitigt.« Der Homöopath kennt natürlich das Erstverbesserungsprinzip und weiss, dass es sich nicht um eine Heilung handeln kann. Kaum sind zwei Wochen vergangen ruft der Patient wieder beim Homöopathen an und sagt ihm mit einem vorwurfsvollen Unterton: »Herr X, meine Schmerzen sind wieder gekommen, und zwar noch stärker, solche starke Schmerzen hatte ich noch nie.« Was ist passiert? Die Beschwerden sind vorübergehend durch das homöopathische Mittel unterdrückt worden, es hat anstelle einer Erstverschlimmerung eine Erstverbesserung stattgefunden, das Mittel hat eben nicht homöopathisch, sondern allopathisch gewirkt.

Das Erstverbesserungsprinzip beschränkt sich keineswegs nur auf die Homöopathie. Es ist wie die Erstverschlimmerung ein universelles Prinzip. Das Heimtückische am Erstverbesserungsprinzip ist, dass es oft nicht als ein krankmachendes Prinzip erkannt wird. Es ist oft schwierig zu erkennen, dass wenn man nach diesem Prinzip vorgeht, es einem immer schlechter geht, dass man immer kränker wird, dass man immer mehr vom Heilwerden weggeführt wird. Dies gilt sowohl in individueller wie in gesellschaftlicher Hinsicht.

Dieses Erstverbesserungsprinzip wird in der Schulmedizin fortlaufend praktiziert. Aus diesem Grund wird in der Schulmedizin nicht geheilt. Die offizielle Gesundheitspolitik kennt dieses schädigende Prinzip nicht und folgt deshalb blindlings den Vorgaben der Schulmedizin. Würde die Schulmedizin vom Erstverbesserungsprinzip zum Erstverschlimmerungsprinzip übergehen, so hätte das für das Gesundheitswesen und für viele damit im Zusammenhang stehenden gesellschaftlichen Probleme weitreichende Konsequenzen, denn man kann folgende Schlussfolgerung ziehen: Wenn das Erstverbesserungsprinzip kein Heilungsprinzip ist, dann sind auch die schulmedizinischen Massnahmen keine Wege, welche zur Heilung führen. Setzt man die relativen Erfolge der Schulmedizin, wobei unter Erfolge nicht Heilungen gemeint sind, in Relation zum personellen und materiellen Aufwand, den die Schulmedizin betreibt, dann wird obige Behauptung durchaus bestätigt, wobei bei diesem Aufwand die Aktivitäten der Pharmaindustrie noch dazukommen. Man kann den vielen Menschen, die in der Schulmedizin und ihrer Zulieferbetrieben tätig sind, keine Vorwürfe machen, denn sie leben ein Weltbild, welches man ihnen vermittelt hat an den Universitäten und in den Schulen und dieses Weltbild ist eben ein materialistisches. Daraus kann gefolgert werden, dass das Erstverschlimmerungsprinzip kein materialistisches Prinzip ist. Das Erstverschlimmerungsprinzip folgt einem nichtmateriellen, geistigen oder allgemein energetischen Prinzip. Die Homöopathie ist ein Beispiel dafür. Die Homöopathie untersteht geistigen Prinzipien oder Gesetzen wie z. B. dem Ähnlichkeitsgesetz.

Die obige Behauptung bezüglich des Unvermögens der Schulmedizin zu heilen soll an einigen Beispielen aufgezeigt werden:

- Die Antibiotika haben ihren Siegeszug in der Schulmedizin angetreten gerade wegen ihrer schnellen Wirksamkeit, wobei wiederum unter Wirksamkeit nicht Heilung gemeint ist. Kaum hat man ein Antibiotika eingenommen, etwa bei einer Grippe, so fühlt man sich schon besser. Von einer Heilung kann aber in einem solchen Fall nicht gesprochen werden. Man muss hier von einer Unterdrückung ausgehen. Sehr oft kommt es vor, dass nach der Gabe eines Antibiotikums die beklagte Beschwerde verschwindet, dafür eine andere Beschwerde auftritt, was man als Stellvertreterkrankheit bezeichnet. Die Miasmen müssen sich eben eine andere Ausdrucksmöglichkeit suchen um sich darzustellen, sie erzeugen deshalb ein Ersatzsymptom, wenn ihnen die Möglichkeit genommen wird sich so zu artikulieren wie sie es eben tun möchten. Häufig stellt man fest, dass z. B. nach der Gabe eines Antibiotikums gegen einen Husten nachträglich Halsschmerzen oder Ohrenschmerzen auftreten, welche vorher nicht bestanden haben. Schon der Terminus »gegen« weist darauf hin, dass man dagegen ist, dass man die Krankheit nicht akzeptieren will, dass man sie mit allen Mitteln bekämpfen muss und das möglichst sofort. Heilen hat aber nichts mit kämpfen zu tun, sondern mit einer Entwicklung zum Heilwerden und das setzt voraus, dass man die Krankheit akzeptiert und sie als eine Voraussetzung und Chance für einen Heilprozess betrachtet. Die Homöopathie ist nicht »gegen« Krankheiten gerichtet, sondern geht gewissermassen »mit« den Krankheiten, was ja im Ähnlichkeitsgesetz zum Ausdruck kommt: Ähnliches wird mit Ähnlichem geheilt.

- Auch die Hersteller von Medikamenten lassen sich vom Erstverbesserungsprinzip leiten, indem sie bei ihrer Werbung mit dem Versprechen aufwarten: »Unser Mittel XY wirkt sofort«, »YZ wirkt schneller« etc. Das Vokabular der Pharmahersteller ist entsprechend: es wird nicht von *Heilung* gesprochen, sondern von *Wirkung*. Heilung geht aber nicht schnell, Heilung benötigt Zeit. Das lässt sich an einem ganz einfachen Beispiel verifizieren: Niemand erwartet nach einer auch relativ leichten Schnittverletzung, dass die entstandene Wunde nach ein bis zwei Tagen verschwunden ist. Jedermann weiss, dass der Heilprozess eine Zeitspanne von Wochen beansprucht, bis die Verletzung ganz ausgeheilt ist. Die Natur macht es gewissermassen vor, wie ein Heilprozess abzulaufen hat. An diesem Beispiel kann auch das Erstverschlimmerungsprinzip verifiziert werden: Nach einer Verletzung werden die Schmerzen vorübergehend noch stärker, bevor sie langsam abnehmen.

- Ein wichtiger Bereich der Erstverbesserungsmassnahmen sind chirurgische Eingriffe aller Art. Hier ist die Erstverbesserung offensichtlich: Man beseitigt Symptome oder Organe. Nach der Beseitigung von Symptomen fühlt sich der Patient besser oder nach einem schönheitschirurgischen Eingriff wieder vollkommener, gerade so, wie er einmal war. Die Schönheitschirurgie ist ein eklatantes Beispiel des Nichtakzeptierens von Entwicklungen, von Prozessen, von Veränderungen. Diese Erstverbesserung fordert früher oder später ihren Preis. Es ist das ewige faustische Thema: Verweile doch du Augenblick, du bist so schön.

  Eine Erstverbesserungsunsitte, welche heute so oft praktiziert wird, ist das Entfernen von Gebärmutter und Eierstöcken bei Frauen im Klimakterium. Diese Beseitigungen haben selbstverständlich Auswirkungen auf die Lebenskraft, die geschwächt wird, und ebenso Auswirkungen auf die bestehenden Miasmen, wobei durch die chirurgischen Operationen zusätzlich neue Miasmen geschaffen werden als Folge der Schnittverletzung und der Narkose. Man könnte sagen: Operationen sind Massnahmen zur weiteren Anhäufung von Miasmen zu den bereits bestehenden Miasmen, was eine ausgesprochen sykotische Angelegenheit ist. Aus diesem Grund reagieren vorwiegend sykotisch belastete Menschen zuweilen heftig auf Operationen. Das sykotische Miasma hat es nicht gern, wenn man es durchschaut, wenn man gewissermassen hinter die Kulissen schaut, was man bei Operationen durchaus wörtlich auffassen kann. Es ist ja gerade eine Eigenheit des sykotischen Miasmas, dass der äussere Schein gewahrt werden soll, die äussere Fassade darf nicht angekratzt werden, schon gar nicht durch Operationen.

  Bei schwerwiegenden Operationen z.B. einer Herzoperation, kann man gelegentlich beobachten, dass es dem Patienten nach der Operation mit der Zeit immer besser geht, dass er sich von dem schweren Eingriff zusehends erholt, dass er aber nach einigen Wochen plötzlich stirbt. Warum passiert das? Es passiert aus dem Grunde, weil das sykotische Miasma ins syphilitische Miasma übergegangen ist, der Erstverbesserung die Erstver-

schlimmerung gefolgt ist. Die Miasmen lassen sich eben nicht aus dem Menschen herausoperieren. Augenscheinlich kann das am Phantomschmerz nach Gliedamputationen festgestellt werden.
Eine Krankheit, bei der Operationen vorgenommen werden, wo der Sachverhalt der Erstverbesserung deutlich zutage tritt, soll noch speziell erwähnt werden: es handelt sich um den Gangrän oder Brand. Der Brand beginnt in der Regel an den Zehen. Die Blutversorgung der Zehen ist unterbunden, die Zehen werden schwarz und sterben ab. Daraufhin werden die Zehen amputiert, »damit die andern Teile nicht auch noch befallen werden«. Trotz Amputation setzt sich der Brand fort und befällt den ganzen Fuss. Später wird auch noch der Fuss amputiert. So setzt sich der Brand fort, bis schliesslich das ganze Bein amputiert werden muss. Das syphilitische Miasma artikuliert sich fortwährend an den noch verbliebenen, noch nicht amputierten Körperteilen. An diesem Beispiel zeigt sich deutlich, dass die Verbesserung der gesundheitlichen Situation des Patienten nur vorübergehend ist, das Erstverbesserungsprinzip führt zum Tod des Patienten.
Um Missverständnisse auszuräumen sei hier noch angemerkt, dass chirurgische Operationen nicht grundsätzlich in Frage gestellt werden. Nach schweren Körperverletzungen oder wenn das Leben eines Patienten auf dem Spiel steht, wie z. B. bei einer Krebserkrankung, sind Operationen durchaus sinnvoll. Es sollte aber, um eine wirkliche Heilung zu erzielen, anschliessend an eine Operation eine homöopathische Behandlung einsetzen, denn mit Operationen sind die Ursachen, eben die Miasmen, nicht beseitigt. Hebung und Vernichtung der Krankheit in ihrem ganzen Umfange, wie Hahnemann im Paragraph 2 des Organons schreibt, schafft von den Therapieformen nur die Homöopathie.

- Es sei hier noch ein Bereich angesprochen, bei dem das Prinzip der Erstverbesserung sehr deutlich in Erscheinung tritt. Es handelt sich um die Stimulanzien. Bei vergleichsweise harmlosen Stimulanzien wie Kaffee bis hin zu schweren Drogen kann das Erstverbesserungsprinzip beobachtet werden. Allen Stimulanzien ist eben gemeinsam aufgrund dieses Prinzips, dass man sich nach der Einnahme des Stimulans besser, wohler, leichter fühlt. Die Hersteller und Vertreiber von Stimulanzien leben gewissermassen von diesem Erstverbesserungsprinzip. Die Wirkung ist allgemein bekannt: Man trinkt einen Kaffee und die Müdigkeit verschwindet, man ist wieder wach und ist mit Hilfe des Kaffees wieder in der Lage, Leistungen zu erbringen. Nach einiger Zeit lässt die Wirkung nach und dann wird der nächste Kaffee fällig. Es gibt viele Leute, die sich auf diese Weise in ihrer Arbeitswelt eingerichtet haben und sich langfristig gesundheitlich schädigen.

Ebenso ist es mit dem Rauchen: Beim Rauchen tritt schnell eine Entspannung ein, aber sobald nach dem Rauchen die Spannung oder die Unruhe wieder erscheint, muss wieder geraucht werden. Hier zeigt sich, dass das Erstverbesserungsprinzip zur Abhängigkeit von den Stimulanzien führt. Das Krankmachende dieses Prinzips ist beim Rauchen sehr anschaulich. Es hat sich auch herumgesprochen, dass das Rauchen ungesund ist und zu Krebs führen kann. Die Korrespondenz zwischen der Krebsgefahr beim Rauchen und dem Thema des Krebsmiasmas ist offensichtlich: Die Abhängigkeit vom Rauchen bedeutet, dass man diesbezüglich unfrei ist, dass man seine individuelle Entscheidungsfreiheit eingebüsst hat. Man ist zum Sklaven seiner Abhängigkeit geworden, man kann nicht mehr wählen: Soll ich rauchen oder nicht, denn ich muss rauchen. Wenn in einer Gruppe zu einem bestimmten Anlass die Mehrheit der Gruppenmitglieder raucht, dann steigt unausgesprochen der Druck auf die Nichtraucher, es den Rauchern gleichzutun, um nicht als Aussenseiter zu gelten. Das Krebsmiasma breitet sich in der Gruppe gewissermassen aus, es versucht die Nichtraucher gleichzuschalten.

Das Syphilitische dieses Prinzips tritt bei den Drogen mit aller Härte und mit unerbittlicher Konsequenz zutage. Bei der Betrachtung der Drogensituation wird wohl niemand mehr an der Schädlichkeit dieses Prinzips zweifeln wollen. Beim umfassendsten gesellschaftlichen Problem, mit dem viele Länder bezüglich Stimulanzien zu kämpfen haben, dem Problem des Alkoholismus, lässt sich dieses Prinzip sogar für Nichtbetroffene gut beobachen: Nach der Feuchtfröhlichkeit folgt der Kater. Das Unter-den-Tisch-fallen des Betrunkenen ist geradezu ein Sinnbild des gefallenen Menschen oder miasmatisch ausgedrückt: ein Sinnbild für das syphilitische Miasma, welches den Menschen auf den Boden wirft und zerstört.

Natürlich werden syphilitisch belastete Menschen der Drogen- und Trunksucht viel eher verfallen, als etwa ein sykotischer Mensch. Ein vorwiegend psorischer Mensch wird diesen Süchten kaum ausgeliefert sein.

- Eine Redewendung, welche das Erstverbesserungsprinzip gut veranschaulicht, lautet: Rache ist süss. Anstatt, dass man verzeiht, was ja, wie wir gesehen haben, mit einer Erstverschlimmerung verbunden ist und einen hohen moralischen Stellenwert hat, nimmt man Rache, was vorübergehend eine süsse Genugtuung verschafft, aber das süsse Gefühl der Rache hält nicht an, es verblasst wieder, niemandem ist damit gedient. Dem Rächer nicht, weil er sich an seinem Widersacher schuldig gemacht hat und dem Widersacher nicht, weil seine Untat bestehen bleibt. Es kommt durch die Rache lediglich ein neues Miasma dazu, anstatt dass das durch die Untat des Widersachers entstandene Miasma durch Vergebung wieder abgebaut wird. Das Erstverbesserungsprinzip agiert hier auf einer niederen, triebhaften, unmoralischen Ebene. Ganz allgemein hat das Erstverschlimmerungsprinzip einen hohen ethischen, moralischen Stellenwert, wohingegen das Erstverbesserungsprinzip einen tiefen oder überhaupt keinen ethischen, moralischen Stellenwert aufzuweisen hat.
- Ein globaler Aspekt des Erstverbesserungsprinzips kann man beispielsweise in der Geschichte des Erdöls oder der Gewinnung von Rohstoffen ganz allgemein feststellen. Die Gewinnung und die Verarbeitung des Erdöls zu den verschiedensten Produkten hat den Menschen eine ungeheure Verbesserung ihrer materiellen Lebenslage gebracht, wie z.B. elektrisches Licht aus Erdölkraftwerken, Mobilität mittels Fahrzeugen, Kunststoffe, Anwendung von Maschinenkraft anstelle der Menschenkraft usw. Die Verschlimmerung der geistig-seelischen

Lebenslage der Menschen kann natürlich als Folge davon nicht ausbleiben, aber für jedermann spürbar verschlechtert wird sich die materielle Lebenslage dann zeigen, wenn die Rohstoffvorräte, insbesondere die des Erdöls, zur Neige gehen. Es wird zwar versucht, mit politischen und wirtschaftlichen Tricks den Menschen einzureden, dass der Gipfel der materiellen Herrlichkeit noch lange nicht erreicht ist, dass es uns immer besser und besser gehen werde, es sei das nur eine Frage von Innovation, Bildungsstand, politischem Willen, usw. Schon ein oberflächlicher Blick auf die Lage der Menschen zeigt aber die Unredlichkeit dieser Suggestionen. Einige Beispiele dazu genügen, um das sich abzeichnende Ende dieses materiallen, irdischen Paradieses aufzuzeigen: Umweltzerstörung, Zunahme der psychischen Krankheiten aufgrund des Zerfalls ethischer und moralischer Werte, Auflösung traditioneller gesellschaftlicher Strukturen, wie z. B. die der Familie, Sinnentleerung des Lebens usw. Alle diese gesellschaftlichen Entwicklungen sind syphilitischer Natur und eine Folge des materialistischen Erstverbesserungsprinzips.

Bei diesen beiden Prinzipien, dem Erstverschlimmerungsprinzip und dem Erstverbesserungsprinzip, können wir wieder auf das Antagonistische dieser Prinzipien hinweisen und mithin auf die Polaritäten des Yin-Yang-Symbols. Es lässt sich leicht aus dem bisher Dargelegten herauslesen, dass jedes Prinzip das andere Prinzip in sich einschliesst: Der Erstverschlimmerung folgt die Besserung und der Erstverbesserung folgt die Verschlechterung.

14. Vaterunser

In diesem Abschnitt soll ein weiter Bogen gespannt werden zwischen verschiedenen materiellen und geistigen Tatsachen und diese sollen mit Hilfe der Denkweise in Analogien in Verbindung gebracht werden. Damit wollen wir aufzeigen, wie vermeintlich Grundverschiedenes zusammenhängt und aufeinander bezogen ist, wie vielem derselbe Gehalt zugrunde liegt, insbesondere auch wie die Homöopathie in dieses Beziehungsnetz eingebettet ist. Zur Legitimation und als Motivationshilfe für die folgenden Analogiebetrachtungen stützen wir uns auf einen mathematischen Lehrsatz: Folgt aus einer Aussage A eine Aussage B (als Symbol mit $A \rightarrow B$ dargestellt) und aus der Aussage B wiederum die Aussage A (als Symbol $B \rightarrow A$), so sind die Aussagen A und B gleichwertig (als Symbol mit $A \leftrightarrow B$ dargestellt). Die Aussagen A und B können stellvertretend füreinander verwendet werden, A und B sagen dasselbe aus, jedoch mit andern Worten. Oder als kurze Darstellungsart: Aus $A \rightarrow B$ und $B \rightarrow A$ folgt $A \leftrightarrow B$. Nun der Satz in Kurzform: Gilt für drei Aussagen A, B und C $A \leftrightarrow B$ und $B \leftrightarrow C$, dann gilt auch $A \leftrightarrow C$. Das bedeutet, dass alle drei Aussagen A, B und C zueinander gleichwertig sind. Eine Aussage kann durch eine andere Aussage ersetzt werden, es sind, wie wir es eben nennen, analoge Aussagen. Der Satz sagt implizit, dass die Beziehung $A \leftrightarrow C$ nicht noch gesondert bewiesen werden muss. Dieser Satz lässt sich verallgemeinern auf beliebig viele Aussagen. Selbstverständlich werden wir im Folgenden keine strengen mathematischen Beweise führen können. Diese kurze Darlegung soll lediglich dazu dienen die verschiedenen Aussagen, welche wir machen werden, aufgrund von Analogiebetrachtungen als gleichwertig aufzufassen ohne den Anspruch auf Beweisbarkeit zu erheben. Bei diesen Betrachtungen werden wir immer wieder auf die mystische Zahl sieben stossen.

Erste Analogiebetrachtung

Wir beginnen mit dem Periodensystem der chemischen Elemente. Dieses System ist ein Spiegelbild von geistigen Tatsachen im Materiellen. Das Periodensystem hat sieben Perioden. Die erste Periode besteht nur aus den Elementen Wasserstoff (H) und Helium (He). Wenn wir uns nun fragen, wo in der Natur diese Elemente vorkommen, dann stellen wir fest, dass der überwiegende Anteil dieser Stoffe im Weltraum vorkommt. Das Universum besteht in materieller Hinsicht fast ausschliesslich aus Wasserstoff. Auch Helium ist ein Stoff des Universums. Wir finden ihn beispielsweise in unserer Sonne als Fusionsprodukt des Wasserstoffes. Bei dieser Fusion wird Energie frei, nämlich die Sonnenenergie. Die Physiker von heute versuchen diesen Prozess auf die Erde herunterzuholen, um Energie daraus zu gewinnen. Es ist aber eben kein Prozess der Erde, es ist ein Prozess des Himmels. Das mag erklären, wieso es den Physikern nicht gelungen ist, diese Form der Energiegewinnung auf der Erde zu realisieren.

Hier ist nun schon ein Stichwort gegeben, nämlich das Wort Himmel. Wir können nun sagen: die erste Periode des Periodensystems ist ein Repräsentant des physischen Himmels. In der tabellarischen Darstellung des Periodensystems finden wir die erste Periode denn auch zuoberst, dort wo im Periodensystem gewissermassen der Himmel ist. Wasserstoff wurde auch schon geprüft und hat himmelwertige, kosmische Symptome hervorgebracht. Die Prüfer äusserten sich etwa in der Art: Ich habe ein weites Gefühl, der Kopf ist wie zum Universum hin geöffnet, mein Selbst verliert sich im All, in den unendlichen Weiten des Universums, ich verlasse den Körper und dehne mich aus in dieser Unendlichkeit. Diese Empfindungen der Prüfer haben etwas zu tun mit denjenigen Weltgegenden, wo der Wasserstoff zur Hauptsache beheimatet ist, eben im Weltall. Unschwer einzusehen ist, dass diese Symptome syphilitisch sind, das Zerstörerische, das sich Auflösende spricht deutlich aus diesen Empfindungen der Prüfer.

Der nachfolgende Fall aus der Praxis illustriert das wasserstoffartige Himmelwärtsstreben ganz anschaulich: Eine 59-jährige Frau schildert ihre Beschwerden in folgender Weise: »Meine Blasenentzündungen schlagen mir aufs Gemüt, da muss ich jeweils gleich weinen. Ich bekomme Angst, dass ich damit nicht fertig werde und das löst dann eine grosse Hoffnungslosigkeit in mir aus. Ich fragte mich schon: Ist es die Seele, deretwegen ich diese Blasenentzündungen bekomme? Ich habe auch schon darüber meditiert. Ein philippinischer Heiler sagte einmal zu mir: Du musst Deine Bilder ändern! Es fehlt mir das Vertrauen ins Göttliche. Wenn ich das Vertrauen hätte, dann wäre ich auch ohne Angst. Als Kind wollte ich zwei Leben haben, denn dann hätte ich mich erschiessen und sehen können, wie es drüben in der andern Welt aussieht. Ich machte als Kind oftmals Turnübungen auf dem Grabstein des Pfarrers, wenn in der Kirche die Orgel spielte. Mein Mann macht Astrologie, und er sagte, ich habe den Pluto im achten Haus und das sei das Haus von Werden und Sterben. (Anmerkung: zu Pluto werden in der siebten Analogiebetrachtung einige Hinweise gegeben.) Ich mache auch autogenes Training. Ich visualisiere beispielsweise einen Baum und dann kommt der Baum zu mir, in meinen Körper hinein. Ich habe auch Intuitionen: Manchmal erscheinen mir Engel, ich habe schon sehen können, wie Lichtwesen einen kranken Mann holten und ihn in die andere Welt führten, das ist für mich eine ganz reale Welt, und in dieser Welt bin ich absolut glücklich. Wenn ich schlafe, fühle ich mich geborgen, weil ich im Schlaf in meine Welt gehe. Ich schlafe ganz zusammengerollt, ich fühle mich so wie ein Fetus im Mutterleib. Ich habe so oft Heimweh nach der andern Welt. Ich träumte schon, dass ich gestorben bin und dann sah ich meinen Körper von aussen. Ich war einmal an einem Meditationsseminar, da erlebte ich, dass ich nicht mehr in meinem Körper war, sondern dass ich auf meiner Stirn sass, dabei geschah alles, was ich wahrnahm, gleichzeitig und nicht der Reihe nach. Einmal begegnete ich vor dem Einschlafen einem grossen Engel, ich fragte ihn, welche Aufgabe ich im Leben zu erfüllen habe. Dann sah ich, wie aus seinen Augen meine Lieblingsfarbe blau strahlte. Mit der Zeit füllte sich alles auf mit diesem Blau. Ich bat diesen Engel, mich von dieser Angst wegen meiner Blase zu befreien. Mein Ziel in meinem jetzigen Leben ist es, bevor ich meinen Körper ablege, das Problem mit meiner Blase lösen zu können, damit ich diese Blasengeschichte nicht nocheinmal in das nächste Leben mitbringe. Aus diesem Grund gehe ich ins Autogene Training. Ich übte mich auch schon in meditativem Tanzen. Da sah ich Lotusblumen, Schönheiten von Menschen in weissen Gewändern. Ich bin in einen solchen Menschen hineingekrochen und bewegte mich mit ihm.«

Beim Anhören dieses Berichtes ist man als Therapeut gleich mit hineinversetzt in eine andere, in eine höhere, in eine himmlische Welt. Die Patientin hält sich ausserhalb ihres Körpers auf, sie vereinigt sich mit andern Lebewesen, sie spricht mit Engeln, welche für sie Boten des Himmels sind. Sie bewegt sich mit ihrer Seele stetig zwischen ihrem irdischen Leben und einem jenseitigen Leben.

Man kann sich fragen, welches Mittel diese Patientin benötigt, damit sie wieder vom Himmel auf die Erde hinuntersteigen kann, damit sie sich wieder in ihrem jetzigen irdischen Leben verankern kann. Bezüglich dem bisher Dargelegten liegt der Schluss nahe, der Patientin das Mittel Wasserstoff (homöopathisch Hydrogenium) zu verabreichen. Greift man zum Repertorium, so findet man die beiden Rubriken: »Wahnideen, er sei im Himmel« und »Wahnideen, der Körper sei von der Seele getrennt«. Das einzige Mittel, welches sich in beiden Rubriken finden lässt, ist das Mittel Hydrogenium. Dieses Mittel wurde der Patientin gegeben und holte sie vom Himmel wieder herunter auf die Erde und zugleich verschwanden auch ihre Blasenentzündungen.

Betrachten wir noch etwas genauer die Erlebnisse, welche die Patientin an dem Meditationsseminar hatte, an welchem sie teilnahm: Sie befand sich während gewissen meditativen Übungen ausserhalb ihres Körpers und alles was sie wahrnahm geschah gleichzeitig. Dieses gleichzeitige Wahrnehmen von verschiedensten Bildern ist genau das, was der Mensch erlebt, wenn seine syphilitische Lebensphase ihren Abschluss findet, d.h. wenn im Todesgeschehen der Mensch nach dem Tod in die jenseitige Welt eintritt: Er erlebt sein ganzes vergangenes Leben, wenn er die Todesschwelle überschreitet, nocheinmal als Bild, als Lebenstableau, und zwar das ganze verflossene Leben gleichzeitig, die Zeit metamorphosiert zum Raum, aus Zeit wird Raum.

Diesen Umwandlungsprozess der Zeit kann man schon im Laufe des Lebens selbst beobachten: Das Zeitgefühl eines Kindes ist so, dass es die Zeit langsam erlebt, ein Tag im Leben eines Kindes ist lang, da passiert viel. Wenn man jedoch älter wird, »fliegen die Jahre nur so dahin«, kaum ist der Frühling vorbei, so fallen die Blätter schon wieder von den Bäumen, die Zeit vergeht immer schneller, bis sie sich nach dem Tode, beim Übertritt in die geistige Welt, ganz auflöst. Deutlich zeigt sich die Syphilis in diesem Auflösungsprozess der Zeit.

Diese Gedanken erinnern uns an das Schicksal der Zeit, wie wir es beschrieben haben in unserem Evolutionsmodell. Diese Metamorphose der Zeit können wir aber auch täglich an uns selbst wahrnehmen: Wenn wir schlafen, dann gibt es für uns keine Zeit. Sobald wir aufwachen, erwacht gewissermassen auch die Zeit wieder, sie ist tagsüber unser ständiger Begleiter und schläft mit uns ein, bis sie am nächsten Tag mit uns erneut erwacht. Entsprechend verhält es sich, wenn wir das ganze Leben, von der Geburt bis zum Tod, betrachten: Bei der Geburt wird für uns die Zeit mitgeboren, und sie stirbt wieder beim Tod. In unserem Evolutionsmodell haben wir festgestellt, dass die Zeit aus der Ewigkeit heraus geschaffen wurde, dass sie der ständige Begleiter der Evolution ist und sich dann wieder auflöst und in die erneute Ewigkeit übergeht. Wir können sagen: Die Zeitspanne des Tages, die Zeitspanne des irdischen Lebens und die Zeitspanne der Evolution absolvieren alle die Prozessfolge Psora → Sykose → Syphilis, wobei wir hier wiederum auf die Ähnlichkeit der Metamorphosen der Zeit hinweisen können. Auch hier stossen wir wieder auf das Ähnlichkeitsgesetz mit dem Fazit: Auch die Zeit ist Maja! Auch die Zeit ist eine Illusion!

Dieses Wasserstoffige, d.h. das in den unendlichen Raum Strebende, findet sich in irgend einer Form in allen chemischen Verbindungen, welche Wasserstoff enthalten. Nehmen wir beispielsweise Wasser, bestehend aus zwei Wasserstoffatomen und einem Sauerstoffatom. Wasser verdunstet und steigt in Richtung Himmel, aber Wasser ist schon erdgebundener als der Wasserstoff durch den im Wasser enthaltenen Sauerstoff, welcher in der zweiten Periode des Periodensystems steht. Deshalb reicht der Wasserdampf nicht in so weite Regionen hinauf wie der Wasserstoff.

Wasserstoff ist ein wichtiger Bestandteil der organischen Chemie, es ist die Chemie des organischen Lebens auf der Erde, womit Pflanzen, Tiere und die Menschen als physische Lebewesen gemeint sind. Alle Lebewesen enthalten Wasserstoff, alle Lebewesen versuchen sich höher zu entwickeln, hinauf zu entwickeln in diejenige Höhen, wo der Himmel ist, und das ist im physischen Bereich eine Folge des

Wasserstoffs. Der Wasserstoff in den Lebewesen strebt gewissermassen ins Weltall, in den physischen Himmel und zieht die Lebewesen in die Höhe.

Die meisten Lebewesen entwickeln sich physisch in die Höhe und nicht in die Breite. Für diejenigen Lebewesen, welche sich nicht in die Höhe entwickeln, wie beispielsweise die Kriechtiere, bringen wir wenig Sympathie auf, da haben wir eine unwillkürliche Abneigung, man denke da nur an die Schlangen. Dieses Hinaufwachsen Richtung Himmel ist eine ausgesprochene Eigenschaft der Pflanzen. Pflanzen, welche am Boden liegen, etwa gefallene Bäume, lösen in uns ein Unbehagen aus.

Das In-die-Höhe-Wachsen ist ein Sinnbild für das sich Höherentwickeln der Lebewesen. Die Begrenzung des Wachsens versinnbildlicht aber auch die Grenzen der Höherentwicklung. Die Höherentwicklung des Menschen ist gestört, »wenn er am Boden ist«. Sinnbildlich zeigt sich das äusserlich, wenn der Mensch krank ist. Was tut der Mensch, wenn er krank ist? Er legt sich hin als äusserer Ausdruck seiner gebremsten Höherentwicklung. Wenn er wieder gesund ist, steht er wieder auf, um äusserlich sichtbar zu dokumentieren, dass seine Höherentwicklung nun seine Fortsetzung finden kann. Liegt er krank im Bett, dann kann er nicht arbeiten, er kann sich am Aufbau der Welt nicht beteiligen. Ist er wieder gesund, so kann er sein Tageswerk wieder aufnehmen und seinen Beitrag an der Gesamtentwicklung wieder leisten. Sind wir müde, dann legen wir uns hin, um wiederum sinnbildlich darzutun, dass wir das Werk der Höherentwicklung unterbrechen müssen oder wollen. Die horizontale Lage beim Liegen versinnbildlicht den Unterbruch der Höherentwicklung, was ganz augenfällig ist, wenn wir schlafen, was wir ja in horizontaler Lage tun. Während des Schlafes sind wir ja bewusstlos bezüglich der äusseren Welt und somit nicht in der Lage, uns an der Entwicklung der Welt zu beteiligen. Sprechen wir von einem »gefallenen Menschen«, dann meinen wir, dass ein solcher Mensch seine Höherentwicklung verwirkt hat.

Dieses Gefühl des Hinaufbewegens in die Höhe finden wir beispielsweise auch im Arzneimittelbild einer Pflanze, nämlich Cereus bonplandii, einer Kaktusart. Da gibt es zum Beispiel die Symptome »Empfindung der Dankbarkeit von einem göttlichen Wesen abhängig zu sein«, »Beten und Neigung zum Beten«, »Verlangen, seinen Rumpf aufzulösen«. In diesen Symptomen kommt der Wunsch zum Ausdruck, die Welt zu verlassen, nichts mehr mit dieser Welt zu tun zu haben. Da wir aber nun einmal auf der Welt sind, um uns mit den Gegebenheiten der physischen Welt auseinanderzusetzen, sind diese Symptome als pathologisch, krankhaft aufzufassen. Sie haben, wie leicht ersichtlich, eine syphlitische Komponente.

In der Tierwelt sind es die Vögel, welche himmelwärts streben. Sie sind nur zeitweise auf dem Boden. Sie sind der Entwicklung vorausgeeilt, sie konnten in ihrer Entwicklung nicht warten, bis die Zeit reif ist, den Himmel zu erobern, sie haben in ihrer Entwicklung den festen Boden vorzeitig verlassen. Von einem miasmatischen Standpunkt aus betrachtet, verkörpern die Vögel etwas syphilitisches und dieses Syphilitische zeigt sich auch in den Arzneimittelbildern der Vogelmittel beispielsweise im Arzneimittelbild von Larus argentatus (Möwe). Allgemein betrachtet kann man sagen: Je höher man steigt, desto verheerender ist der Absturz. Das ist eine Tatsache, welche viele Menschen erleben, ja erleben müssen, welche »zu hoch hinauswollen«, die eine Stufe einnehmen wollen, welche nicht ihrem Entwicklungsgrad entspricht, der sie nicht gewachsen sind. Je höher sie steigen, desto heftiger ist nach dem Sturz der Aufprall. Solche Leute haben wirklich »den Boden unter den Füssen verloren«. Der Sturz hat sie wieder auf den Boden der Realität heruntergeholt. Der Aufstieg ist sykotisch, das Resultat syphilitisch. Wir erinnern uns in diesem Zusammenhang an das Erstverbesserungsprinzip, welches ja genau diese Thematik beinhaltet.

Das zweite Element in der ersten Periode, nämlich Helium, hat ebenfalls einen Drang nach oben, was sich die Ballonfahrer zunutze machen. Die Ballonfahrer bewegen sich in Gegenden, wo sie als Menschen nicht hingehören und setzen sich allerlei Gefahren aus. Etwas syphlitisches steckt in solchen Menschen, die sich solchen Gefahren aussetzen. Die erste Periode des Periodensystems können wir somit der Syphilis zuordnen, denn hier lauern für den Menschen tödliche Gefahren.

Wir wollen nun einen Bezug schaffen zur ersten der sieben nachatlantischen Kulturepochen, der altindischen Kulturepoche. Diese

Kulturepoche zeichnete sich dadurch aus, dass die Menschen dieser Epoche eine abweisende Einstellung gegenüber der sinnlichen, der materiellen Welt hatten. Sie wollten als physische Menschen mit dieser Welt nichts zu tun haben, sie pflegten nur Beziehungen zur geistigen Welt. Die Welt beackern verschmähten sie, zum Himmel, zur geistigen Welt ausgerichtet waren sie, denn sie lebten noch in den Erinnerungen an eine geistige Welt, die sie kannten von der atlantischen Zeit her. Für sie war die physische Welt, der sie mit den physischen Sinnen immer mehr gewahr wurden, wertlose, eitle Täuschung.

In der Apokalypse des Johannes wird in dem Sendschreiben an die Gemeinde von Ephesus bezug genommen auf diese Epoche. In diesem Schreiben lobt der durch den Apokalyptiker wirkende Geist die Gemeinde für die Abkehr von der groben Sinnlichkeit, aber gleichzeitig rügt er sie, weil sie die Liebe zu den Werken der äusseren Welt verlassen hat. Es heisst da: »Erinnere, von welcher Höhe du herabgesunken bist. Wende den Blick und vollbringe Taten, die wie deine ersten Werke sind. Wenn es dir nicht gelingt, dein Sinnen und Handeln zu wenden, werde ich auf dich zukommen und deine Gemeinschaft aus dem Gebiet von Ephesus vertreiben.« Und weiteres Lob wird ausgesprochen: »Du hassest die Werke der Nikolaiten.« Die Nikolaiten waren eine Sekte, welche allen Wert nur im äusseren, fleischlichen, sinnlichen Leben sah. Die Liebe zu den Werken der äusseren Welt, welche die Gemeindemitglieder von Ephesus verschmähten, wirkt jedoch auch in die geistige Welt. Die Gemeinde von Ephesus strebte nur ins Geistige, ohne weltliche Werke. Diese Gemeinde ist diesbezüglich ein Repräsentant der altindischen Kulturepoche. In ihr lebte das kulturelle Erbe dieser Epoche nach. Einen Nachklang dieser Einstellung finden wir heute noch in indischen Religionsgemeinschaften, wie im Buddhismus und im Brahmanismus: Die Anhänger dieser Religionen haben den Wunsch, den Kreislauf der wiederkehrenden Inkarnationen baldmöglichst verlassen zu können, um ins Nirwana zu entschwinden.

Erinnern wir uns an dieser Stelle an den Wasserstoff und das Helium, so stellen wir doch eine gewisse Verwandtschaft fest zwischen der altindischen Kulturepoche und der Gemeinde zu Ephesus des Apokalyptikers einerseits und der ersten Periode des Periodensystems der chemischen Elemente andererseits: Das Himmlische, das Höhere, das von den Menschen über das Erdendasein zu gegebener Zeit zu Erreichende, aber noch nicht Erreichte, das ist das gemeinsame Thema dieser drei Bereiche.

Das wichtigste Gebet der christlichen Welt ist das Vaterunser. Dieses Gebet bezieht sich auf die nachatlantische Welt. Es enthält sieben Bitten: Es beginnt mit der Feststellung: »Vater unser, der Du bist im Himmel.« Der Vater ist dort, wohin die Menschen dereinst gelangen sollen. In dieser Feststellung ist von der Erde und den Menschen nicht die Rede, ein Bezug zur irdischen Welt ist nicht vorhanden, ausser dass in dieser Feststellung bezüglich den Menschen davon gesprochen wird, dass der Vater im Himmel »unser« Vater ist. Dieser Himmel ist noch nicht eine menschengemässe Sphäre, deshalb lässt sich dieser Himmel nicht in eine Analogie zur irdischen Welt in Beziehung setzen. Gleich anschliessend an diese Feststellung im Vaterunser folgt jedoch die Aufforderung: »Geheiligt werde Dein Name«. Diese Aufforderung hat etwas mit uns Menschen zu tun, sie ist also nicht nur eine Angelegenheit des Himmels, denn wir als Menschen werden angehalten, den Namen des Vaters zu heiligen. Himmel und Erde sind hier angesprochen, denn der Vater, den wir heiligen sollen, ist im Himmel und wir als Menschen sind auf der Erde. Aber wie heiligen wir diesen Namen? Wir heiligen ihn durch unsere Gebete und unsere Werke. Die Gebete werden ja, wie man so schön sagt, zum Himmel geschickt, insbesondere die sogenannten Stossgebete. Das Gebet ist also etwas, das wir auf Erden tun aber die Adresse ist im Himmel, es ist etwas, das »nach oben« abgeschickt wird. Nach diesen Ausführungen liegt der Schluss nahe, die genannte Gebetsstelle des Vaterunser in Beziehung zu setzen mit dem oben Gesagten.

Wir wollen einen weiteren Bezug herstellen, und zwar zu dem, was man als »Die letzten sieben Worte Christi am Kreuze« bezeichnet. Diese sieben Worte sind in den Evangelien enthalten. Das erste dieser sieben Worte stammt vom Evangelisten Lukas (23, 34) und lautet: »Vater, vergib ihnen, denn sie wissen nicht, was sie tun.« Die Exegese dieser Worte wollen wir aber beschränken auf unsere Analogiebetrachtungen. Wir finden sogleich einen Bezug zur ersten Bitte des Vaterunser insofern, als dass sich ein Mensch, eben Christus, an den Vater im Himmel wendet und ihn bittet, seinen Schächern zu vergeben. Es wird also wiederum eine Bitte von der Erde aus »nach oben« in den Himmel, wo der Vater ist, geschickt.

Einen weiteren Bezug zum Himmlischen, insbesondere zur ersten Bitte des Vaterunser, finden wir im obersten der sieben Chakren oder Lotusblumen, dem sogenannten Scheitel- oder Kronenchakra. Es ist da lokalisiert, wo sich beim Menschen der Scheitel bzw. bei den Königen die Krone befindet. Dieses Chakra ist nach oben, himmelwärts geöffnet und verbindet uns mit den geistigen Welten oder eben mit dem Vater, der im Himmel ist. Eine Krone ist ein äusseres Sinnbild für ein nach oben geöffnetes Scheitelchakra. Kronen sind ja nur ganz wenigen Menschen vorbehalten, eben den Königen. Ein König ist der Höchste eines Volkes, er ist derjenige, der für sein Volk die Inspirationen von den himmlischen Mächten empfängt. Eine Warnung sei hier aber noch angebracht: Wird durch falsche Meditationen dieses Scheitelchakra entwickelt, wird die Verbindung zu den geistigen Welten über dieses Chakra hergestellt, bevor der entsprechende seelische Reifezustand erreicht ist, dann kann das zu schweren gesundheitlichen Schädigungen führen, wie Abmagerung und Atrophie von Organen, wobei wir hier wiederum einen Bezug zum syphilitischen Miasma erkennen können. Die sogenannte Kundalini-Kraft ist hier angesprochen.

Es eröffnet sich uns also das folgende Beziehungsgeflecht: Die erste Periode des Periodensystems, das syphlitische Miasma, die erste nachatlantische Kulturepoche, die altindische, die erste Gemeinde in der Apokalypse des Johannes, welche ein Sendschreiben erhält, nämlich Ephesus, die erste Bitte des Vaterunser, das erste Wort aus »Die sieben letzten Worte Christi am Kreuze« und das Scheitelchakra. Der gemeinsame Nenner aller dieser Bereiche ist das Himmlische, das Hohe, das Nach-oben-Gerichtete, das Göttliche, das Gebiet woher die Menschen einstmals kamen und wohin sie dereinst wieder gelangen sollen.

Zweite Analogiebetrachtung

Nun bewegen wir uns eine Stufe tiefer und beginnen wiederum mit dem Periodensystem der chemischen Elemente, und zwar mit der zweiten Periode. In dieser Periode befinden sich die Elemente Lithium, Beryllium, Bor, Kohlenstoff, Stickstoff, Sauerstoff, Fluor. Diese Periode repräsentiert gewissermassen die Sphäre der Luft, die uns umgibt, insbesondere wegen den Elementen Kohlenstoff, Stickstoff und Sauerstoff. Diese Periode ist schon erdnäher. Einer der lebenswichtigen Prozesse für den Menschen, nämlich die Photosynthese in den Pflanzen, läuft in dieser Sphäre ab: Die Umwandlung von Kohlendioxyd und Wasser mittels Sonnenenergie in organische Verbindungen. Die Luft, welche wir einatmen und die verbrauchte Luft, die wir ausatmen, ist in dieser Sphäre beheimatet. Durch den Prozess der Photosynthese sind die erste und zweite Periode des Periodensystems im Physischen miteinander verbunden. Auch chemische Verbindungen wie Wasser zeigen diese Verbundenheit, denn Wasser besteht aus dem Wasserstoff der ersten Periode und dem Sauerstoff der zweiten Periode.

Der Ballonfahrer, der die Luft einatmet, bewegt sich aus der zweiten Sphäre mit dem Helium im Ballon Richtung erste Sphäre. Er bleibt aber mit der zweiten Sphäre verbunden, weil er nur so weit hinaufsteigen kann, als noch genügend Atemluft vorhanden ist. Das Sykotische des Aufstiegs geht über in das Syphilitische. Von der Sphäre der lebensnotwendigen Luft bewegt er sich zur Sphäre des tödlichen Vakuums. Von der strahlenschützenden Atmosphäre steigt er auf in die Höhen der tödlichen Strahlen, die Sykose verbindet sich mit der Syphilis. Das sykotische Element der Luft bekommt der Ballonfahrer zu spüren, wenn ein Sturm aufkommt. Natürlich auch die auf dem Boden Verbliebenen erleben das Sykotische eines Sturmes: Hüte fliegen durch die Luft, an allen Ecken und Enden heult der Wind, Ziegel werden von den Dächern weggetragen, wenn es nicht gar ganze Dächer sind. Alles wirbelt und dreht sich in der Luft.

Den sykotischen Aspekt der zweiten Periode wollen wir anhand des homöopathischen Mittels Acidum fluoricum (Flussäure) darstellen. Fluor ist das reaktionsfähigste chemische Element. Es geht schnell mit andern Elementen eine chemische Verbindung ein. Diese Eigenschaft allein schon zeichnet Fluor als ein überaus sykotisches Element aus und in dieser Art sind in gewisser Hinsicht auch die Menschen, die das Mittel Acidum fluoricum benötigen. Acidum fluoricum-Patienten gehen schnell flüchtige Verbindungen ein und diese Patienten sind mehrheitlich Männer. Sie sind, könnte man sagen, Luftibusse, sie treiben umher wie Herbstlaub im Wind. Es sind Männer, denen eine Frau nicht genügt, oft haben sie, auch wenn sie verheiratet sind, eine oder mehrere Freundinnen. Sie sind Egoisten, sie denken nur an ihr eigenes Vergnügen. Der heftige sexuelle Drang nötigt sie zu einem solchen Verhalten. Dieser Drang ist eine Folge ihres sykotischen Miasmas. Einige Symptome aus dem Arzneimittelbild von Acidum fluoricum sollen die Gemütslage dieser Patienten aufzeigen: »Wahnideen, er muss seine Verlobung auflösen«, »Wahnideen, er muss seine Ehe auflösen«, »Wahnideen, er muss seine Kinder wegschicken«, »Wahnideen, er muss seine Dienstboten entlassen«. Das luftig-sykotische des Acidum fluoricum-Patienten wird durch diese Symptome sehr anschaulich.

Gehen wir weiter: Im Gegensatz zur altindischen Kulturepoche herrschte in der nachfolgenden, in der zweiten nachatlantischen, der urpersischen Kulturepoche, in der Epoche des Zarathustras, eine andere Gesinnung. Die Menschen dieser Epoche empfanden etwa so: Einstmals war ich mit dem Geist des Lichts verbunden, aber dann wurde ich eingegliedert in die Materie, in welche sich auch eine dem Lichte feindliche Macht einnistete: Ahriman, der mich an die Materie binden möchte. Ich muss jedoch mit dem Lichtgeist gemeinsam die Materie umarbeiten, ich muss die Materie mit Geist durchdringen, dann werde ich einst zum Lichtgeist zurückkehren können. Diese Gesinnung zeigt schon eine engere Verbundenheit mit der physischen Welt. Begeisterung für dieses geistige Durchdringen der Materie ist jedoch nicht gerade zu spüren. Die Sehnsucht nach dem Lichtgott und die Einsicht, auf der Erde arbeiten zu müssen, halten sich die Waage. Man fügt sich dem Unausweichlichen. Es ist das Motiv der Arbeit in der physischen Welt, das aufkommt. Dieses Gefühl, zwischen Himmel und Erde zu sein, lässt sich vergleichen mit unseren Betrachtungen über die Luft als einer Sphäre zwischen dem Universum und der physischen Erde. Im zweiten Sendschreiben des Apokalyptikers an die Gemeinde von Smyrna kommt dieses Motiv der Arbeit zum Ausdruck, wenn da geschrieben steht wie die Gemeinde im christlichen Sinne umgestaltet werden soll. Da heisst es, dass man dem Tode Leben geben soll, dass man das Tote durchgeistigen soll. Denn tut man das nicht, dann wird man keine Früchte ins jenseitige Leben mitbringen, aber nur von solchen Früchten kann man im geistigen Dasein leben. Es heisst da weiter: »Wer Ohren hat zu hören, der höre, was der Geist den Gemeinden sagt. Wer überwindet, dem soll kein Leid geschehen von dem zweiten Tod«. Dieses Sendschreiben ist von derselben Gesinnung durchdrungen, wie wir sie in der urpersischen Kulturepoche vorfinden. Die Gemeinde von Smyrna repräsentiert die urpersische Kulturepoche in christlicher Zeit, sie ist die Erbin dieser Epoche. Somit haben wir Beziehungen zwischen der zweiten Periode des Periodensystems, der urpersischen Kulturepoche und dem Sendschreiben des Apokalyptikers an die Gemeinde von Smyrna gefunden.

Die zweite Bitte, welche wir im Vaterunser vortragen, heisst: »Zu uns komme Dein Reich«. Das ist aber exakt das, was wir oben schon festgestellt haben: Das geistige Reich Gottes soll zu uns auf die Erde kommen, um uns behilflich zu sein, im Geiste tätig zu werden in der materiellen Welt. Diese zweite Bitte nimmt schon mehr Bezug zur irdischen Welt. In der ersten Bitte sind wir himmelwärts orientiert. In der zweiten Bitte wird ein entgegengesetzter Weg eingeschlagen: der Himmel soll zu uns kommen. Diese Bitte ist gewissermassen zwischen Himmel und Erde angesiedelt, wobei das Gewicht noch bei den himmlischen Bereichen liegt, denn es wird der Hoffnung Ausdruck verliehen, dass das Reich Gottes zu uns komme, aber es ist ja bei den Menschen noch nicht angekommen, sonst müssten wir nicht darum bitten. Es ist daraus ein Leichtes, eine Beziehung zu finden zwischen dieser zweiten Bitte und den vorgängigen Betrachtungen.

Nehmen wir wieder das Lukas-Evangelium (23, 43) zur Hand, dann finden wir das zweite der »Letzten sieben Worte Christi am Kreuze« in folgendem Wortlaut: »Ich sage dir, heute noch wirst du mit mir im Paradiese sein«. Identifizieren wir das Paradies mit dem Reich Gottes aus der zweiten Bitte des Vaterunser, so erkennen wir sofort die Verbindung. Das Reich Gottes wird für Christus und seinen Mitgekreuzigten kommen, und zwar »noch heute«. Dieses Reich Gottes ist noch nicht da für Christus und den Mitgekreuzigten, aber die Verheissung Christi wird sich erfüllen. Die Situation ist für die Beter der zweiten Bitte des Vaterunser dieselbe wie für Christus und seinen Mitgekreuzigten vor dem Aufstieg ins Paradies.

Versuchen wir noch einen Bezug zu schaffen zum zweiten Chakra, dem Stirnchakra. Dieses Chakra befindet sich in der Mitte der Stirn und wird auch als das Dritte Auge bezeichnet. Als Stirnchakra liegt es unterhalb dem Scheitelchakra an zweiter Stelle, vergleichbar der zweiten Periode des Periodensystems, welche in der Darstellung des Periodensystems ebenfalls unterhalb der ersten Periode zu finden ist. Das vollentwickelte Stirnchakra erlaubt es dem Menschen, Imaginationen wahrzunehmen aus der geistigen Welt, es ist gewissermassen in der Lage, einen Teil des Reiches Gottes »zu sehen«, d. h. das vollendete Stirnchakra befähigt den Menschen zu einer gewissen Stufe der Hellsichtigkeit, eben der imaginativen Hellsichtigkeit.

Wir haben auch hier ein System von Beziehungen, welche ihrem Gehalt nach vergleichbar sind: die zweite Periode des Periodensystems der chemischen Elemente, das sykotische Miasma, die zweite nachatlantische Kulturepoche, die urpersische, das zweite Sendschreiben des Apokalyptikers an die christliche Gemeinde von Smyrna, die zweite Bitte des Vaterunser, das zweite Wort aus »Die letzten sieben Worte Christi am Kreuze« und das Stirnchakra.

Dritte Analogiebetrachtung

Wir steigen im Periodensystem der chemischen Elemente wieder eine Stufe tiefer und gelangen da zur dritten Periode. Im Gegensatz zur zweiten Periode finden wir in dieser Periode, abgesehen von den Edelgasen, welche wir nicht betrachten wollen, nur noch ein einziges Gas, nämlich Chlor, die Elemente in dieser Periode sind noch erdgebundener. Es sind keine Elemente der Luft, wie in der zweiten Periode, sondern Elemente der oberen Erdschichten und der Meere, es sind auch Elemente der Lebewesen selbst.

Die dritte Periode enthält die Elemente Natrium, Magnesium, Aluminium, Silizium, Phosphor, Schwefel und Chlor. Sind die Elemente der zweiten Periode noch zum grossen Teil losgelöst vom Menschen, so sind die Elemente der dritten Periode für den physischen Körper des Menschen lebensnotwendige Stoffe. Wir alle brauchen beispielsweise Kochsalz, welches aus den Elementen Natrium und Chlor besteht, aus eben solchen Elementen, welche in dieser dritten Periode vorkommen. Es war schon davon die Rede, dass die Katjonen das Bestreben haben, sich mit Anjonen zu verbinden. Katjonen sind in der dritten Periode Natrium und Magnesium, Anjonen sind Silizium, Phosphor, Schwefel und Chlor. Allein aus diesen Elementen bilden sich schon viele Salze: In der homöopathischen Sprechweise heissen sie: Natrium silicicum, Natrium phosphoricum, Natrium sulfuricum, Natrium muriaticum (Kochsalz), Magnesium silicatum, Magnesium phosphoricum, Magnesium sulfuricum, Magnesium muriaticum (Muriaticum = Chlor). Ferner gibt es noch die Metallsalze: Alumina silicata, Alumina phosphorica. Die Vielfalt aller nur möglichen Salze ist gross. Die Arzneimittelbilder aller dieser Salze spiegeln eine grosse Vielfalt der Beziehungen unter den Menschen. Je nach dem, wie sich eine Beziehung zwischen Menschen gestaltet, kann sie ein Spiegelbild eines bestimmten Salzes sein. Die Vielfalt aller Beziehungen zwischen den Menschen wird natürlich nicht nur durch die Mineralmittel, sondern auch durch die Pflanzen- und Tiermittel repräsentiert.

Kommen wir aber wieder auf die dritte Periode und die entsprechenden Salze zurück. In diesen Mitteln finden wir schon psorische Komponenten. Die Sulfurverbindungen haben aufgrund des Sulfurteils psorische Anteile, da, wie wir wissen, Sulfur ein ausgesprochenes psorisches Element ist. Aber auch die andern Salze haben psorische Anteile, denn, wie schon dargelegt wurde, wollen sich die Katjonen Natrium und Magnesium ja mit Anjonen verbinden, was ja eine psorische Eigenheit ist. Sie haben aber nicht nur psorische Komponenten, sondern auch sykotische. Sie haben dagegen aber nur schwache syphilitische Komponenten. Beispielsweise findet man in keinem Arzneimittelbild der genannten Salze das syphilitische Symptom »Verlangen zu töten«.

Betrachten wir bezüglich der Grundmiasmen stellvertretend für die anderen Salze das Mittel Magnesium muriaticum (eine Magnesium/Chlor-Verbindung). Eine Magnesium muriaticum-Situation kann entstehen, wenn die Versorgung, die Pflege, die Zuneigung, auf die man unbedingt angewiesen ist, nicht mehr gewährleistet ist. Das Beziehungsproblem besteht in diesem Fall in einem Verlust einer Bezugsperson, die diese Zuwendung verlässlich garantiert. Diese Lebenssituation finden wir bei Waisenkindern vor: Sie sind auf Pflege, Zuwendung, Zärtlichkeit, Versorgung angewiesen, weil sie noch zu jung sind diese Verantwortlichkeiten für sich selbst zu übernehmen. Sie sind durch den Tod eines Elternteils, meistens der Mutter oder auch beider Eltern, von der Befriedigung dieser Grundbedürfnisse abgeschnitten. Aus einer solchen Situation resultiert der psorische Teil der Magnesium muriaticum-Pathologie. Der sykotische Teil zeigt sich in den Reaktionen als Kompensation auf eine solche Lebenslage: da entstehen Symptome wie Zorn, Hypochondrie, Hast, Reizbarkeit, übertriebene Phantasien, ängstliche Ruhelosigkeit, sich umherwerfen, Widerwillen gegen alles, Durchfall, Hitzewallungen, Hämorrhoiden usw. Diese Reaktionen sind verständlich und sykotisch. Man findet sogar syphilitisches im Arzneimittelbild von Magnesium muriaticum: Beispielsweise Träume von Verstümmelungen. Das Hauptgewicht von Magnesium muriaticum liegt aber bei der Psora und der Sykose. Sykotisches enthält auch das Arzneimittelbild von Sulfur als ungebundenes Element: Sulfur-Patienten haben oft zuviel Hitze in sich. Sulfur-Patienten sind beispielsweise solche, die ihre heissen Füsse nachts aus dem Bett strecken.

Diese Darlegungen sollen nur als Andeutungen verstanden werden, dass die dritte Periode des Periodensystems den gemischten Miasmen, bestehend aus Psora und Sykose, zugeordent werden kann.

Diejenige Kulturepoche, welche auf die urpersische folgte, bezeichnen wir als die ägyptisch-babylonisch-chaldäische Kulturepoche. Sie ist also die dritte nachatlantische Kulturepoche. Die Hauptausrichtung dieser Epoche ist durch die vermehrte Auseinandersetzung mit der äusseren, materiellen Welt und den dahinter stehenden geistigen Kräften gekennzeichnet. Die äusseren Erscheinungen der Welt werden nicht mehr als feindlich oder lästig empfunden, sondern werden verstanden als Aufforderung, sie zu erforschen. Diese Epoche war noch weiter weggerückt und abgeschnitten von den geistigen Welten als die urpersische. Von den Veden und der Bhagavad Gita, die uns überlieferten Zeugnisse der altindischen Kultur, ist man in der dritten nachatlantischen Epoche noch weiter entfernt als in der zweiten. Diese Hinwendung zur äusseren Welt zeigt sich in verschiedenen Merkmalen dieser Epoche. Äusserer Ausdruck dieser Gesinnung sind beispielsweise die Pyramiden am Nil. Sie archivieren, so wird gemutmasst, geistige Prinzipien, welche von den Ägyptern erforscht oder von früheren Epochen überliefert wurden, wie etwa der Goldene Schnitt oder die Zahl Pi. Vieles ist aber noch verschlüsselt und harrt der Erforschung.

Aus homöopathischer Sicht lassen sich an den Pyramiden die beiden Prinzipien Psora und Sykose ablesen: Das Fehlen einer Kultstätte, einer Ruhestätte für die Pharaonen, einer Bibliothek des ägyptischen und vorägyptischen Wissens und anderes mehr ist psorisch. Die Empfindung des Mangels an solchen Einrichtungen muss gross gewesen sein, dass man sich die Mühe machte, mit den begrenzten baulichen Möglichkeiten solche Gebilde, wie es die Pyramiden sind, zu schaffen. Der Riesenaufwand an Menschen und Material ist immens und folglich sykotisch. Eine weitere materielle Ausrichtung des Denkens der Ägypter zeigt sich auch in der Einbalsamierung, der Mumifizierung der verstorbenen Pharaonen und den Grabbeigaben, mit welchen die toten Pharaonen ausgestattet wurden, um wohlversorgt den Weg in der jenseitigen Welt antreten zu können. Wir finden auch in diesen Handlungsweisen psorisches und sykotisches: der Mangel an Ausstattungen für die Verstorbenen in der jenseitigen Welt und die sykotische Kompensation dieses Mangels in Form dieser Grabbeigaben.

Die Astronomie und die Astrologie, welche im alten Ägypten gepflegt wurden, entsprangen dem Empfinden, den verlorenen Kontakt zur geistigen Welt wieder zu suchen und gleichzeitig die daraus gewonnenen Erkenntnisse auf der Welt nutzbringend anzuwenden, somit eine absolut psorische Angelegenheit. Die Hüter dieses Wissens waren die Priester, die gleichzeitig Mediziner waren. Das Heilen von Krankheiten entsprang einem psorischen Impuls. Es soll da schon eine Farbtherapie gegeben haben. Selbstredend war auch die

Syphilis anzutreffen, man denke da nur an das Aussetzen von Säuglingen in Körben auf dem Nil.

Das Hauptgewicht lag aber sicher bei der Psora und der Sykose, welches durch den Turmbau zu Babel noch weiter bestätigt wird. Die Empfindung, vom Himmel getrennt zu sein, diese durch und durch psorische Empfindung und der Versuch, diesen Mangel zu beheben, führte zu diesem sykotischen Wahnwitz des Turmbaus. Die Bauunternehmer und die Bauarbeiter wurden wieder in einen psorischen Zustand zurückgeworfen als Folge der »babylonischen Sprachverwirrung«. Ähnliches stellt der beobachtende Zeitgenosse auch heute fest. Der babylonische Turmbau der heutigen Wissenschaften hat zu einer vergleichbaren Sprachverwirrung geführt. Von den Versuchen, diese Sprachverwirrung zu überwinden, war im Abschnitt »Die Lebenskraft« schon die Rede. Überhaupt haben die dritte und die heutige, die fünfte Kulturepoche, in welcher wir jetzt leben, vieles gemeinsam. Der theologischen Interpretation dieses Baus als einer Versuchung Gottes kann ein sykotischer Aspekt abgewonnen werden. Aufgrund dieser Ausführung ist es von einem miasmatischen Standpunkt aus betrachtet legitim, die dritte Periode des Periodensystems und die dritte nachatlantische Kulturepoche in Beziehung zu setzen.

Lassen wir wieder die Apokalypse des Johannes sprechen: Die Gemeinde zu Pergamus ist der Repräsentant der dritten Kulturepoche, der ägyptisch-babylonisch-chaldäischen. Im dritten Sendschreiben an diese Gemeinde wird vom »Schwert des Mundes« gesprochen. Es ist das scharfe Wort, womit zum Ausdruck gebracht werden soll, dass die Menschen mit allen ihren Seelenkräften die Welt erforschen sollen. Es sollen Seelenkräfte entwickelt werden, welche in der Lage sind, die Naturkräfte und die Sterne zu erforschen. Das Seelische tritt hier hinaus aus dem Menschen in die Welt. Aber draussen in der Welt, fern der geistigen Heimat, da lauern auch Gefahren, deshalb spricht der Schreiber dieses Briefes auch davon, dass sich in dieser Gemeinde der Stuhl des Satans befinde. Das »Schwert des Mundes« ist ein zweischneidiges Schwert: dieses Hinaustreten in die Welt birgt auch die Gefahr des Irrens und des Abgleitens in die satanische Welt, es birgt in sich aber ebenso die Chance, auf dem Weg der Evolution vorwärtszuschreiten. Das Ego des Menschen entwickelt sich, es kann zur Selbstsucht aber auch zur Menschenliebe hinführen.

Im Brief ergeht denn auch der programmatische Aufruf: » Wende den Sinn deiner Seele! Verfalle nicht der Lehre des Zauberers und Magiers Bileam,« sondern setze deine durch tätiges Forschen gewonnenen Kräfte für die Fortentwicklung der Menschen ein.

Man sieht: Je weiter der Mensch mit der äusseren, materiellen Welt verwoben und von der geistigen Welt getrennt ist, desto mehr Selbstverantwortung muss er für sich und die Welt übernehmen. Er muss seine sich entwickelnden Ich-Kräfte in der Welt zum Wohle der Menschen einbringen. Er muss den Sieg über sein niederes Selbst eigenständig erringen. Eine wahrhaft heroische, psorische Aufgabe.

Das Sykotische in diesem Brief erscheint an der Stelle, wo Bileam den Balak lehrt, anstelle eines Heeres Tempeldirnen zu schicken. Durch den Gebrauch des Wortes zur Beschreibung der Welt entfernt sich der Mensch weiter von den geistigen Welten. Da ist nicht mehr, wie im zweiten Sendschreiben, davon die Rede, dass der Mensch das Tote durchgeistigen soll. Die Intensionen des Briefes an die Gemeinde von Pergamus decken sich mit dem, was in der dritten Kulturperiode sich vollzogen hat, nämlich das Anerkennen und Bearbeiten der äusseren, physischen Welt.

Die dritte Bitte des Vaterunser heisst: »Dein Wille geschehe im Himmel also auch auf Erden.« Diese Bitte ist noch erdbezogener als die zweite. Himmel und Erde werden als gleichwertige, gleichgewichtige Bereiche angesprochen. Es wird da zwar nicht ausgedrückt, worin der Wille Gottes besteht, aber sicherlich ist dieser Wille gleichermassen auf den Himmel wie auf die Erde bezogen.

Im Brief des Apokalyptikers an die Gemeinde von Pergamus steht geschrieben, was der Wille Gottes in Bezug auf die Menschen beinhaltet: Der Mensch soll den Sieg über sich selbst erringen, dann bekommt er vom verborgenen Brot des Geistes zu essen. Hat er diesen Sieg errungen, dann wird ihm der weisse Stein der Urteilskraft überreicht auf den der Name seines wahren, neuen Menschseins geprägt ist. Der Mensch soll also an sich selbst arbeiten, er soll sein niederes Ich überwinden.

Wichtig für unsere Betrachtungen ist die Tatsache, dass diese dritte Bitte des Vaterunser noch mehr Bezug nimmt auf die Erde und damit zum Menschen, als die zweite Bitte. Diesen Sachverhalt bestätigt auch das dritte Wort »der letzten sieben Worte Christi am Kreuze«, welches lautet: »Siehe, dein Sohn! Siehe, deine Mutter!« Es ist sowohl ein göttlich-himmlisches als auch ein menschlich-irdisches Wort. Das »Siehe, dein Sohn« ist das Wort, welches Christus an seine Mutter richtet, also ein Wort von Gott zur Mutter von Christus, und das Wort »Siehe, deine Mutter« richtet sich an Johannes, also ebenfalls ein Wort von Gott zum Jünger Johannes. Das Göttliche und das Menschliche, das Himmlische und das Irdische treffen sich hier.

Versuchen wir noch einen Bezug zu schaffen zwischen dem bisher Gesagten und dem dritten Chakra, dem Kehlkopfchakra. Dieses Chakra liegt tiefer als das Stirnchakra, was sich ja leicht ergibt aus den Bezeichnungen dieser Chakren. Der Kehlkopf mit den Stimmbändern dient dem Sprechen. Er dient dazu, das zweischneidige »Schwert des Mundes« zu gebrauchen, wovon im dritten Sendschreiben die Rede ist. Die Sprache des Menschen als Mittel zur Übertragung von Informationen an andere Menschen steht in Beziehung zur dritten Bitte des Vaterunser insofern, als Gott seinen Willen ja auch irgendwie kundtun muss. Er tut es natürlich in der Sprache Gottes, beispielsweise im dritten Sendschreiben an die Gemeinde zu Pergamus. Auch Gottes Zorn wird den Menschen dereinst kundgetan werden, wenn das Zeitalter der »Ausgiessung der göttlichen Zornesschalen« gekommen sein wird, wie es in der Apokalypse des Johannes geschrieben steht. Der Mensch bittet Gott in der dritten Bitte des Vaterunser, uns Menschen mitzuteilen, was sein Wille ist, so wie die Menschen andern Menschen ihren Willen mitteilen mit dem Mittel der menschlichen Sprache.

In allen Bereichen, welche wir angesprochen haben, konstatieren wir ein Hinunterkommen von einer höheren Stufe, nämlich der zweiten, auf eine tiefere Stufe, eben der dritten. Diese Bereiche können wiederum aufgrund des Gesagten in Beziehung gesetzt werden. Die angesprochenen Bereiche sind: die dritte Periode des Periodensystems, die gemischten Miasmen Psora/Sykose, die dritte nachatlantische Kulturepoche, das dritte Sendschreiben in der Apokalypse an die Gemeinde von Pergamus, die dritte Bitte des Vaterunser, das dritte

Wort aus »den letzten sieben Worte Christi am Kreuze« und das dritte Chakra, das Kehlkopf- oder Halschakra.

Vierte Analogiebetrachtung

Wir steigen noch tiefer hinab im Periodensystem und gelangen in die vierte Periode. Die Elemente dieser Periode lagern teilweise im Boden. Um sie zu erreichen, muss man in der Erde graben und sie aus dem Gestein lösen, insbesondere was die in dieser Periode befindlichen Metalle betrifft. Diese Metalle sind zum Teil auch solche, welche der Mensch über die Nahrung aufnehmen muss, wenn er keine Mangelerscheinungen erleiden will, wie beispielsweise Eisen und Zink. Auch giftige Elemente, wie Arsen und Selen, kommen in dieser Periode vor. Ferner enthält die vierte Periode die lebenswichtigen Katjonen Kalium und Kalzium, welche wieder eine Fülle von Salzbildungen zulassen und unter anderem auch für den osmotischen Druck der Zellen eine wichtige Rolle spielen. Mangelt es dem Organismus beispielsweise an Kalzium, dann kann der Innen- und Aussendruck der Zellen nicht reguliert werden, es entsteht entweder ein Überdruck oder auch ein Unterdruck in den Zellen, was die Zellen schädigen kann. Kalzium schützt die Zellen vor solcher Unausgeglichenheit. Schutz ist denn auch das hervorstechende Merkmal der Kalzium-Salze in der Homöopathie, wie beispielsweise bei Calcium carbonicum.

Die Stichworte Mangelerscheinung, Schutz und Gift charakterisieren schon zu einem grossen Teil diese vierte Periode. Bei den Worten Mangel, Schutz und Gefahr hören wir mit den nun schon geschulten Ohren psorisches heraus. Die vierte Periode ist denn auch die Periode der Psora. Es sei dabei an den Fall von Ferrum arsenicosum im Abschnitt »Die Polaritäten« erinnert, der sich als ausgesprochen psorisch präsentiert, einerseits in der Art und Weise, wie die Patientin sich als Mensch darstellt, andererseits aufgrund der beiden Mittelkomponenten Ferrum (Eisen) und Arsenicum (Arsen), welche beide in der vierten Periode vorkommen. Arsen ist der Inbegriff des Giftigen und damit verbunden auch die Angst, vergiftet zu werden.

Angst ist eines der zentralen Themata der Psora und mithin auch der Arzneimittelbilder der Elemente und Elementkombinationen aus der vierten Periode. Einige Beispiele sollen diesen Sachverhalt illustrieren: Werfen wir einen Blick auf die Gemütssymptome im Arzneimittelbild von Calcium carbonicum. Da ist viel die Rede von Angst, Furcht, Gram, Kummer, Düsterheit des Gemüts, Traurigkeit, Wehmütigkeit, gedrückte Stimmung, Verzweiflung, Entmutigung, Betrübtheit, Gleichgültigkeit, Teilnahmslosigkeit, wortkarg, Ekel, Schwäche, Bewusstlosigkeit, delirisches Geschwätz, schwindlig, ärgerlich usw. Eine riesige Palette von psorischen Symptomen zeichnet das Arzneimittelbild von Calcium carbonicum aus, wobei bei den genannen Symptomen auch sykotisches und syphilitisches zu finden ist. Calcium carbonicum wird aus Austernschalen hergestellt. Die Austernschalen versinnbildlichen geradezu das Thema Schutz vor Gefahren. Droht der Auster Gefahr, dann schliesst sie ihre Schalen und schützt sich so vor Angriffen oder vor Eindringlingen. Dieses Bild lässt sich übertragen auf den Calcium carbonicum-Patienten. Schutz und Sicherheit ist das zentrale Thema dieses Mittels. Diesem Bedürfnis wird alles untergeordnet. Droht Gefahr, so zieht sich der Calcium carbonicum-Patient in sein Nest, in seine vertraute, schutzbietende Umgebung zurück. Aus diesem Grund ist dieses Mittel sehr oft bei Kindern indiziert. Das Kleinkind zahnt, schreit um Hilfe und sucht Trost und Schutz bei der Mutter. Das Calcium carbonicum-Symptom »Verlangen nach Eiern« versinnbildlicht überaus prägnant die Lebenslage des Calcium carbonicum-Kindes: Das Ei ist zerbrechlich, die Schale als Schutzhülle zu schwach, um ausreichenden Schutz zu bieten. Das Ei ist auch ein Symbol für das Unreife, das Unfertige, das noch zu Entwickelnde, eben das Psorische. Das Bild des Eierausbrütens ist bezüglich dem Schutzbedürfnis des Calcium carbonicum-Kindes sehr einprägsam. Wie schon angedeutet, ist die Psora ein Charakteristikum dieses ersten Lebensabschnittes der Menschen.

Ein Mangel an Gelassenheit bei Calcium carbonicum zeigt sich im Symptom »Furcht, dass man ihren Zustand bemerken könnte«. Der Calcium carbonicum-Patient baut sich deshalb Schutzmechanismen auf und aus diesem Grund ist es für einen Therapeuten oft schwierig, hinter den Schutzmechanismen den eigentlichen Menschen wahrzunehmen. Der Therapeut befindet sich da selbst in einer psorischen Situation oder anders formuliert: Fühlt sich der Therapeut bei einem Patienen in einer solchen Lage, dann denke er an ein psorisches Mittel. Sind zudem bei einem solchen Patienten festgefügte Strukturen auszumachen, etwa unflexible Prinzipientreue oder sonst ein uniformes Verhalten, dann kann das heilende Mittel ein mineralisches und zugleich psorisches sein, also eventuell ein Stoff aus der vierten Periode. Spürt der Therapeut darüber hinaus beim Patienten eine gewisse Härte in seinem Gemüt, dann kann das Mittel ein metallisches aus der vierten Periode sein. Metalle haben ja als Material eine gewisse Härte und diese Härte äussert sich auch bei den Patienten gegenüber ihrer Umwelt, nicht zuletzt auch gegenüber dem Therapeuten, wie der schon erwähnte Ferrum arsenicosum-Fall anschaulich zeigt.

Ein weiteres Beispiel eines Stoffes aus der vierten Periode ist Brom oder homöopathisch gesprochen Bromum. Psorische Fälle, bei welchen eine deutliche Bedrohungssituation auszumachen ist, brauchen oft Bromum oder eine Bromverbindung wie z. B. Kalium bromatum. Die Kalium-Thematik spielt sich in einer sozialen Gruppe, meistens in der Familie ab. Kalium-Väter sind Prinzipienreiter innerhalb der Familie. Sie haben die psorische Eigenschaft, mit Sturheit irgendwelche Vorschriften oder Prinzipien in der Familie, notfalls auch mit Drohungen, durchzusetzen. Für diese Tatsache spricht das Kalium bromatum-Symptom »Er sei das Objekt der göttlichen Rache«. Die Familienangehörigen können bei einem solchen »göttlich-rächenden« Familienvater leicht in eine Kalium bromatum-Pathologie geraten. Die Angst und Unsicherheit bei Bromum-Patienten zeigen die beiden folgenden psorischen Symptome: »Wahnideen, Personen sehen ihm über die Schulter« und »Furcht, jemand ist hinter ihm«, wahrlich unangenehme Gefühle.

Nun konstruieren wir aus den uns nun bekannten Elementen Kalzium und Schwefel den Calcium sulfuricum-Menschen. Dieser Mensch hat gemäss den bisherigen Darlegungen zwei vorherrschende Eigenschaften: Er hat Angst, andere könnten bemerken, dass er ein Problem hat (Calcium, Psora, 4. Periode) und gleichzeitig besteht bei ihm der Drang, dieses Problem zu lösen (Sulfur, Sykose, 3. Periode). Der Zwiespalt besteht bei einem solchen Menschen darin, dass er einerseits sein Problem lösen möchte, aber andererseits sollen die anderen Menschen das möglichst nicht bemerken. Dieser Zwiespalt macht das typische Calcium sulfuricum-Symptom »Hasst jeden, der nicht seiner Meinung ist« verständlich. Dieses Symptom ist eine sykotisch-syphilitische Kompensation auf die psorische Gemütslage des Calcium sulfuricum-Menschen.

Das Hauptgewicht liegt bei diesem Mittel bei der Sykose. Es gibt ein Körpersymptom von Calcium sulfuricum, welches diese Gemütssymptomatik veranschaulicht und bestätigt: Calcium sulfuricum ist bekannt für abgeschlossene Abszesse, also Abszesse, welche unter der Haut liegen, welche nicht sichtbar sind. Wie kann nun der Calcium sulfuricum-Patient sein Problem lösen? Einerseits hat er einen Abszess, den niemand sehen kann, was ihm ja recht ist, andererseits möchte er den Abszess loswerden aber möglichst so, dass andere das nicht bemerken. Der Lernprozess besteht für den Calcium sulfuricum-Patienten nun darin, seine Angst, entlarvt zu werden, zu überwinden. Das geschieht beim Abszess nach der Gabe des homöopathischen Mittels Calcium sulfuricum ganz augenscheinlich: Der Abszess öffnet und entleert sich, sichtbar für jedermann. Natürlich verschwindet mit dem Mittel auch diese psorische Angst, entdeckt und überführt zu werden. Der Abszess ist ja nur der physische Ausdruck seiner Gemütslage.

Nun wenden wir uns der vierten nachatlantischen, der griechisch-römischen Kulturepoche zu. In dieser Epoche ist der Mensch nun vollständig verankert in der physischen Welt. Im Mittelpunkt des Menschen steht der Mensch selbst. Der Zugang zu einer geistigen, einer jenseitigen Welt ist vollständig unterbrochen. Die Mythen und Sagen der Antike sind lediglich blasse, bruchstückhafte Erinnerungen an diese verlorengegangenen Welten. Erinnerungen an eben jene Zeiten, wo der Götterhimmel noch tägliche Realität war.

Dieser Mangel des Zugangs zu diesen Welten liess die grossen Weltreligionen entstehen. Ihre Inaugurationen fallen alle in diese vierte Kulturepoche: Der Buddhismus um zirka 500 vor Christus, das Christentum zur Lebenszeit von Christus und der Islam am Anfang des siebten Jahrhunderts nach Christus. Nicht umsonst inkarnierte der lebendige Gott Christus gerade in dieser Kulturepoche. Christus musste bis in die physische Welt hinabsteigen, um den

Menschen die Botschaften des Himmels bringen zu können. Nicht irgend eines geistigen Wesens bedurfte es, um die Menschen zu erreichen, sondern Gott selbst musste bis in die Sphäre der Menschen hinuntersteigen, denn nur so war es möglich, an die völlig in die physische Welt hinausgetretene Menschheit zu gelangen.

Aber nicht nur die Menschen, sondern auch Christus selbst befand sich in einem psorischen Zustand, als er im vierten der »sieben letzten Worte Christi am Kreuze« klagte: »Mein Gott, warum hast du mich verlassen.« Dieses Verlassenheitsgefühl, dieser Mangel an Verbundenheit mit dem Vater im Himmel, das ist der evolutionsgemässe, psorische Gehalt dieses vierten Wortes. Diese Erstverschlimmerung, dieser Abstieg ermöglichte erst die Erlösungstat Christi. Das Erlösungswerk Christi besteht ja gerade darin, den Menschen die Möglichkeit zurückzugeben, sich wieder aus den Fesseln der äusseren, nur materiellen Welt zu lösen und sich den geistigen Welten wieder zu nähern.

Die griechische und die römische Kultur sind beredtes Zeugnis dieses vollständigen Heraustretens in die äussere Welt. Da werden Wissenschaften und Künste begründet mangels Kontakt zu den geistigen Welten: Der Staat und seine soziale Organisation wird ein Thema, etwa in Platons Schriften oder auch in der Person Perikles'. Die griechische Bildhauerkunst, ausgedrückt in Tempeln und Skulpturen, erreicht eine höchste Vollendung. Dichter machen sich ans Werk, wie Aischylos und Sophokles. Überall werden Theater gebaut und Dramen mit Tragödien der Zeit gespielt. Die Wissenschaften blühen, allen voran durch Aristoteles aber auch durch Archimedes. Gesetzeswerke werden geschaffen durch die führenden Persönlichkeiten der griechischen Zeit, wie beispielsweise durch Drakon. Hippokrates begründet die griechische Heilkunde. Die Philosophie wird gepflegt, etwa durch den Römer Seneca. Die Römer begründen erstmals ein Rechtssystem, der Mensch ist jetzt ein Bürger mit Rechten und Pflichten gegenüber dem Staat, usw.

Nun können wir uns fragen: Warum das alles?: Die Menschen mussten, nach dem Verlust des Kontakts zu den geistigen Welten, ihre Führung auf der Erde selbst übernehmen, da waren keine lenkenden Hinweise mehr aus den Himmeln, wie das noch zur Zeit der ägyptischen Kulturepoche war. Im alten Ägypten noch lasen die

Priester die Botschaften des Himmels für die Menschen aus den Sternkonstellationen ab. Moses konnte Jahwe noch um Rat fragen. Diese Möglichkeiten hatten die Griechen und Römer nicht mehr. Von einem homöopathischen Standpunkt aus beurteilt lautet das Fazit: die grosse Psora.

Das umfassende Gefühl des Mangels in der Antike und die daraus entstandenen Kompensationen mit all den genannten Aktivitäten, das ist Psora pur, eben die Psora mit der Thematik: Mangel und Behebung des Mangels, wie wir sie im Abschnitt »Psora« dargelegt haben. Selbstverständlich findet man immer auch sykotisches und syphilitisches, wie etwa die Gladiatorenkämpfe und Wagenrennen der Römer oder die Kolonisierung des Mittelmeerraumes durch die Griechen und Römer oder auch die Schlacht bei Troja und andere Tragödien, wie sie ja in der antiken Literatur so theatralisch wirksam geschildert werden. Das Hauptgewicht liegt in dieser Kulturepoche aber bei der Psora im obigen Sinne.

Nun wenden wir uns wieder der Apokalypse zu: Der Inhalt des Sendschreibens an die Gemeinde von Thyatira ist von einem psorischen Geist geprägt. Diese Gemeinde ist in der Apokalypse der Repräsentant der vierten Kulturepoche. Es heisst da: »Ich habe vor Augen, was du getan hast (womit die Gemeinde Thyatira gemeint ist): deine Liebe, dein Vertrauen, dein selbstloses Helfen und dein geduldiges Ausharren.« Die Gemeinde wird gelobt für die schönen, im besten Sinne psorischen Tugenden. Es wird in dem Brief aber auch auf die Gefahren hingewiesen, also auf etwas psorisches, welche von dem Weib Isebel ausgehen, die die Gemeindemitglieder zur Unzucht verführen will. Isebel wird von dem Schreiber des Briefes aufgefordert, ihren Sinn zu ändern, aber sie weigert sich. Es heisst im Brief weiter: »Schaue und erkenne! Ich werde sie auf ein Krankenlager werfen; diejenigen, welche durch sie die Ehe mit der Wahrhaftigkeit gebrochen haben, werden Bedrängnisse von allen Seiten erleben, wenn sie ihren Blick nicht aus dem Treiben der Isebel zu befreien vermögen.« In dieser Passage ist ausgesprochen, wie Miasmen entstehen. Homöopathisch ausgedrückt könnte der Satz lauten: Wenn du nicht die evolutionsgemässe Psora verwirklichst, d.h. die selbstlose Menschenliebe übst, dann wird bei dir ein Miasma entstehen. Und weil wir wissen, dass das Vorhandensein der Psora unabdingbare Voraussetzung ist, damit die Miasmen Sykose und Syphilis entstehen können, so wird das Miasma, welches entsteht, wenn die Gemeindemitglieder ihren Blick nicht vom Treiben der Isebel abzuwenden vermögen, eben die Psora sein, die krankmachende Psora. Den tugendhaften Gemeindemitgliedern wird im Brief jedoch zugesichert, dass ihnen keine weiteren Lasten mehr aufgebürdet werden. Oder homöopathisch ausgedrückt: Wenn ihr evolutionskonform bleibt, werdet ihr nicht von der krankhaften Psora befallen werden.

Die vierte Bitte im Vaterunser ist ganz und gar psorisch. Sie lautet: Gib uns heute unser tägliches Brot. Diese Bitte ist absolut irdisch, absolut erdbezogen. Da ist nicht mehr die Rede vom Reich Gottes oder vom Himmel. Da wird von der Psora gesprochen, vom täglichen Brot, welches wir benötigen. Und weil wir darum bitten müssen, ist auch gesagt, dass das tägliche Brot nicht gesichert ist. Es ist durchaus möglich, dass wir Mangel an Brot erleiden müssen. Die Menschen haben in der vierten Kulturepoche an Hunger gelitten, denn sonst hätte die versuchte Verführung Christi, als er vierzig Tage in der Wüste zubrachte, durch den Satan keinen Sinn gemacht. Der Satan (Ahriman) forderte Christus auf, aus Steinen Brot zu machen, um die hungernden Menschen zu ernähren.

Im Zusammenhang mit der Not der Menschen sei an den Essäerorden erinnert: Die Essäer pflegten ihre geistige Entwicklung während die Menschen ausserhalb des Ordens darben mussten. Die Essäer waren diesbezüglich eben auch psorisch.

Wenden wir uns dem vierten Chakra zu, dem Herzchakra, welches, wie die Bezeichnung anzeigt, tiefer liegt als das Kehlkopfchakra, wie auch die entsprechende Periode des Periodensystems. Die vierte Bitte des Vaterunser hat mit Ernährung für unser leibliches Wohl zu tun. Hat die vierte Bitte aber vielleicht auch mit seelischer Nahrung zu tun? Das Herz bringen wir mit Gefühlen in Verbindung, wie etwa Herzensgüte, Hartherzigkeit und natürlich die zwischenmenschliche Liebe. Mitmenschlichkeit, Liebe, Trost, Anteilnahme, Mitleid sind Nahrung für die Seele. Wir empfinden das Herz als den Sitz unserer Seele, wo die Mitmenschlichkeit und die Liebe wohnen. Unsere Seele ist auf solche Nahrung angewiesen, sonst trocknet sie aus, und erleidet dadurch die krankhafte Psora. Sicher kennt jeder Mensch hartherzige, seelisch ausgetrocknete Menschen, sie sind von der krankmachenden Psora befallen. Das Herzchakra wird entwickelt durch verschiedene Fähigkeiten, welche sich der Mensch aneignen muss, beispielsweise durch positives Denken, durch Konzentrationsübungen auf einfachste Inhalte der äusseren Welt, durch ein ausgewogenes Gefühlsleben und anderes mehr. Dass man sich solche Eigenschaften aneignen soll, heisst ja nichts anderes, als dass sie bei den meisten Menschen fehlen, dass die Menschen sich bezüglich diesen Eigenschaften in einem psorischen Zustand befinden.

Aufgrund des Gesagten lassen sich die vierte Periode des Periodensystems, die Psora, die vierte nachatlantische, die griechisch-römische Kulturepoche, das vierte Sendschreiben in der Apokalypse des Johannes an die Gemeinde von Thyatira, das vierte Wort aus »Die sieben letzten Worte Christi am Kreuze«, die vierte Bitte im Vaterunser und das vierte Chakra, das Herzchakra in Beziehung setzen. Das vorherrschende Gemeinsame ist die Psora.

Fünfte Analogiebetrachtung

Der nächste Schritt im Periodensystem der chemischen Elemente ist der Abstieg in die fünfte Periode. In dieser Periode finden wir Elemente, welche gleichgewichtig sowohl zur Psora als auch zur Sykose einen starken Bezug haben. Das wichtigste dieser Elemente aus homöopathischer Sicht ist sicherlich Silber (homöopathisch Argentum). Weniger häufig gebrauchte Mittel sind in dieser Periode Strontium, Palladium, Cadmium, Indium, Zinn (homöopathisch Stannum), Antimonium, Tellurium und Jodum.

Das Gemischtmiasmatische dieser Periode wollen wir an dem häufig gebrauchten Mittel Argentum nitricum (Silbernitrat) darstellen. Argentum nitricum ist, wie der Name schon andeutet, eine Verbindung aus Silber und Stickstoff und dazu Sauerstoff. Stickstoff und Sauerstoff sind Elemente aus der zweiten Periode, und diese Periode haben wir als sykotisch charakterisiert. Aus diesem Grund wird Argentum nitricum als eines der sykotischsten Mittel betrachtet. Die psorischen Komponenten dieses Mittels sind aber ebenso deutlich im Arzneimittelbild von Argentum nitricum auszumachen.

Wir wollen diesen Sachverhalt an dem bereits im Abschnitt »Die Anamnese« vorgestellten Fall des 50-jährigen Waldarbeiters aufzeigen: Das Problem dieses Mannes waren Harnschwierigkeiten wegen seiner Prostatavergrösserung. Wahlanzeigendes Symptom für Argentum nitricum im Sinne des Pragraphen 153 des Organons war ja seine Eigenheit, auf gewisse Fragen des Therapeuten die seltsamsten Erklärungen von sich zu geben. Ein Beispiel dazu: Auf die Frage, warum er nicht von zuhause weggezogen sei und geheiratet habe, gab er zur Antwort: »Es gefällt mir zuhause und wegen der Heirat, ja da war ich eben zu schüchtern, vielleicht war ich auch zu wenig schön für eine Frau …« Ein exemplarisches Müsterchen aus der Palette seiner Erklärungen ist noch das folgende: »Wenn ich an ein Fest gehe, wo viele Leute sind, da trinke ich nur Mineralwasser. Nach einem kleinen Fläschchen Mineralwasser muss ich jedoch bald auf die Toilette, um Wasser zu lösen. Weil ich aber kurz danach schon wieder Harndrang habe, gehe ich lieber nach Hause, da die Leute sonst denken könnten: jetzt muss der schon wieder auf die Toilette.«

Dieser Fall zeigt uns aber deutlich sowohl sykotisches als auch psorisches. Die Prostatavergrösserung und das häufige Wasserlösen sind sicher sykotisch, aber seine Schüchternheit und seine Verlegenheit sind psorisch. Viele Ängste finden wir im Arzneimittelbild von Argentum nitricum: Furcht in engen Räumen, Furcht in die Kirche oder in die Oper zu gehen, Furcht an hochgelegenen Orten, Furcht, dass die Häuser einstürzen, Furcht vor drohender Krankheit usw., also lauter psorische Symptome.

Ein weiteres Mittel aus der fünften Periode, welches gemischtmiasmatisches bezüglich Psora und Sykose aufweist, ist Jodum. Die Hauptcharakteristiken von Jodum sind: Magerkeit mit gleichzeitigem Heisshunger und trotz der Magerkeit grosse Hitze im ganzen Körper. Weitere Symptome sind: Furcht vor Menschen, Hysterie, Furcht vor Annäherung, Hypochondrie usw. Wir folgern: Das Hauptgewicht der fünften Periode liegt also sowohl bei der Psora als auch bei der Sykose.

Unser nächster Schritt ist wiederum der Vergleich mit einer Kulturepoche, nämlich der fünften nachatlantischen Kulturepoche. Es handelt sich um diejenige Kulturepoche, in welcher wir jetzt leben und welche die arische oder die germanisch-angelsächsische Kulturepoche genannt wird. Über diese Epoche lässt sich wenig aussagen, weil sie erst im 15. Jahrhundert begonnen hat, genau genommen im Jahre 1413. Kulturepochen umfassen einen Zeitraum von 2160 Jahren. Die jetzige, fünfte Kulturepoche wird also erst im Jahre 3573 zu Ende gehen. Ein vager Hinweis hinsichtlich der Entwicklung der Menschheit in diesem Zeitabschnitt sind die Prophezeiungen des Nostradamus, welche ziemlich genau diesen Zeitraum der fünften Kulturepoche umspannen. Was Nostradamus prophezeit, bezieht sich also auf die fünfte Kulturepoche. Neben vielem Schrecklichen, wie Kriege, Katastrophen, Verfolgungen und Zerstörungen, prophezeit Nostradamus auch Tröstliches, wie beispielsweise in der Centurie III/2, wo es heisst:

»Das göttliche Wort wird dem Stofflichen gegeben,
Dann werden Himmel und Erde, auch okkultes
und mystisches Geschehen verstanden.
Leib, Seele und Geist verfügen über alle Fähigkeiten.
Der Mensch hat soviel unter seinen Füssen, als wäre er im Himmel.«

Es wird in dieser Prophezeiung von Himmel und Erde gesprochen, welche als gleichberechtigte Welten in Erscheinung treten. Wir erinnern uns, dass wir diese Gleichwertigkeit von Himmel und Erde auch schon in der dritten Bitte des Vaterunser festgestellt haben. Eine gewisse Parallele ist unübersehbar.

Im Gegensatz zur vierten Kulturepoche, wo nur von irdischem die Rede ist, werden die Menschen in der jetzigen Epoche geistige Fähigkeiten entwickeln, mit welchen sie Himmel und Erde verstehen werden. Mit andern Worten: Ein Teil der Menschheit wird die Fähigkeit der Hellsichtigkeit entwickeln und zu Eingeweihten werden.

In der anthroposophischen Terminologie bedeutet diese Entwicklung: Der Astralkörper des Menschen wird durch das Ich umgestaltet und es baut sich daraus das Geistselbst oder Mana auf. Wir konstatieren in diesen Betrachtungen, dass der Abstieg aus den geistigen Welten in die Materie beendet ist, und der Aufstieg in die geistigen Welten wieder beginnt. Diesen Aufstieg wird aber nur die evolutionstreue Menschheit durchlaufen, welche sich von der Menschheit, welche sich gegen die Evolution stellt, im Laufe der nächsten Kulturepochen abspalten wird.

In dieser prophezeiten Entwicklung stellen wir Psorisches fest: Der noch bestehende Mangel an Einsichten in die materielle und geistige Welt und deren Zusammenhänge, welcher aber im Laufe dieser fünften Epoche überwunden wird. Wir stellen aber auch sykotisches fest: Der Eifer, mit welchem diese Einsichten gewonnen werden sollen, wird immer grösser und nimmt teilweise, was heute schon ersichtlich ist, immer groteskere Formen an. Heilslehren aller Art haben heute schon Hochkonjunktur. Es wird da etwa vor den falschen Propheten und dem kommenden Antichrist gewarnt.

Nostradamus lässt uns wenigstens hoffen. Was danach in der sechsten Kulturepoche geschehen wird, vermochte Nostradamus nicht zu erkennen. Historisch betrachtet markiert der Übergang vom Mittelalter zur Neuzeit den Beginn der fünften nachatlantischen Kulturepoche. Die bisher vergangenen Jahrhunderte dieser Epoche lassen aber bezüglich unserer Thematik bereits bestimmte Aussagen zu. Gewisse Ereignisse und Geistesströmungen weisen darauf hin, in welche Richtung sich die Menschheit entwickeln wird.

Da ist einmal zu Beginn der fünften Kulturepoche die Reformation zu erwähnen, welche ein Versuch war, den Niedergang, die Verweltlichung und die Dekadenz der römischen Kirche aufzuhalten und der Kirche und dem Christentum neue geistige Impulse zu vermitteln. Die daraus entstandene protestantische Kirche wurde eine schmucklose, man könnte sagen psorische, nur dem Wort Gottes verpflichtete Kirche. Dieses Psorische der protestantischen Kirche korrespondiert aber mit der psorischen Phase, eben der Anfangsphase der fünften Kulturepoche. Religiöse und kirchliche Aufbruchstimmung waren die psorischen Eigenheiten der 95 Thesen Luthers, welche er an der Schlosskirche zu Wittenberg angebracht hatte. Mit dem Beginn der Aufklärung, welche nicht zufällig zeitmässig mit dem Beginn der fünften Kulturepoche zusammenfällt, ist den Menschen die Möglichkeit gegeben mit ihrem Intellekt, mit der Denkkraft der Logik, sich der geistigen Welt wieder anzunähern. Anthroposophisch gesprochen markiert der Beginn der fünften nachatlantischen Kulturepoche zugleich den Beginn des Zeitalters des vollbewussten Umgangs mit der Bewusstseinsseele. Die Ich-Kräfte des Menschen werden in dieser Epoche die geistige und materielle Welt erobern.

Einer, der sich solchen Tuns befleissigte, war Johannes Kepler (1571 - 1630). Kepler war Theologe und Astronom. Seine Motivation Astronomie zu treiben ging von seiner Annahme aus, dass das Göttliche sich im Gang der Planeten in harmonischer Weise manifestieren müsse. Er fand denn auch Harmonisches in seiner Entdeckung, dass die Flächengeschwindigkeiten der Planeten um die Sonne den Intervallen der Töne innerhalb einer Oktave entsprechen, er fand gewissermassen eine Komposition der Sphärenmusik.

In den Kontext der Eroberung von Geist und Materie durch den Menschen im Verlaufe der fünften Kulturepoche lässt sich die Homöopathie selbst einordnen. Es ist wiederum keine Zufälligkeit, dass die Homöopathie am Beginn der jetzigen, fünften Kulturepoche inauguriert wurde, denn Geist und Materie sind in der Homöopathie gleichwertige Bereiche, denn das Geistige wird aus der Materie durch den sogenannten Potenzierungsprozess extrahiert und mit einem materiellen Träger, meistens Milchzucker, verbunden. Die Verabreichung des Geistartigen eines Stoffes erfolgt über einen materiellen Träger, Geist und Materie sind sowohl im Ursprungsstoff als auch in Form eines homöopathischen Mittels auf das Engste miteinander verknüpft. Das Eine besteht nicht ohne das Andere. Die Einsichten in die Zusammenhänge zwischen Geist und Materie aufgrund der Einweihungsprozesse der Menschen im Verlaufe der fünften Kulturepoche wird es ermöglichen, eine Homöopathie zu betreiben, welche nicht mehr die heutigen, mangelhaften Hilfsmittel benötigt, sondern welche das Geistige sowohl hinter dem Stofflichen als auch hinter dem kranken Menschen erkennen kann und so in der Lage sein wird, das Geistige der Stoffe und das Geistige der Menschen über das Ähnlichkeitsgesetz miteinander in Beziehung zu setzen und mithin den kranken Menschen zu heilen.

Dannzumal werden, wie im alten Ägypten zur Zeit der dritten Kulturepoche, die Priester mit den Heilern identisch sein, und wie damals werden die Priester-Heiler eben die Eingeweihten sein, es sind diejenigen Menschen, die die geistige Sehkraft sich erarbeitet haben werden durch eine unermüdliche, meditative Schulung und Selbsterziehung. Die Dichtkunst, die Musik, vor allem die geistliche Musik, die Malerei der grossen Maler, die Bildhauerkunst sind seit dem Beginn der Neuzeit darauf ausgerichtet, das Geistige hinter den Erscheinungen der äusseren Welt zur Darstellung zu bringen, nicht zuletzt auch in der abstrakten Kunst. Im Menschen soll etwas Geistiges, etwas Seelisches angesprochen werden. Die Architektur und die Bildhauerkunst der Antike waren durchaus nicht von solchen Motivationen geprägt. Wir stellen fest: Der Mangel an Einsichten in die geistigen Welten und der Drang, zu solchen Einsichten zu gelangen, sind der psorische und der sykotische Gehalt der fünften nachatlantischen Kulturepoche und mithin vergleichbar mit der fünften Periode des Periodensystems. Diese fünfte Epoche ist jedoch auch vergleichbar mit der dritten Kulturepoche, welche wir gleichfalls als psorisch-sykotisch charakterisierten: Das Wieder-Hinaufblicken zu den Himmeln in einem materiellen wie geistigen Sinne, das Verhaftetbleiben im Materiellen in der Form der Mumien im alten Ägypten und die Verstrickung mit der Materie, ausgedrückt durch die äusseren Wissenschaften seit dem Mittelalter, sind durchaus vergleichbar. Die anthroposophische Geisteswissenschaft erklärt sich diesen Sachverhalt dadurch, dass der führende Zeitgeist der fünften Kulturepoche im Sinne der jenseitigen geistigen Hierarchien, ein Geist aus der Hierarchie der Archai, derselbe ist wie in der dritten, eben der ägyptisch-babylonischen Kulturepoche.

Wir wollen uns nun in der Apokalypse des Johannes im nächsten Sendschreiben, demjenigen an die Gemeinde von Sardes, umsehen. Der Aufstieg in die Geistigkeit wird vom Schreiber dieses Briefes in der Aufforderung kundgetan: »Werde ein Erwachender! Erhebe, was dir verblieben ist und immer wieder herabzufallen droht in die Welt des Todes«.

Nur an der Materie haften bleiben bedeutet in einer absterbenden Welt zu leben. Die materielle Welt soll das Werkzeug des geistigen Aufstiegs sein. Wenn dieser Aufstieg dereinst geschafft ist, dann bedarf es der materiellen Welt nicht mehr. Es heisst im Brief weiter: »Wenn es dir aber nicht gelingt, wirklich zu erwachen, dann muss ich wie ein Dieb zu dir kommen, der dir nimmt, was du besitzest«.

Das bedeutet: Wer nicht erwacht, wer sich nicht bemüht, die Geistigkeit zu erringen in dieser fünften Kulturepoche, der hat den Anschluss verpasst, dem wird auch das noch genommen, was er hatte, weil er das, was er hatte, nicht genutzt hat, um den Weg in die Geistigkeit anzutreten.

Es folgt aber noch der beruhigende Satz: »Trotzdem, einige wenige Menschen, deren Taten aufleuchten in den Himmeln, sind dir in Sardes eigen, Menschen, die ihre Kleider nicht verunreinigt haben«. Wer sich anstrengt, wer nicht der groben Sinnlichkeit verfällt, hat gute Chancen das Ziel der Einweihung zu erreichen. Die Gleichwertigkeit von Himmel und Erde sind in diesem Satz ausgedrückt: Die guten Taten der Erde leuchten in den Himmeln. Die Erde ist Voraussetzung und Mittel, diese Taten zu vollbringen.

Wir erkennen hier in diesem Brief unschwer die Psora, denn der Aufruf »Erwache!« oder »Erhebe, was dir verblieben ist« zeigen einen Mangel an Wachheit, einen Mangel an Erhabenem bei uns Menschen in der Gemeinde zu Sardes an. Wir werden da indirekt im besten sykotischen Sinne aufgerufen tätig zu sein, um einer jener Menschen zu werden, deren Taten in den Himmeln leuchten.

Wir erkennen auch psorisches und sykotisches im fünften Wort aus »Die sieben letzten Worte Christi am Kreuze«, welches lautet: »Mich dürstet«. Darin ist einerseits psorisches ausgedrückt durch den Mangel an etwas, wonach Christus dürstet, und es schimmert auch etwas sykotisches durch, wenn man aus diesem Wort den Wunsch Christi heraushört, das, wonach er dürstet, zu bekommen. »Mich dürstet« kann sowohl körperlich als seelisch-geistig aufgefasst werden. Dieses Wort richtet sich somit sowohl an die Menschen als auch an Gott, von dem er sich verlassen fühlt. Hier kommt wieder die Verbundenheit zur Erde und dem Menschen und zugleich auch die gewünschte Verbundenheit zum Himmel, wo Gott ist, zum Ausdruck. Himmel und Erde sind auch hier gleichermassen wieder angesprochen.

Wenn wir das Vaterunser beten, so wenden wir uns in der fünften Bitte mit den Worten an Gott: Vergib uns unsere Schulden. Diese Bitte drückt aus, dass wir Menschen auf Erden gegenüber dem Vater, der ja im Himmel ist, in Schuld sind. Uns mangelt gewissermassen eine reine Weste. Die Bitte drückt aber ebenfalls aus, dass wir allein, vermöge unserer eigenen Kräfte, nicht in der Lage sind, diese Schulden zu tilgen, dass wir da eben auf die Hilfe von Seiten unseres Vaters im Himmel angewiesen sind, also eine durchaus psorische Sache. Das beidseitige Zusammenwirken von Himmel und Erde ermöglicht es, von unseren Schulden befreit zu werden: Wir beten auf der Erde und Gott erhört uns im Himmel. Diese Betrachtungsweise lässt sich unmittelbar vergleichen mit dem, was wir im Sendschreiben an die Gemeinde von Sardes und dem fünften Wort Christi am Kreuze vorgefunden haben.

Wenden wir uns wieder dem entsprechenden Chakra zu: Wiederum etwas tiefer als das Herzchakra finden wir das fünfte Chakra, das Sonnengeflecht-Chakra. Die Schuld, für welche wir in der fünften Bitte um Vergebung bitten, kann uns schwer im Magen aufliegen. Wir können die Schuld, welche wir auf uns geladen haben, nicht verdauen. Das Unverdauliche liegt wie ein Stein in unserem Magen. Das Nervensystem ist angeschlagen, insbesondere das Sonnengeflecht, welches als ein riesiges Geflecht von Nerven den ganzen Bauchraum versorgt. Das angeschlagene Sonnengeflecht kann zu physischen Verdauungsstörungen führen, wie Durchfall, Stuhlverstopfung, Darmdiveritikel, Magen- oder Darmgeschwüre usw. Die Verbindung zum gemischten Miasma Psora/Sykose findet man in dem häufig auftretenden Symptom des Wechsels von Stuhlverstopfung und Durchfall. Die Angst, welche als Folge der Schuld oder der Gewissensnot aufkommt, spürt man im Bauch. Reden wir von den sogenannten »armen Seelen«, so meinen wir solche Seelen, welche während ihres irdischen Lebens nur dem Materiellen verbunden waren, ohne geistige Ausrichtung. Nach dem Tode finden sich diese Seelen in der jenseitigen Welt nicht zurecht, denn ihre dem Materiellen zugewandten Gefühle sind immer noch da, können aber ohne physischen Körper nicht mehr befriedigt werden (Anmerkung: Die Gefühle haben ihren Sitz im Astralkörper und dieser bleibt nach dem Tode noch lange Zeit erhalten bis er sich auflöst). Diese Seelen versuchen deshalb, sich eines physischen Körpers zu bemächtigen und das äussert sich bei den entsprechenden Menschen vor allem in Störungen des Sonnengeflechts. Die Symptome, welche bei den betroffenen Menschen auftreten, sind Leergefühl im Magen (Psora) und überreizte Magennerven (Sykose). Man kann sagen: Bestehen

Ungleichgewichte im Leben bezüglich Geist und Materie bzw. Himmel und Erde, so entstehen Miasmen, vorzugsweise psorisch-sykotischer Art. Einen Hinweis auf die grosse Bedeutung des Sonnengeflecht-Chakras bzw. des Bauches finden wir im Buddhismus, wo der Bauch (Hara) als das Zentrum, die Mitte des Menschen aufgefasst wird. Aus diesem Grund wird Buddha oft mit einem riesigen, überdimensionierten Bauch dargestellt. Buddha wirkt so dargestellt träge (psorisch) und aufgetrieben (sykotisch).

Wir sind nun wieder an dem Punkt wo wir sagen können: Es bestehen enge Beziehungen zwischen der fünften Periode des Periodensystems, der Miasmakombination Psora/Sykose, der fünften nachatlantischen Kulturepoche, dem Sendschreiben, dem fünften an die Gemeinde von Sardes aus der Apokalypse des Johannes, dem fünften Worte aus »Die sieben letzten Worte Christi am Kreuze«, der fünften Bitte des Vaterunser und dem fünften Chakra, dem Sonnengeflecht-Chakra.

Sechste Analogiebetrachtung

Konsequent steigen wir weiter ab im Periodensystem der chemischen Elemente und gelangen zur sechsten Periode. Mit diesem Abstieg in der Tabelle des Periodensystems steigen wir gewissermassen auch gleichzeitig weiter ab ins Erdinnere, dort wo die Edelmetalle lagern. Der Ehrgeiz der Menschen, unter Gefahren an diese Metalle zu gelangen ist ebenso verfehlt und mithin miasmatisch wie mit Flugkörpern den Himmel zu durchkreuzen. Der Mensch gehört auf die Erde und nicht über oder unter die Erde. Auf der Erdoberfläche ist sein Wirkungsfeld im Sinne der Evolution. Diesen Gedanken folgend, erinnern wir uns an die zweite Periode des Periodensystems, welche ein Repräsentant der Luftsphäre ist.

In dieser sechsten Periode finden wir die Edelmetalle Gold und Platin. Diese beiden Metalle sind vergleichsweise selten und weil ihre Nachfrage gross ist, sind sie auch teuer. Sie werden als Geldwert eingesetzt, sie dienen als stabile Wertanlage, denn sie unterliegen viel weniger der Geldentwertung als das künstliche Notengeld. Symbolträchtig lagern die Banken ihre Gold- und Platinreserven tief im Boden, eben dort, wo diese Metalle herkommen.

Wir wollen uns nun wieder wie bei den bereits erwähnten Perioden auf den miasmatischen Gehalt dieser Periode konzentrieren. Der grosse materielle Wert, den die Menschen den Edelmetallen Gold und Platin beimessen, lässt uns das Miasmatische dieser Metalle erahnen: Natürlich handelt es sich um die Sykose. Als erstes Element dieser Periode betrachten wir aber Tantal. Als homöopathisches Mittel ist Tantal (homöopathisch Tantalum) ungenügend erforscht und dementsprechend wird es wenig verwendet. Einen miasmatischen Hinweis gibt uns aber Tantalus, der Sohn des Zeus und Vater von Pelops. Er setzte den Göttern den zerstückelten Pelops als Speise vor, um ihre Allwissenheit zu prüfen. Zur Strafe musste er in der Unterwelt im Anblick von Speisen und Wasser ewigen Hunger und Durst erleiden. Er erlitt die sprichwörtlichen Tantalusqualen. Die Anmassung des Tantalus gegenüber den Göttern zeigt einen deutlichen sykotischen Zug. Er erhob sich zum Richter über die Götter und musste scheitern, denn einer solch ausgeprägten Sykose folgt die Syphilis auf dem Fusse.

Im folgenden Fall aus der Praxis wird das Sykotische von Tantalum deutlich sichtbar: Ein heute 63-jähriger Mann erlitt im Alter von 43 Jahren einen Herzinfarkt. Nachdem er sich davon wieder gut erholt hatte, entschloss er sich, sein Herz so intensiv zu trainieren, dass ihm ein weiterer Herzinfarkt in der Zukunft erspart bleibe. Infolgedessen rannte er täglich weite Strecken, »bis an meine Leistungsgrenze. Ich konnte täglich meine Leistungsgrenze nach oben schieben«, wie er sagte. »19 Jahre lang habe ich mein Herz trainiert«, ergänzte er. In der Sprechstunde erschien er jedoch, weil er fast nicht mehr gehen konnte. Er litt unter einer grossen Schwäche in den Beinen. Ein Bein schleppte er hinter sich nach. »Stress ist mein Hauptgegner«, erklärte er. Stress bei der Arbeit und Stress beim Strecken laufen, immer nur Stress, das war seine krankhafte Sykose. Irgendwann musste der Organismus dieser Sykose mittels der Syphilis Einhalt gebieten, zuerst mit dem Herzinfarkt und zwanzig Jahre später mit den Gehproblemen. Tantalum heilte ihn von seiner Sykose.

Noch etwas sykotisches zu Tantal: Die Elektroniker wissen sie zu schätzen: die Tantalkondensatoren. Sie haben nämlich eine sykotische Eigenschaft: Die Kapazität pro Volumeneinheit (Farad/cm^3) ist viel grössser als bei andern Kondensatoren oder etwas weniger technisch: Diese Kondensatoren können viel grössere elektrische Ladungsmengen speichern und beanspruchen trotzdem wenig Platz. Ein anderes Element aus der sechsten Periode ist Blei (homöopathisch Plumbum). Im Arzneimittelbild von Plumbum finden wir die beiden folgenden Symptome »Furcht ermordet zu werden« und »Verlangen nach einem Freund«. Man kann sich leicht ausdenken, welche soziale Stellung solche Leute einnehmen, die Angst haben, umgebracht zu werden und keinen einzigen Freund haben. Es sind dies die Einsamen an der Spitze einer sozialen Leiter: Könige, Staatspräsidenten, Konzernchefs, Minister, Stars. Es sind Leute, die den Durchschnittsmenschen nur vom Hörensagen kennen, Leute, welche eine Leibwache benötigen, um sich vor dem Volk abzuschirmen. Solche Menschen führen ein extravagantes, üppiges, verschwenderisches Leben, eben ein sykotisches Leben. Viele dieser Menschen kompensieren mit diesen Extravaganzen ihre Langeweile, ihr eintöniges Leben, ihre eingeschränkte Bewegungsfreiheit. Plumbum-Patienten vermitteln das Bild des Königs, der hoch oben in seinem Schloss aus dem Fenster schaut und neidvoll zu der Königin sagt: Ist es nicht schön zu sehen, wie meine Untertanen da unten auf den Feldern die Ernte einbringen? Ein Beispiel eines solchen Menschen war Howard Hughes. Er war der reichste Mann der Welt, aber er sah sich die Welt nur noch über zwanzig Fernsehapparate an, welche er in seinem Zimmer aufgestellt hatte. Er verliess dieses Zimmer nie bis er starb, wahrlich »einsame Spitze«.

Wie wir im Abschnitt »Polaritäten« dargelegt haben, gibt es auch den Gegenpol zu den oben Einsamen, nämlich die unten Einsamen. Es sind Menschen, die einseitige oder gar keine Interessen haben. Sie führen ein langweiliges, eintöniges Leben. Sie sind dogmatisch und können unter Phobien leiden. Ein bemerkenswertes sykotisches Symptom findet man bei diesen Plumbum-Patienten, die auf der untersten Stufe der sozialen Leiter leben: »Träume von Schlössern und Burgen«. Ihre Träume sind die sykotischen Kompensationen ihrer schlechten sozialen Stellung. Sie träumen davon, auch einer von »denen da oben« zu sein. Die oben an der sozialen Skala lebenden Menschen brauchen ebenso ihre sykotischen Kompensationen, wie ihre Konterparts am unteren Ende der sozialen Skala und in vielerlei

Hinsicht ähneln sich ihre Lebensweisen. Für den homöopathischen Praktiker kann das folgende, natürlich sykotische Symptom von Interesse sein: Plumbum-Patienten können ein sehr gutes Gedächtnis für Zahlen haben. Unter ihnen gibt es solche, die vierzig und mehr Telefonnummern im Gedächtnis behalten können.

Eines der wichtigsten Elemente für den Homöopathen in der sechsten Periode ist Gold (homöopathisch Aurum). Den hohen Stellenwert, den Gold unter den Metallen bei den Menschen geniesst, spiegelt sich auch im Arzneimittelbild von Aurum. Aurum-Patienten haben ein hohes Verantwortungs- und Pflichtgefühl gegenüber der Familie, der Arbeit und der Gesellschaft. Sie bewegen sich an ihren Grenzen oder sogar darüber hinaus hinsichtlich ihres Verantwortungsbewusstseins. Aus dieser Aurum-Eigenschaft heraus lassen sich verschiedene Charakterzüge des Aurum-Patienten verstehen: Sie sind überpünktlich, sie lassen sich regelmässig klinisch untersuchen, sie arbeiten mustergültig, sie ruhen nicht eher, als ihre Arbeit perfekt gemacht ist, sie sind immer ordentlich, aber etwas konservativ gekleidet. Sie nehmen ihre Medizin pünktlich zum festgelegten Termin ein, ihre hohe Arbeitsmoral und ihr Pflichtgefühl kann sie zornig werden lassen, wenn andere ihren Pflichten nur ungenügend nachkommen, sie haben an sich und auch an andere hohe Ansprüche. Kurz: sie sind in einem pathologischen Ausmass auf ihre Pflichten fixiert. Einige Symptome aus dem Arzneimittelbild von Aurum illustrieren die Gemütslage von Aurum-Menschen: »Wahnideen, er habe die Zuneigung der Freunde verloren«, »Wahnideen, alle seine Freunde hätten das Vertrauen in ihn verloren«, »Beschwerden durch enttäuschte Liebe«. Der Aurum-Mensch ist stolz auf seine Rechtschaffenheit und Integrität, er kann sogar überheblich sein. Daraus lässt sich das typische Aurum-Symptom »Beantwortet Fragen mit Gegenfragen« gut verstehen. Diese Charakterisierung von Aurum sollte genügen, um das Sykotische dieses Mittels darzulegen: Es sind Fixiertheiten in den verschiedensten Bereichen, und Fixiertheiten sind ja ausgesprochen sykotische Eigenschaften. Zusammenfassend können wir also die sechste Periode des Periodensystems der Sykose zuordnen.

Nun wäre die Besprechung der sechsten nachatlantischen Kulturepoche an der Reihe, die sogenannte slawische Kulturepoche. Naturgemäss lässt sich über diese Epoche nur wenig sagen, denn diese beginnt erst im vierten Jahrtausend nach Christus. Das, was in der jetzigen, fünften Kulturepoche an Geistigem eingeleitet und geschaffen wird, soll in der sechsten Kulturepoche seine Fortsetzung finden. Der Mensch wird sein Ich entwickeln zur richtigen Höhe, so dass er selbständig wird und in Freiheit die Liebe jedem andern Lebewesen entgegenbringen kann. Wenn die Entwicklung richtig verläuft, dann wird es mehr freie, selbstlos in der Nächstenliebe tätige Menschen geben. Freiheit meint hier: nicht mehr ausschliesslich in der Knechtschaft der materiellen Welt verharren zu müssen.

Je höher jedoch der Mensch in seiner geistigen Entwicklung fortschreitet, desto grösser sind auch die Versuchungen der Widersachermächte und umso grösser auch die Gefahren, die damit verbunden sind. Die sechste Kulturepoche wird für die Menschen die Epoche der Prüfungen sein, wie wir aus dem sechsten Brief in der Apokalypse erfahren. Es wird sich dann für die Menschen erweisen, ob sie Mitglieder der »guten« oder der »bösen Rasse« werden. Den Sieg über sich selbst, über das niedere Ich sollen die Menschen erringen. Die geistigen Anstrengungen der Menschen werden gross sein müssen, um diesen Kampf zu bestehen, aber auch die Versuchungen der Gegenmächte werden ungeheuerlich sein. Diese oben gemachte Erklärung erlaubt es uns, diese mächtigen Anstrengungen aber auch die grossen Versuchungen als sykotisch aufzufassen.

Das sechste Sendschreiben in der Apokalypse des Johannes an die Gemeinde von Philadelphia bestätigt diese sykotische Einschätzung. Da heisst es: »Ich habe deine Taten vor Augen, weiss, dass deine Kraft noch gering ist. Da du hast den Geist meines Wortes in dir behütet und mein Wesen vor andern nicht verleugnet.« Weiter wird von den Versuchungen gesprochen, aber auch von ihrer Notwendigkeit, um sie zu überwinden und dadurch zu wachsen. Im Wortlaut: »Siehe, ich führe jetzt einige Menschen zu dir aus der satanischen Synagoge derjenigen, die behaupten, sie seien Auserwählte. Sie sind es nicht. Sie lügen. Siehe, ich werde bewirken, dass sie wie zufällig in deine Nähe geraten.« Für alle ist aber der Weg zur geistigen Welt offen, denn es heisst: »Siehe ich habe es so gefügt, dass vor dir immer eine Tür zur Gotteswelt geöffnet ist und niemand sie verschliessen kann.«

Die Wege zu der Gotteswelt werden in der sechsten Kulturperiode wieder geöffnet sein, wie sie einstmals noch waren in der zweiten, der urpersischen Kulturepoche. Die zweite Kulturepoche haben wir gleichfalls als sykotisch eingestuft.

Im Brief an die Gemeinde zu Philadelphia finden wir eine entsprechende Stelle zur zweiten Bitte des Vaterunser »Zu uns komme dein Reich«, wo vom Sieger über sich selbst gesagt wird: »... sein Menschsein ist ein Ausdruck der Stadt Gottes. Diese Stadt ist das Neue Jerusalem, das aus der Welt des Himmels und von Gott her, der auch mein Gott ist, herab sich erbaut.« Die Parallele ist augenfällig: In der zweiten Bitte des Vaterunser bittet der Beter Gott, dass sein Reich zu uns Menschen herunter komme und im Brief an die Gemeinde von Philadelphia steht geschrieben, dass sich das Neue Jerusalem von Gott her, von Gott herab sich erbaut. Wir konstatieren wiederum wie bei der dritten, der ägyptisch-babylonischen und unserer jetzigen fünften, der germanisch-angelsächsischen Kulturepoche eine enge Verwandtschaft zwischen der zweiten, der urpersischen und der sechsten, der slawischen Kulturepoche.

Die sechste Bitte im Vaterunser »Führe uns nicht in Versuchung« passt ganz in unseren Kontext bezüglich der Sykose. Zwar mutet uns diese Bitte an Gott etwas seltsam an, denn wir können uns zu Recht fragen, was das für ein Gott sein soll, der uns verführen könnte. Aber aus dem sechsten Brief ist klar, dass Gott das Böse, das uns verführen kann, in die Welt setzt, damit wir seelisch-geistig höher wachsen können. Also das von Gott in die Welt gesetzte Böse kann uns verführen, und die Bitte kann dahingehend verstanden werden, dass Gott uns nicht zuviel des Bösen zumuten soll, damit wir überhaupt in die Lage versetzt werden das Böse zu überwinden.

Den Versuchungen, welche in der sechsten Bitte angesprochen werden, denen wir in der Gemeinde zu Philadelphia, d.h. in der sechsten Kulturepoche, ausgesetzt sein werden, sind eine überaus sykotische Angelegenheit. Versuchungen und Verführungen jeglicher Art sind eben immer sykotisch. Erliegen wir den Versuchungen, dann wartet auf uns die krankhafte Syphilis. Sind wir aber stark genug und widerstehen den Versuchungen und den Verführungskünsten der Widersachermächte, dann können wir wie Christus im sechsten Wort aus »Die sieben letzten Worte Christi am Kreuze« sagen: »Es ist vollbracht.« Dieses Wort beinhaltet augenscheinlich, dass das was erreicht worden ist, was vollbracht worden ist, eine schwierige Sache war. Es bedurfte einer riesigen, sykotischen Anstrengung, um das Ziel zu erreichen. Es war keine leichte Angelegenheit für Christus. Es ist auch keine leichte Sache für uns Menschen, fortwährend den mannigfaltigsten Versuchungen, welche auf uns lauern, zu widerstehen. Sind wir aber sykotisch standhaft, dann ist die Türe zur Gotteswelt offen, wie es im sechsten Brief des Apokalyptikers heisst.

Wir erinnern uns in diesem Zusammenhang an die Verführung Adams durch Eva, welche wir schon früher als eine sykotische Angelegenheit angesprochen haben.

Gehen wir nun konsequenterweise über zur Betrachtung des sechsten Chakras, dem Sexualchakra. Dieses Chakra ist wiederum tiefer gelegen als das fünfte, das Sonnengeflecht-Chakra. Ein Begriff, welcher sich sowohl in der sechsten Bitte des Vaterunser, als auch indirekt im sechsten Sendschreiben an die Gemeinde zu Philadelphia findet, ist, wie bereits dargelegt, der Begriff der Versuchung. Denkt man an die Begriffe Sexualität und Versuchung, so stellen sich allerlei Assoziationen ein. Wortverwandtschaften wie Sex und sechs fallen einem dazu ein, oder man erinnert sich an das sechste Gebot aus dem Katalog der »Zehn Gebote«. Hier lassen sich ebenfalls Polaritäten feststellen von der totalen Ablehnung der Sexualität bis zu der sogenannten »freien Liebe«.

Die Versuchungen, welche in der sechsten Bitte und im Sendschreiben an die Gemeinde zu Philadelphia jedoch angesprochen werden, gehen weit über das hinaus, was im Zusammenhang mit Sexualität steht, obwohl die Sexualität natürlich miteinbezogen ist bei der grossen Palette der Versuchungen. Wesentlich in diesem Zusammenhang ist die Zahl sechs. Es wurde schon darauf hingewiesen, dass die sechste nachatlantische Kulturepoche, die Epoche der grossen Prüfungen für die Menschen sein wird. Es gibt aber neben den sieben Kulturepochen, von der altindischen bis zur letzten, der amerikanischen, sieben Überepochen, wobei wir bezüglich diesen Überepochen jetzt in der fünften, der nachatlantischen Epoche leben. Die sechste dieser Überepochen wird in der Apokalypse des Johan-

Die sechste dieser Überepochen wird in der Apokalypse des Johannes mit der »Epoche der Aufschlüsselung oder Enthüllung der sieben Siegel» bezeichnet. In diesem Zeitabschnitt werden den dannzumal zur Hellsichtigkeit gelangten Menschen in jedem der sieben Unterzeiträume okkulte Tatsachen entschlüsselt, enthüllt. Die Menschen werden geistige Geheimnisse hellsichtig wahrnehmen können in der Form von Bildern.

Die letzte, die siebte Überepoche wird in der Apokalypse bezeichnet als die »Epoche der sieben Posaunenklänge«. Das ist der Zeitabschnitt, wo die Menschen die Fähigkeit der Hellhörigkeit sich erworben haben werden. In jedem Unterzeitraum dieses Zeitraums werden die Menschen neue okkulte Töne, eben die Posaunenklänge, hellhörig wahrnehmen können. Das wichtige an alledem ist, dass in jedem sechsten Zyklus für die Menschen grosse Versuchungen auflauern, hervorgerufen durch die Widersachermächte.

Die Versuchungen werden in den jeweils sechsten Zeiträumen am grössten sein, sei es in der sechsten nachatlantischen Kulturepoche oder noch stärker im sechsten Zeitabschnitt der sechsten Überepoche, eben in der Epoche der Enthüllung der sieben Siegel. Die Überepochen haben wieder sieben Überepochen, welche als Formzustände bezeichnet werden. Die Erde befindet sich in der gegenwärtigen Entwicklungsphase im vierten Formzustand, dem fünften Unterzustand und dem fünften Unterunterzustand. Der vierte Formzustand ist die physische Verkörperung der Erde, der fünfte Unterzustand des vierten Formzustandes ist die nachatlantische Epoche, der fünfte Unterzustand der nachatlantischen Epoche ist die germanisch-angelsächsische Kulturepoche, in welcher wir jetzt leben. Wir können diese Kulturepoche gemäss den Entwicklungszuständen mit der Zahl 455 benennen. Die Formzustände haben nochmals sieben Überepochen, die sogenannten Lebensbereiche und diese haben wiederum sieben Überepochen, die Erdverkörperungen, welche folgendermassen benannt sind: Saturn, Sonne, Mond, Erde, Jupiter, Venus, Vulkan. Die ganz grossen Versuchungen und Gefahren werden im sechsten Formzustand, in dessen sechstem Unterzustand und von diesem wiederum in dessen sechstem Unterzustand die Menschheit bedrängen. Gehen wir eine Stufe höher, dann wird im sechsten Lebensbereich, in dessen sechstem Formzustand und da wiederum im sechsten Unterzustand der Kulminationspunkt der Versuchungen sein. Dieser Zeitabschnitt wird gemeinhin mit der Zahl 666 (sprich: sechs-sechs-sechs) angedeutet. Es wird in diesem Zuammenhang gelegentlich auch von dem »Tier 666« gesprochen, vor dem eindringlich gewarnt wird.

Überblicken wir wiederum die angesprochenen Bereiche, welche mit der Zahl sechs in Verbindung gebracht werden können, so zieht sich der sykotische Faden durch die sechste Periode des Periodensystems der chemischen Elemente, die sechste, die slawische Kulturepoche, das sechste Sendschreiben, dasjenige an die Gemeinde zu Philadelphia in der Apokalypse des Johannes, die sechste Bitte des Vaterunser, das sechste Wort aus »Die letzten sieben Worte Christi am Kreuze« und das sechste Chakra, dem Sexualchakra.

Siebte Analogiebetrachtung

Es bleiben uns zum Schluss noch Betrachtungen anzustellen über die siebte Periode des Periodensystems, die siebte Kulturepoche, das siebte Sendschreiben, die siebte und letzte Bitte im Vaterunser, das siebte Wort Christi am Kreuze und das siebte Chakra.

In der siebten Periode des Periodensystems befinden sich die radioaktiven Elemente. Diese kann man in zwei Gruppen einteilen: Zur ersten Gruppe gehören diejenigen Elemente, welche man in der Natur finden kann, es sind dies die Elemente bis zur Ordnungszahl 92, also bis Uran. Die zweite Gruppe sind die sogenannten Transurane ab der Ordnungszahl 93. Die Transurane werden künstlich erzeugt in Teilchenbeschleunigern. Je höher die Ordnungszahl, desto kurzlebiger sind diese Teilchen. Sie zerfallen wieder unter Abgabe von Strahlung. Ein Mass für den zeitlichen Verfall ist die Halbwertszeit.

In diesem Zusammenhang wollen wir eine kurze Betrachtung über die Einstein'sche Formel $E = m \cdot c^2$ einschieben, welche ein Resultat der Relativitätstheorie ist. E bedeutet Energie, m bedeutet Masse (Materie) und c bedeutet die Lichtgeschwindigkeit. Die Grösse c ist eine Konstante und somit auch c^2 (gesprochen: c-Quadrat), deshalb besagt die Formel, dass Energie und Materie äquivalente Begriffe sind, sie sind austauschbar. Ob man die Energie betrachtet oder die der Energie entsprechende Materie ist einerlei. Die im Teilchenbeschleuniger entstehenden Teilchen sind verdichtete Energie, aus Energie wird Materie. Wenn die Teilchen danach wieder zerfallen, entsteht aus Materie wieder Energie in Form von Strahlung. Hier finden wir erneut den Gesichtspunkt der Ähnlichkeit: die Energie ist der Materie ähnlich und umgekehrt. »Alles ist Maja« heisst hier: Die Materie ist gar nicht die Wirklichkeit, sondern die äussere Erscheinung der entsprechenden Energie. Drücken wir diesen Sachverhalt esoterisch aus, dann können wir sagen: Hinter allem Materiellen steht ein Geistiges. Die Materie ist lediglich die äussere Erscheinung des dahinter stehenden Geistigen.

Fragt man sich, wieso in der Formel die Lichtgeschwindigkeit vorkommt, dann kann man zumindest sagen, dass das Licht in diesem Polpaar Energie und Materie eine Rolle spielen muss. Eine geisteswissenschaftliche Erklärung der Anthroposophie besagt, dass die Materie aus zwei Elementen besteht, nämlich aus Liebe und Licht. Materie ist eine Verdichtung des Lichtes. Dass Licht und Materie miteinander etwas zu tun haben, kann man vermuten, wenn man nachts den Sternenhimmel bewundert, insbesondere dann, wenn man durch ein Teleskop schaut. Da wird man einer unüberblickbaren Fülle von leuchtenden Himmelskörpern gewahr, besonders dann, wenn man eine ganze Galaxie im Visier hat. Auch die geheimnisvollen Kometen mit ihrem leuchtenden Kern und dem leuchtenden Schweif können uns zur Frage von Licht und Materie führen. Der enge Zusammenhang von Licht und Materie zeigt sich auch in der Art, wie wir das Licht und die Materie wahrnehmen. Das Licht »an sich« können wir nicht sehen, wir sehen nur die Wirkung des Lichtes, wenn es auf Materie auftrifft, d.h. die uns umgebenden Gegenstände werden durch das unsichtbare Licht beleuchtet. Ohne Materie sehen wir das Licht nicht und ohne Licht sehen wir die Materie nicht. Aus der Formel $E = m \cdot c^2$ kann man weiter ablesen, dass die Energie eine dimensionslose Grösse ist, d.h. nicht an Raumkoordinaten wie Länge, Breite, Höhe gebunden ist. Dieser Sachverhalt führt immer wieder dazu, dass sich Patienten über die Dosierungsanweisung bei homöopathischen Mitteln wundern, wenn sie etwa sagen: »Ein einziges kleines Kügelchen genügte und ich bin davon gesund geworden« oder wenn sie skeptisch sind sagen sie: »Ich kann mir nicht vorstellen, dass ein einziges kleines Kügelchen überhaupt eine Wirkung haben kann«. Das materialistische Denken in der Schulmedizin, an das sich die Patienten gewöhnt haben bezüglich der Dosierung der Medikamente, ist sehr wohl abhängig von einem Denken in Raumkoordinaten wie Länge, Breite, Höhe beziehungsweise vom materiellen Quantum der verabreichten Stoffe, oft nach dem Motto: Je mehr desto besser. Hingegen genügen den unsichtbaren Energien der homöopathischen Mittel, und diese Energien können sehr hoch sein, die minimalsten materiellen Träger, wie es die bekannten Zuckerkügelchen mit einem Durchmesser von einem halben Millimeter eben sind.

Wir wollen nun aber die Betrachtungen über das Periodensystem fortsetzen. Mit dem Abstieg in die siebte Periode dringen wir gleichsam in das Erdinnere Richtung Erdmittelpunkt vor, denn dort befinden sich die radioaktiven Elemente. Das Erdinnere ist noch weniger ein Aufenthaltsort für Menschen als die Erdschichten, welche der sechsten und fünften Periode entsprechen. Abgesehen von der tödlichen Strahlung, ist es im Erdinnern sehr heiss, also eine ziemlich unwirtliche Gegend. Dort im Erdinnern stellen wir uns naiverweise auch die Hölle vor, wo der Teufel und seine Kumpanen mit Kohlen die Hölle einheizen. So wie Grenzen bestehen für den Menschen in Richtung des physischen Kosmos, so bestehen sie auch in Richtung Erdinneres. Wagt sich der Mensch sowohl in die eine wie in die andere Richtung, so muss er mit tödlichen Gefahren rechnen, der Weltraumfahrer ebenso wie der Grubenarbeiter. Aufgrund dieser Ausführungen erahnen wir bereits bezüglich der siebten Periode das syphilitische Miasma.

Geprüfte Stoffe aus dieser siebten Periode sind Radium metallicum, Radium bromatum, Uranium metallicum, Uranium nitricum sowie Plutonium nitricum als einzigem geprüften Transuran. Diese Mittel sind - ausser Plutonium nitricum - nur mangelhaft geprüft. Den syphilitischen Charakter dieser Mittel finden wir beispielsweise in folgendem Symptom im Arzneimittelbild von Radium bromatum: »Wahnideen, der Körper sei zerbrechlich«. Am ergiebigsten aber ist in miasmatischer Hinsicht das Arzneimittelbild von Plutonium nitricum. Das Merkwürdigste an diesem Mittel ist die Spaltung des Bewusstseins und dies sowohl was die Zeit und den Raum betreffen als auch das Seelisch-Geistige. In der Spaltung des Bewusstseins erkennen wir unschwer die Syphilis. Die nachfolgenden Symptome zeigen diese Spaltung deutlich.

Träume

- Er träumt alles zweimal in derselben Nacht (zeitlich).
- Er sieht sich im ersten Traum von aussen und im zweiten von innen (örtlich).
- Er ist zur einen Hälfte ein Mensch, zur andern Hälfte ein Tier (seelisch, örtlich).
- Er sei ein gefallener Engel (seelisch).
- Er liest im Buch »Das verlorene Paradies« (seelisch).
- Von Banküberfällen, von Kämpfen.
- Er wird von einem Gigant gejagt (seelisch, örtlich).
- Sie ist in der Unterwelt, sie geht in der Evolution zurück aber auch wieder vorwärts (zeitlich).

Weitere Symptome

- Er hat das Gefühl, nach oben und unten abgetrennt zu sein: »Ich will hinauf, hinauf, hinauf, ich will hinunter, hinunter, hinunter« (örtlich).
- Er hat das Gefühl, die Seele verlässt den Körper nach oben oder nach links (seelisch).
- Er hat das Gefühl, der Kopf sei verlängert und nach oben geöffnet (örtlich). Ein entsprechendes Symptom haben wir schon im Arzneimittelbild von Wasserstoff gefunden.
- Er hat das Gefühl, er sei verlängert (örtlich).
- Er glaubt, er sei ein Neandertaler (zeitlich, seelisch).
- Er hat das Gefühl: Ich kann dich zerstören, aber du kannst mich nicht zerstören (seelisch).
- Er hat das Gefühl, er lebe das Leben seiner Grosseltern (zeitlich).
- Sieht schwarze Flecken und weisse Lichterscheinungen (seelisch). Die Farben schwarz und weiss sind syphilitische Farben.
- Er hat das Gefühl, er zerbreche Glas (seelisch). Dieses Zerbrechen von Glas kann sich auch in einem Traum abspielen.

Wir stellen in dieser natürlich unvollständigen Bestandsaufnahme von Plutonium nitricum-Symptomen überwiegend syphilitisches fest. Denkt man an die zivile wie militärische Anwendung der Atomenergie, wo Plutonium eine wichtige Rolle spielt, dann sind doch die ersten Assoziationen diejenigen von Gefahr, Krieg und Zerstörung. Die Nutzung der Atomenergie ist die entfesselte Syphilis. Der Mensch hat weder im Weltraum noch bei den Elementarteilchen, wie Quarks, Mesonen usw., sein Aufgabenfeld. Die Arzneimittelbilder von Wasserstoff und Plutonium unterstreichen diese Feststellung deutlich genug.

Erinnern wir uns, was über das Arzneimittelbild von Wasserstoff gesagt wurde, so stellen wir auffallende Parallelen zum Arzneimittelbild von Plutonium nitricum fest, und wir haben ja die erste Periode ebenfalls der Syphilis zugeordnet. Das Syphilitische der Elemente der siebten Periode tritt auch dadurch in Erscheinung, dass die Elemente nicht stabil sind, sondern von selbst zerfallen und die abgegebene Strahlung eine für das Leben zersetzende, eine zerstörende und mithin eine syphilitische Kraft ist.

Betrachten wir noch einen Plutonium nitricum-Fall aus der Praxis, welcher eindrücklich zeigt, welches die seelischen Befindlichkeiten von Plutonium nitricum-Patienten sein können: Eine 60-jährige Frau kommt in die Sprechstunde mit folgender Hauptbeschwerde: »Mein Hauptproblem sind schwere Beine.« Die Beine sind so schwer, dass sie das Gefühl hat, die Beine würden mit Gewalt in den Boden hineingezogen. Überhaupt hat sie das seltsame Gefühl, sich auf einem absteigenden Weg zu befinden, welcher immer tiefer und tiefer in die Erde führt, und gleichzeitig hat sie den Eindruck, in der Zeit zurückgeblieben zu sein, denn sie sagte: »Mein Gefühl ist wie wenn ich im Mittelalter leben würde.« Ihr Gefühl ist also, dorthin gezogen zu werden, wo die radioaktiven Elemente zuhause sind, und ebenso fühlt sie sich hingezogen in eine Zeit, welche längst abgestorben ist. Man kann doch anmerken, dass das alles so schön syphilitisch tönt und das Homöopathenherz höher schlagen lässt, wenn er einen solchen Fall lösen kann, wenn er einen Patienten wieder auf die Erdoberfläche und in die Gegenwart zurückführen kann.

Gehen wir nun über zur Betrachtung der siebten nachatlantischen Kulturepoche, welche ja in noch fernerer Zukunft liegt. Diese

Kulturepoche, sie wird die amerikanische genannt, unterscheidet sich von den vorangegangenen durch die einfache Tatsache, dass es die letzte ist, was impliziert, dass es danach keine solchen Kulturepochen mehr geben wird. Da wird ein Zeitraum der Menschheitsentwicklung abgeschlossen, beendet. Es stirbt irgend etwas ab, was wir eben mit dem Wort Kultur oder Menschheitskultur in Verbindung bringen. Das Auseinanderbewegen der »guten« und der »bösen Rasse« wird einen vorläufigen Höhepunkt erreichen. Die alles beherrschenden Egoismen werden sich am Ende der siebten Kulturepoche im Krieg aller gegen alle entladen. Die Menschheit dezimiert sich selbst bis auf das kleine Häufchen der »guten Rasse«. Die Syphilis feiert Urstände. Das, was dann von der Menschheit übrig bleiben wird, lässt sich vergleichen mit dem Sinnbild des einsamen Noah in seiner Arche, mit welcher er über überflutete und zerstörte Gebiete hinwegsegelte. Noah und die Sintflut versinnbildlichen das physische Ende von Atlantis und den Neubeginn in Asien mit der altindischen Kultur. Der Krieg aller gegen alle wird den nachatlantischen Zeitabschnitt der Erd- und Menschheitsentwicklung mit den erwähnten sieben Kulturepochen abschliessen.

Im Sendschreiben des Apokalyptikers an die Gemeinde von Laodikea wird auf dieses Ende und auf das Schicksal der nimmersatten Egoisten hingewiesen, wo es heisst: »Ich erkenne und schaue deine Taten in der Werkwelt. In dir ist kein Feuer und keine erfrischende Kühle. Hättest du doch nüchternen Verstand und Begeisterung. So aber lebst du lau und verweichlicht in äusserer Pracht, und da du weder die Kraft des Feuers noch der Quelle in dir hast, werde ich dich aus meinem Munde ausspeien müssen.« Es wird auch noch gesagt, wie verstümmelt diese ahnungslosen, verweichlichten Egoisten sind. Das Zitat sagt deutlich, dass die Egoisten, die den Krieg aller gegen alle entfachen werden, ausgeschlossen werden von der weiteren Menschheitsentwicklung. Eine interessante Verbindung zwischen der Syphilis, dem Element Plutonium und der Gemeinde zu Laodikea lässt sich noch aus folgendem herauslesen: Unweit der frühchristlichen Gemeinde Laodikea (diesen Ort gab es zur damaligen Zeit wirklich) befand sich eine berühmte Orakelstätte. Es handelte sich um eine tief im Innern eines Felsens befindliche Grotte, welche sinnigerweise Plutonion hiess. Diese Grotte war eine Stätte des Schreckens und Unheimlichen. Aus dem Erdinnern strömten ständig tödlich-giftige Gase in diese Grotte. Diese Grotte war trotz ihrer Grässlichkeit ein Heiligtum: es war die Wohnstätte Plutos, des Gottes der Unterwelt. Die Priester, die dort ihren Kultus verrichteten, versetzten sich mittels dieser giftigen Gase in einen somnabulen Zustand und waren so in der Lage auf Menschenfragen Götterantworten zu erhalten und diese als Orakel an die Fragenden auszusprechen.

Führen wir noch die letzte Bitte des Vaterunser an, welche lautet: »... sondern erlöse uns von dem Bösen«, so wird vollends klar, dass diese Menschen, die im siebten Sendschreiben angesprochen werden, schon vom Bösen erfasst sind. Diese Bitte hört sich an wie ein Verzweiflungsschrei derjenigen, die es nicht geschafft haben, das Böse zu überwinden. Sie haben ihren Untergang selbst verschuldet, denn sie hatten Gelegenheiten genug, diesen Kampf gegen das Böse zu bestehen, denn im sechsten Sendschreiben an die Gemeinde von Philadelphia, welche ein Repräsentant der sechsten, der slawischen Kulturepoche ist, wurde ihnen, wie allen andern Menschen auch, die geöffnete Tür zur Gotteswelt angeboten.

Die Tür in die geöffnete Gotteswelt durchschritten hat Christus am Kreuze. Im letzten der sieben Worte »schrie Christus mit lauter Stimme: Vater, in deine Hände befehle ich meinen Geist.« Aus diesen Worten spricht die evolutionsgemässe Syphilis. Der Geist Christi ist aus dem Menschen Christus entschwunden und dem Vater übergeben worden. Es ist genau diejenige Syphilis, welche wir alle auch einmal erleben sollten.

Stellen wir noch Betrachtungen zum siebten Chakra, dem Wurzelchakra an. Dieses Chakra ist das unterste aller Chakren, es wird auch als Basischakra bezeichnet. Schon die Bezeichnungen dieses Chakras weisen auf unsere Verwurzelung, auf unsere Basis im Leben hin. Wurzeln finden wir in der Erde. Die Erde ist die physische Basis für das irdische Leben auf der Erde im allgemeinen und insbesondere auch für den Menschen. Die Pflanzen, die Tiere und die Menschen kehren, was das Physische an ihnen betrifft, wieder dorthin zurück, woher sie gekommen sind, nämlich zur Erde. Dieses sich auflösen in der Erde nach dem Tod ist der syphilitische Aspekt der physischen Entwicklung des Menschen. Die physischen Wurzeln

sterben ab, die Basis des physischen Lebens wird dem Menschen nach dem Tod wieder entzogen.
So fügt sich auch in dieser siebten Betrachtung alles zusammen: die siebte Periode des Periodensystems, die Syphilis, die siebte Kulturepoche, die amerikanische, das siebte Sendschreiben an die Gemeinde von Laodikea der Apokalypse des Johannes, die siebte Bitte des Vaterunser, das siebte »der letzten sieben Worte Christi am Kreuze« und das siebte Chakra.

Wir sind nun mit unseren Betrachtungen an einem Punkt angelangt, wo wir auf die früher gemachte Behauptung zurückkommen können, welche hiess: *Das Vaterunser ist das Simillimum der ganzen Menschheit.* Mit den bisher gemachten Ausführungen lässt sich diese Behauptung erhärten, wenn wir den eingangs zitierten mathematischen Satz nun anwenden. Wir können diesen Satz bezüglich unseren Betrachtungen wie folgt formulieren: Alle Aussagen innerhalb jeder der sieben Stufen sind äquivalent, sie haben alle denselben Inhalt. Innerhalb jeder der sieben Stufen können die Aussagen ausgetauscht werden. Je nach dem was man in einem gewissen Zusammenhang erklären will, kann man bezüglich einer bestimmten Stufe die eine oder die andere Aussage verwenden.

Homöopathisch könnte man sagen: Alle Aussagen innerhalb einer Stufe sind sich ähnlich. Gleich sind sie ja nicht, denn die Formulierungen und die Darstellungen der einzelnen Aussagen sind ja unterschiedlich. An diesem Punkt verstehen wir nun auch die früher gemachte Aussage besser, welche wir so formulierten: Alles ist Gleichnis, alles ist Sinnbild, alles ist Maja, alles ist irgendetwas ähnlich. Ob man beispielsweise von der Gemeinde zu Thyatira aus der Apokalypse redet oder vom Herzchakra ist einerlei, sie beschreiben beide denselben Inhalt, aber in dem einen Fall ist es vielleicht sinnvoller von der Gemeinde zu Thyatira zu reden, in einem andern Fall ist es besser vom Herzchakra zu reden, je nach dem, was sich besser eignet, für das was man sagen will.

Nun wenden wir den Lehrsatz auf das Vaterunser als Ganzes an: Das Vaterunser hat mit seinen sieben Bitten einen Bezug zum Periodensystem der chemischen Elemente und folglich auch zum physischen Körper des Menschen, wie auch zur Organisation der physischen Erde vom Himmel bis zum Erdinnern. Es hat aber auch einen Bezug zu den Chakren und somit zum seelisch-geistigen des Menschen. Weiter hat das Vaterunser einen Bezug zur Menschheitsgeschichte und zur Menschheitsevolution, welche in der Apokalypse des Johannes dargestellt ist. Es hat im weiteren einen Bezug zur Erlösungstat Christi am Kreuze und somit zur ganzen Menschheit. Daraus lässt sich folgern: Bete ich das Vaterunser, so wende ich das Ähnlichkeitsgesetz bezüglich allen genannten Bereichen an.

Die Wirkungen sind die folgenden: Der Beter wirkt heilend auf die physischen und geistigen Organe aller Menschen, er trifft evolutionskonforme Vorbereitungen für die kommenden Kulturperioden und bringt damit die Menschheitsevolution voran, er fördert den geistigen Impuls, welcher von der Erlösertat Christi am Kreuze ausgegangen ist, er wirkt direkt auf die chemischen Elemente des Periodensystems und gestaltet diese um im Sinne der Evolution. Aus dem Gesagten ist nun leicht zu entnehmen, dass es wichtig und notwendig ist, das Vaterunser zu beten. Die Behauptung, dass das Vaterunser das Simillimum der Menschheit ist, ist nun einsehbar. Das ist Homöopathie!

Ein kleiner Hinweis zur Bekräftigung des Vorgetragenen finden wir im Wortlaut des Vaterunser selbst: In den einzelnen Bitten ist nie von »ich« die Rede, sondern immer von »uns«. Der Beter des Vaterunser betet das Gebet nie für sich selbst, sondern immer für die ganze Menschheit, was aus dem Dargelegten seine Logik hat.

Manch ein Skeptiker könnte nach diesen Ausführungen einwenden, dass das alles schön konstruiert ist, dass das alles aber gar nicht stimmen muss. Die etwas apodiktisch dargebotenen Auffassungen suggerieren tatsächlich, dass da Wahrheiten verkündet wurden. Der Anspruch der unfehlbaren Wahrheit wird aber nicht erhoben. Hinter den manchmal pointiert formulierten Sätzen steht eine gewisse Absicht, denn provokativ Vorgetragenes erregt Widerspuch und damit verbunden eine Auseinandersetzung mit den Inhalten. Und das ist auch der Zweck dieser Schrift insgesamt.

Selbstverständlich sind Beispiele, wie sie hier zahlreich aufgelistet sind, nie beweisend für das, was behauptet wird, aber eine konsequente Beweisführung ist hier auch gar nicht möglich, wie wir das schon zu Beginn dieses Abschnitts dargetan haben. Die Denkweise in Analogien, wie sie hier praktiziert wird, ist nicht geeignet für eine wissenschaftliche Beweisführung, dazu bedarf es eines kausalen Denkens. Mittels eines ausschliesslich kausalen Denkens lassen sich aber keine solche Bezüge schaffen, wie sie hier dargeboten wurden, womit aufgezeigt ist, dass sich die angeführten Behauptungen nicht beweisen lassen. Wir wollen es aber in gut wissenschaftlicher Manier so halten, dass wir alles das, was nicht bewiesen werden kann, zu Arbeitshypothesen erklären, wie wir das schon mit dem Begriff der Lebenskraft taten, d.h. wir behaupten, dass alles Gesagte als richtig anzusehen ist, solange nicht das Gegenteil bewiesen wird. Das legitimiert uns dann, aus dem Behaupteten Schlussfolgerungen zu ziehen, was wir in den nächsten Abschnitten tun wollen.

Wir wollen nun noch an einem Beispiel das Gemeinte etwas erläutern: Die offizielle Lehrmeinung der Kirche im Mittelalter über die Welt war die der Scholastik. Die Scholastiker behaupteten, dass die Erde flach sei und im Zentrum des Universums stehe. Diese Lehrmeinung hatte ihre Gültigkeit im Mittelalter und stand nicht im Widerspruch zu andern Aussagen der Kirche. Insofern war diese Lehrmeinung eine Hypothese und somit ein brauchbares Instrument, um das darzulegen, was die Scholastik eben darlegen wollte. Diese Hypothese war solange brauchbar, als nicht das Gegenteil bewiesen wurde, eben genau solange, bis der Beweis erbracht wurde, dass die Erde nicht flach ist und auch nicht im Mittelpunkt des Universums steht. Der Beweis wurde mit Hilfe des kausalen Denkens erbracht. Das bis jetzt Angeführte zeigt aber deutlich die Grenzen des kausalen Denkens. Beweisführungsmethoden mittels Denken in Analogien wird es vielleicht in ferner Zukunft einmal geben, wenn die Menschheit ein beträchtlich erweitertes Bewusstsein sich erarbeitet haben wird.

Wir haben einleitend zu diesem Abschnitt von einem mathematischen Satz gesprochen, mit dessen Hilfe wir uns die Legitimation verschafften, Querverbindungen zwischen den verschiedensten Gebieten mittels Analogieschlüssen zu ziehen. Gehen wir davon aus, dass diese Querverbindungen auch tatsächlich ihre Gültigkeit haben, dann müssen wir uns eingestehen, dass wir da noch vieles nicht verstehen. Wir wollen dazu ein Beispiel herausgreifen: Was ist die Verbindung zwischen dem vierten Chakra, dem Herzchakra und dem Metall Chrom, welches in der vierten Periode steht? Wir wissen es nicht. Wir wissen lediglich, dass das Mittel Chromicum acidum (Chromsäure) auch Herzsymptome im Arzneimittelbild aufweist, z.B. Angina pectoris.

Perioden-system: Periode	Miasma	Nachatlantische Kulturepoche	Sendschreiben des Apokalyptikers an die Gemeinde von	Chakra	Bitten des Vaterunser	Die letzten sieben Worte Christi am Kreuze	Erdbereich	Farbe
					Vater unser, der Du bist im Himmel			
1	Syphilis	altindische	Ephesus	Scheitel	Geheiligt werde Dein Name	Vater, vergib ihnen, denn sie wissen nicht, was sie tun.	Kosmos	Violett
2	Sykose	urpersische	Smyrna	Stirn	Zu uns komme Dein Reich	Ich sage dir, heute noch wirst du mit mir im Paradiese sein.	Luft	Blau
3	Sykose Psora	ägyptisch-babylonische	Pergamus	Kehlkopf	Dein Wille geschehe im Himmel, also auch auf Erden	Siehe, den Sohn! Siehe, deine Mutter!	Erdoberfläche	Blau-Grün
4	Psora	griechisch-römische	Thyatira	Herz	Gib uns heute unser tägliches Brot	Mein Gott, warum hast Du mich verlassen.	Oberste Erdkruste, Meere	Grün
5	Sykose Psora	germanisch-angel-sächsische	Sardes	Solarplexus	Vergib uns unsere Schulden,	Mich dürstet!	Tiefere Erdkruste	Grün-Gelb
					wie auch wir vergeben unsern Schuldigern			
6	Sykose	slawische	Philadelphia	Sexual	Führe uns nicht in Versuchung,	Es ist vollbracht!	Lava Magma	Gelb
7	Syphilis	amerikanische	Laodikea	Wurzel	sondern erlöse uns von dem Bösen	Vater, in Deine Hände befehle ich meinen Geist.	Erdkern	Rot

Tabelle 1

15. Anwendungen

Nach so vielen Gedankenspielereien, soll nun an Beispielen aufgezeigt werden, dass man mit dem, was da bisher ausgebreitet wurde, auch etwas brauchbares anfangen kann. Wir betrachten im Folgenden Anwendungsmöglichkeiten bezüglich Mittel aus dem Mineralreich, aus dem Pflanzenreich und aus dem Tierreich. Die Überlegungen, welche nachfolgend angestellt werden, sollen als Hinweise und als Anregungen verstanden werden.

Das Mineralreich

Die miasmatischen Zuordnungen von der syphilitischen ersten Periode über die psorische vierte Periode bis hin zur syphilitischen siebten Periode lassen sich auch in der praktischen, homöopathischen Tätigkeit nutzen. Die folgenden Fälle sollen diese Nutzbarmachung demonstrieren:

Ein 70-jähriger Mann kam eines Tages in die Sprechstunde und beklagte sich über Schwindel, unter dem er seit einigen Tagen litt. Er sagte, er habe eine grosse Angst verspürt und befürchtete einen Schlaganfall zu bekommen. Der Mann ist von Beruf Jurist und sein Denken bewegt sich nur noch im Rahmen von gesetzlichen Paragraphen. Mehr Informationen, etwa Modalitäten seines Schwindels, waren nicht herauszubekommen. Wir können nun folgende Überlegungen anstellen: Dieser Mann ist in seinen juristischen Paragraphen festgefahren. Er ist in geistiger Hinsicht nicht mehr beweglich, und diese Eigenschaften zeichnen ihn als einen psorischen Menschen aus. Weiter sind der Schwindel und die Angst, einen Schlaganfall zu bekommen, psorische Symptome. Die Strukturiertheit seines Denkens lässt uns vermuten, dass er ein mineralisches Mittel braucht, also irgend etwas, was möglicherweise im Periodensystem zu finden ist. Wir konsultieren also im Repertorium die Rubrik »Furcht vor Schlaganfall« und betrachten unter den in dieser Rubrik aufgeführten 30 Mitteln nur die mineralischen, wo wir deren 14 finden. Da nun dieser Patient nur psorisches aufweist und keinerlei

Hinweise auf sykotisches oder syphilitisches, greifen wir von diesen 14 Mitteln nur diejenigen heraus, welche in der vierten, eben der psorischen Periode vorkommen und da finden wir noch 3 Mittel: Bromum, Ferrum und Selenium. Eines von diesen 3 Mitteln muss sein heilendes sein. Da wir nun wissen, dass es zum Juristenberuf gehört, immer recht zu haben, oder dass er eben aus diesem Grunde Jurist ist, weil er immer recht haben muss, so können wir uns auf die Metalle beschränken, denn die Metalle haben eine gemeinsame Thematik, welche wir als »Angriff und Verteidigung« fassen können. »Angriff und Verteidigung« ist ja das, was die Juristen tagtäglich leben, das ist gewissermassen ihr tägliches Brot. Unter den drei verbliebenen Mitteln finden wir nur ein einziges Metall und das ist Ferrum. Das Mittel Ferrum war denn auch das Mittel, welches den Schwindel und seine Angst vor einem Schlaganfall heilte. Wir finden das Mittel Ferrum auch noch in der Repertoriums-Rubrik »Rechthaberei«, wo die Mittel Bromum und Selenium nicht zu finden sind. Hat man gute Mittelkenntnisse, dann selektioniert sich aus den drei fraglichen Mitteln ebenfalls Ferrum, weil die Lebenssituationen von Bromum und Selenium ganz andere sind. Die Rubrik »Rechthaberei« könnte man als Juristen- oder Lehrer-Rubrik bezeichnen.

Der zweite Fall soll die Anwendbarkeit der Beziehungen zwischen Periodensystem und Miasmen noch weiter verdeutlichen: Ein Spitzenmanager, der sich von unten bis weit hinauf in einem Grosskonzern für Kommunikations-Technik hochgearbeitet hat und nun eine Filiale dieses Konzerns in einem politischen Unruhegebiet leitet, kommt zur Behandlung. Seine Hauptbeschwerde ist ein Gefühl von »unendlicher Schwere« in seinen Armen. »Die Arme zieht es förmlich zum Boden oder gar in den Boden hinein«, wie er sich ausdrückt. Wegen seiner gehobenen Stellung und den politisch unsicheren Zeiten ist er ständig von Leibwächtern umgeben. Nachts begibt er sich nicht mehr auf die Strasse. Er erzählt auch, dass es schon etliche Überfälle auf ausländische Fachleute gegeben habe, deshalb habe er oft Angst, ebenfalls eines Tages überfallen zu werden und wenn dann diese Angst aufsteige, dann bekomme er »schreckliches Herzklopfen«. Seine Frau gibt zu Protokoll: »Damit er seine Isoliertheit und Langeweile nicht so spürt, redet er unaufhörlich auf mich ein, er erzählt mir alle möglichen und unmöglichen Geschichten über seine Arbeit, über die Mitarbeiter, über die Regierung, was er in der Zeitung gelesen hat usw., manchmal ist das fast nicht mehr zum aushalten.« Die Eheleute wohnen im ersten Stockwerk eines vielstöckigen Hauses, »weil es da erstens wegen den Überfällen nicht so gefährlich ist wie im Erdgeschoss. Zweitens wollten wir wegen diesen Gefahren nicht in einem Einfamilienhaus wohnen. Drittens wohnen wir im ersten Stockwerk, weil ich Schwindel bekomme, wenn ich in höheren Stockwerken aus dem Fenster schaue.«

Wir wollen diesen Fall analysieren und können davon ausgehen, dass der Patient ein Mineral als homöopathisches Mittel benötigt, denn Menschen, bei denen irgendwelche Strukturiertheiten erkennbar sind, benötigen mit grosser Wahrscheinlichkeit ein Mineralmittel. Seine Strukturiertheiten sind: Managerfunktionen wie Produkteplanung, Betriebsorgansiation und Entwicklung von Verkaufsstrategien mit ebenfalls strukturierten Produkten, wie das in der Kommunikations-Technik eben der Fall ist. Sein strukturiertes Denken kommt auch zum Ausdruck in der Art und Weise wie er spricht. Er sagt: Erstens, Zweitens, Drittens. Seine Symptome sind von den Prädikaten »oben« und »unten« geprägt, wenn er beispielsweise sagt, dass er ein Gefühl habe, wie wenn seine Arme (als obere Extremitäten) förmlich in den Boden hineingezogen würden. Das »Oben« und »Unten« durchzieht noch weiter seine Symptomatik: Er hat sich im Konzern von unten nach oben hinaufgearbeitet, er muss in seinem Haus unten wohnen, weil er oben Schwindel bekommt, er muss vergleichsweise bezüglich seines Lebensstandards wegen der Angst vor Überfällen untendurch, obwohl er in der Konzernfiliale ganz oben ist und sich vieles leisten könnte. Vom miasmatischen Standpunkt aus betrachtet liegt das Hauptgewicht bei der Sykose aufgrund der folgenden Symptome: unendliche Schwere, schreckliches Herzklopfen, unaufhörlicher Redefluss.

Wir betrachten nun das Periodensystem der chemischen Elemente und konzentrieren uns auf die zweite und die sechste Periode, welche ja die sykotischen Perioden sind. Diese beiden Perioden entsprechen dem Patienten auch insofern, als sie im Periodensystem ebenfalls oben und unten zu finden sind. Wir können also vermuten, dass der Patient ein aus zwei Elementen zusammengesetztes Mittel benötigt, wobei das eine Element aus der zweiten Periode und das andere Element aus der sechsten Periode stammt. Konsultieren wir das Repertorium, dann finden wir unter dem Symptom »Wahnideen, verfolgt von Feinden« unter den aufgeführten 29 Mitteln drei Mittel aus der sechsten Periode, nämlich Aurum, Mercurius und Plumbum. Konsultieren wir im Repertorium noch das Symptom »Schwatzen«, dann bleibt nur noch das Mittel Plumbum übrig. Plumbum müssen wir also kombinieren mit einem Element aus der zweiten Periode. Da bleiben uns die Mittel Plumbum carbonicum (Blei-Kohlenstoff-Verbindung), Plumbum nitricum (Blei-Stickstoff-Verbindung) und die beiden Mittel Plumbum oxydatum flavum und Plumbum oxydatum rubrum (Blei-Sauerstoff-Verbindungen). Ziehen wir ein weiteres Symptom aus dem Repertorium zu Rate, und zwar das Symptom »Schwindel an hochgelegenen Orten«, dann finden wir zwei Salze, welche einen Bezug zur zweiten Periode des Periodensystems haben, nämlich Calcium carbonicum (Kalzium-Kohlenstoff-Verbindung) und Argentum nitricum (Silber-Stickstoff-Verbindung). Nehmen wir zur weiteren Differenzierung aus dem Repertorium noch das Symptom »Gefühl der Isolation«, wo wir bezüglich der zweiten Periode nur noch das Mittel Argentum nitricum finden, so bleibt als Kombination eines Elementes aus der zweiten Periode und eines Elementes aus der sechsten Periode nur noch das Mittel Plumbum nitricum übrig. Eine Bestätigung für die Wahl dieses Mittels finden wir auch im Symptom seiner Hauptbeschwerde »Schweregefühl in den Armen«. Da sind unter anderen Mitteln auch Plumbum und Argentum nitricum aufgeführt (Anmerkung für Homöopathen: beide Mittel sind in dieser Rubrik (Kent) dreiwertig vertreten). Wir haben also ein Mittel gefunden und möchten jetzt das Arzneimittelbild studieren, um das Mittel näher kennenzulernen. Wir suchen und suchen in den verschiedensten Arzneimittelbüchern und finden einfach nirgends eine Beschreibung. Wir kommen zum Schluss, dass es ein solches Arzneimittelbild gar nicht gibt. Wir fragen uns, sollen wir dieses Mittel trotzdem geben oder sollen wir ein anderes suchen, von welchem ein Arzneimittelbild besteht. Wenn wir von unseren Überlegungen und unserem Vorgehen überzeugt sind, dann geben wir das Mittel. Nun erinnern wir uns an die frühere Aussage, wo plakativ verkündet wurde: Ohne Arzneimittelbild keine Behandlung. Wir müssen also diese »unumstössliche« Behauptung relativieren, wir können aber sagen, dass diese Behauptung immer noch richtig ist für die allermeisten Fälle, insbesondere für die Pflanzen- und Tiermittel. Alles in der Homöopathie ist dynamisch, und damit auch die Entwicklung der Homöopathie als ganzes. Daher ist es nicht auszuschliessen oder sogar ziemlich wahrscheinlich, dass es in der Zukunft Formen der Mittelfindung geben wird, welche heute noch völlig unbekannt sind.

Wir wollen nun noch den umgekehrten Weg einschlagen und aus der chemischen Formel eines Mineralmittels auf die Miasmen schliessen. Als Beispiel dazu betrachten wir das Mittel Atropinum. Die chemische Formel lautet $C_{17}H_{23}NO_3$. Wir stellen fest, dass die Elemente Kohlenstoff (C), Stickstoff (N) und Sauerstoff (O) alle in der zweiten Periode zu finden sind und der Wasserstoff (H) ein Element der ersten Periode ist. Die zweite Periode haben wir der Sykose zugeordnet, die erste Periode der Syphilis. Wir können auch sagen, dass 21 Elemente eines Atropinum-Moleküls (17 + 1 + 3 = 21) aus der zweiten Periode stammen und deren 23 (Wasserstoff) aus der ersten Periode. Wir erlauben uns daher den Schluss, dass die Sykose und die Syphilis etwa gleichstark ausgeprägt sind in diesem Mittel. Ein wichtiger Aspekt kommt aufgrund der bisherigen Betrachtungen noch dazu, nämlich die Lokalisation »oben«. Das Sykotische und das Syphilitische von Atropinum entspricht gemäss der chemischen Formel nur den obersten beiden Perioden, im Gegensatz zum vorherigen Fall, wo auch die sechste Periode miteinbezogen war. Dieses sykotische und syphilitische »Oben« muss sich auch im Arzneimittelbild von Atropinum widerspiegeln. Wir zitieren aus der Materia Medica (Arzneimittelbilder) von Clark (»Der Neue Clark«):

- Weitschweifige, unzusammenhängende Rede
- Optische Halluzinationen mit häufigen Anfällen unkontrollierten Lachens. (Anmerkung: Beim Lachen sind die Mundwinkel nach oben gezogen)
- Delirium, mit Bewegungen von Händen und Fingern in der Luft, als berührten sie wirklich Gegenstände
- Rasende Erregung

- Sieht Insekten und krabbelnde Dinge und sucht sie zu fangen
- Versucht zu fliehen
- Sehr heisser Kopf, heisses und rotes Gesicht
- Kopfschmerzen bei Epileptikern
- Kopfschmerz mit gerötetem Gesicht
- Gegenstände erscheinen gross mit rotem Hof
- Kann Entfernungen nicht schätzen
- Alles erscheint verlängert
- Gegenstände erscheinen in einer Wolke
- Sieht Wolken von Fliegen, helle Flecke, Sterne, Blitze
- Überempfindlichkeit der sensorischen Nerven
- Dicke Zunge, kann sich nicht artikulieren
- Stottern
- Artikulation undeutlich, schnell und plappernd
- Kann nicht schlucken, der Versuch zu schlucken verursacht lebensbedrohlich erscheinende Erstickungsanfälle
- Erbrechen von Speisen
- Schwellung im Bereich des Pförtners (Magen)
- Bettnässen
- Heftig schneidende, ziehende Schmerzen am linken Eierstock, sie stösst dabei Schreie aus, der Eierstock ist geschwollen und empfindlich
- Herzversagen durch Chloroform
- Beschleunigter Puls
- Brennende Schmerzen am Rücken, unter dem Sternum und in der Magengegend
- Erwacht durch schreckliche Träume

Diese nicht vollständige Aufzählung der Symptome sollte einerseits zeigen, wie ein Arzneimittelbild in einer Materia medica in der Praxis aussehen kann, andererseits wollten wir aber vor allem das sykotische und syphilitische Oben zur Darstellung bringen. Jeder kann für sich versuchen, an Hand der einzelnen Symptome dieses sykotische und syphilitische Oben nachzuvollziehen. Es sei hier nochmals erwähnt: Selbstverständlich sind im Arzneimittelbild von Atropinum auch psorische Symptome zu finden, es sind aber vergleichsweise wenige. Und ebenfalls sei nochmals gesagt, dass ja die Psora

Voraussetzung für die Sykose und Syphilis ist. Auch unser Bewertungssystem, welches wir im Abschnitt »Die gemischten Miasmen« eingeführt haben, kann uns quantitativ das gemischte Miasma von Atropinum bestätigen.

Zur Erhärtung des Gesagten bezüglich der Stichworte oben, sykotisch und syphilitisch betrachten wir noch einige Sprengstoffe. Die Sprengstoffe haben ja die sykotischen Eigenschaften des Lärms bei der Detonation, der Luftdruckwelle, welche durch die Detonation entsteht und sie haben die syphilitische Eigenschaft der Zerstörungen als Folge der Druckluftwelle. Das Oben ergibt sich aus dem Periodensystem, weil die chemischen Elemente, aus welchen die Sprengstoffe bestehen, aus den oberen beiden Perioden stammen, eben der syphilitischen ersten Periode und der sykotischen zweiten Periode. Beispiele: Knallgas wird durch ein Gemisch von Wasssерstoff und Sauerstoff erzeugt. Die Pikrin-Säure wird in Handgranaten verwendet (Chemische Formel: C_6H_2 (NO_2) $_3OH$). Dynamit (Nitroglyzerin) wird bei Sprengungen aller Art angewandt (chemische Formel: C_3H_5 $(NO_3)_3$). Wie man sieht kommen nur die Elemente Wasserstoff (1. Periode) und die Elemente Kohlenstoff (C), Stickstoff (N) und Sauerstoff (O) aus der zweiten Periode vor.

Wenn wir homöopathisch therapieren, dann treten wir, wie schon dargelegt, den umgekehrten Weg der Prozessfolge Psora → Sykose → Syphilis an, eben die Folge Syphilis → Sykose → Psora. Bewegen wir uns im Mineralischen, dann verläuft der Heilungsweg im Periodensystem in Richtung der vierten, der psorischen Periode. Die möglichen Wege führen von der ersten Periode hinunter zur vierten Periode, oder hinauf von der siebten Periode zur vierten Periode, oder kombiniert von oben und von unten zur vierten Periode. Der letzten Variante sind wir im Fall von Plumbum nitricum begegnet.

Wenn ein Homöopath beispielsweise einem Patienten das Mittel Kalium bromatum, also ein psorisches Mittel, gibt und als Folgemittel das sykotische Mittel Platinum, dann ist das eine falsche Mittelfolge, denn zuerst muss die Sykose abgebaut werden und danach die Psora. Die Mittelfolge müsste umgekehrt sein: zuerst Platinum und danach Kalium bromatum. Die Sykose entsteht ja in der zeitlichen Folge nach der Psora, also entstehen auch die sykotischen Symptome zeitlich nach den psorischen Symptomen. Und das ist exakt das, was die Hering'sche Regel besagt: Das zuletzt entstandene Miasma muss zuerst abgebaut werden. Eine mögliche Mittelfolge im Mineralischen könnte beispielsweise sein: Natrium carbonicum (zweite und dritte Periode) und danach Manganum (vierte Periode). Die Zuordnungen der Miasmen zu den Perioden des Periodensystems lassen sich auch kombinieren mit unserem Bewertungssystem: In der ersten und siebten Periode findet sich der syphilitische Wert 15 und in der vierten Periode der psorische Wert 1. Von dieser Bewertungsmethode soll bei der nachfolgenden Betrachtung der Pflanzenmittel ausführlich Gebrauch gemacht werden.

An diesem Punkt ist noch eine Klarstellung erforderlich: Bis anhin wurde bezüglich den Beziehungen zwischen den Perioden und den Miasmen der Anschein erweckt, als ob es sich um starre Zuordnungen handeln würde, aber das ist natürlich nicht der Fall. Die Zuordnungen sind fliessend. So wie sich ein Mensch kontinuierlich von der krankhaften Psora zur krankhaften Syphilis hinentwickelt, so verlaufen auch die Miasmenzuordnungen von der psorischen vierten Periode kontinuierlich zu den syphilitischen Perioden eins und sieben. Betrachten wir die vierte Periode, welcher wir die Psora zugeordnet haben: Das psorischste Element ist Kalium, es steht an der ersten Stelle von links in der vierten Periode. Vom zweiten Element Kalzium in der vierten Periode kann man sagen, dass es schon etwas weniger psorisch ist und dafür schon ein bisschen sykotisch. So setzt sich die Zunahme des Sykotischen in der vierten Periode fort bis zum Element Brom auf der rechten Seite der vierten Periode, obwohl auch bei Brom das Hauptgewicht immer noch bei der Psora liegt. Danach setzt sich die Zunahme des Sykotischen fort auf der linken Seite in der dritten und der fünften Periode, bei den Elementen Natrium und Rubidium. In der dritten und fünften Periode setzt sich die Zunahme des Sykotischen und die Abnahme des Psorischen weiter fort bis zu den Elementen Chlor und Jod. Auf analoge Weise setzt sich das sykotische Miasma fort in die zweite und sechste Periode, wo sich in den Elementen in zunehmendem Masse Syphilitisches sich zu zeigen beginnt. Die Figur 2 zeigt den Verlauf der Miasmen durch das Periodensystem.

Eine Bestätigung unserer Betrachtungsweise finden wir im Buch von Jan Scholten, »Homöopathie und Minerale«, in welchem einigen Mineralien gewisse Eigenschaften zugeordnet werden. Man kann aus diesen Zuordnungen die Korrespondenz zwischen den Miasmen und diesen Eigenschaften leicht erkennen. Dazu einige Beispiele:

- Kalium (4. Periode): Prinzipienreiter, pflichtbewusst, verschlossen, Optimismus, Arbeit als Aufgabe, Familie
- Kalzium (4. Periode): Was denken die andern, Kritikempfindlichkeit, Unsicherheit, Verlegenheit, Ängste, abschirmen, zurückziehen
- Nitricum (2. Periode) (Stickstoff): Geniessen, Raumbedarf, Expansion, Ausgehen, Kongestion, explosiv, Spannung, Entspannung
- Fluor (2. Periode): Glamour, Glanz, Geld, Autos, Kleidung, Sex, hart, schnell, Eile, Psychotherapie, oberflächliche Kontakte
- Brom (4. Periode): Schuld, Ruhelosigkeit, Flucht, Leidenschaft, Triebhaftigkeit, psychotisch
- Jod (5. Periode): Essen, Arbeit, beschäftigt, ruhelos, Beweglichkeit, Vergesslichkeit, fixe Ideen, Existenzberechtigung, Flucht.

Diese Betrachtungsweise ermöglicht es uns, zwischen verschiedenen Elementen innerhalb einer bestimmten Periode hinsichtlich der Miasmen zu differenzieren. Wir können beispielsweise sagen, dass das Mittel Kalium bromatum (KBr) psorischer ist als das Mittel Ferrum bromatum ($FeBr_2$), denn die Reihenfolge der entsprechenden Elemente, welche alle in der vierten Periode stehen, ist die folgende (von links nach rechts): Kalium, Ferrum, Brom. Diese Differenzierung der Miasmenzuordnungen ist besonders nützlich, wenn man mit dem im Abschnitt »Die gemischten Miasmen« vorgestellten Bewertungssystem arbeitet. Diese miasmatischen Zuordnungen erlauben es uns, zwischen Elementen in einer bestimmten Periode zu differenzieren, welche nur ein rudimentäres oder gar kein Arzneimittelbild aufweisen. Da ist ganz besonders die fünfte und sechste

Periode angesprochen, in welchen es viele Elemente gibt, welche kein Arzneimittelbild haben: Beispielsweise könnte man dann differenzieren zwischen den Elementen Zirkonium und Technetium, welche in der fünften Periode stehen, von denen es aber keine Arzneimittelbilder gibt.

Verlauf der Folge Psora → Sykose → Syphilis durch das Periodensystem der chemischen Elemente:

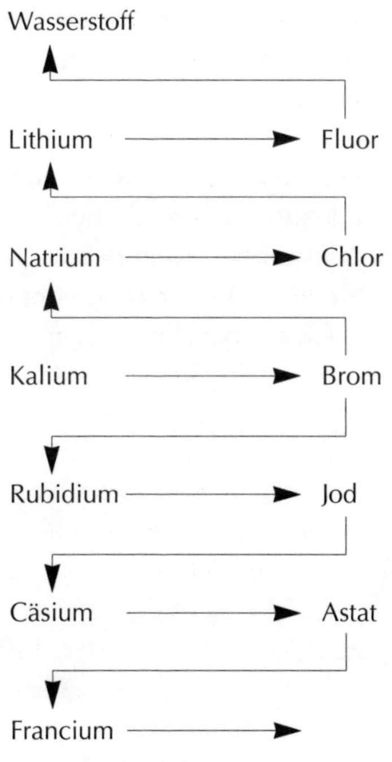

Figur 2

Dieser Verlauf der Miasmen durch das Periodensystem erlaubt es, auch die Miasmenwerte einzelner Elemente oder Elementenkombinationen abzuschätzen. Beispielsweise können wir den Miasmawert von Kalium nitricum (KNO_3) abschätzen, wenn wir Kalium den Miasmawert 1, Stickstoff den Miasmawert 12 und Sauerstoff den Miasmawert 13 zuordnen. Der Wert von Kalium nitricum beträgt dann

$(1 + 12 + 3 \cdot 13) : 5 = 10{,}4$. Dieser Wert muss natürlich noch erhärtet werden über die charakteristischen Symptome des Arzneimittelbildes von Kalium nitricum. Diese Methode gestattet es aber, vergleichsweise schnell zwischen verschiedenen Mineralmitteln zu differenzieren. Man wird dann beispielsweise mit Kalium nitricum bei einem psorisch belasteten Menschen mit Sicherheit nichts bewirken. Eine systematische Untersuchung und Erforschung der Zusammenhänge verschiedenster chemischer Verbindungen hinsichtlich deren Miasmenwerte wäre sicherlich sehr nutzbringend. Die Frage wäre demnach: Wie bestimmt man direkt aus der chemischen Struktur einer Verbindung bzw. eines Moleküls den Miasmawert?

Die miasmatischen Werte der einzelnen Mittel lassen auch Aussagen zu in bezug auf die Verschlimmerungszeiten hinsichtlich des Tagesablaufes. Beispielsweise wird die Verschlimmerungszeit von Kalium nitricum in der zweiten Hälfte der sykotischen Tagesphase sein, also zirka vom späteren Nachmittag bis zum frühen Abend, oder in bezug auf die Jahreszeit wird die Verschlimmerungszeit von Kalium nitricum zirka von August bis September sein. Auf diese Weise lassen sich für die homöopathischen Mittel eine Mitteluhr und ein Mittelkalender erstellen.

Haupt- -gruppen

I	II	IIIa															IVa	Va	VIa	VIIa	VIIIa			Ia	IIa	III	IV	V	VI	VII	VIII/0	Perioden
1,0080 H 1																															4,0026 He 2	1
6,941 Li 3	9,01218 Be 4	Neben-																			-gruppen					10,811 B 5	12,011 C 6	14,007 N 7	15,999 O 8	18,998 F 9	20,183 Ne 10	2
22,9898 Na 11	24,305 Mg 12		Die Zahl links unten am Elementsymbol ist die Ordnungszahl.																							26,982 Al 13	28,086 Si 14	30,974 P 15	32,064 S 16	35,453 Cl 17	39,948 Ar 18	3
39,102 K 19	40,08 Ca 20	44,9559 Sc 21															47,90 Ti 22	50,942 V 23	51,996 Cr 24	54,938 Mn 25	55,847 Fe 26	58,933 Co 27	58,71 Ni 28	63,54 Cu 29	65,37 Zn 30	69,72 Ga 31	72,59 Ge 32	74,922 As 33	78,96 Se 34	79,909 Br 35	83,80 Kr 36	4
85,4678 Rb 37	87,62 Sr 38	88,9059 Y 39	Lanthanoide und Actinoide														91,22 Zr 40	92,906 Nb 41	95,94 Mo 42	97 Tc* 43	101,07 Ru 44	102,90 Rh 45	106,4 Pd 46	107,87 Ag 47	112,40 Cd 48	114,82 In 49	118,69 Sn 50	121,75 Sb 51	127,60 Te 52	126,90 J 53	131,30 Xe 54	5
132,9055 Cs 55	137,34 Ba 56	138,9055 La 57	140,12 Ce 58	140,91 Pr 59	144,24 Nd 60	145 Pm* 61	150,35 Sm 62	151,96 Eu 63	157,25 Gd 64	158,92 Tb 65	162,50 Dy 66	164,93 Ho 67	167,26 Er 68	168,93 Tm 69	173,04 Yb 70	174,97 Lu 71	178,49 Hf 72	180,95 Ta 73	183,85 W 74	186,2 Re 75	190,2 Os 76	192,2 Ir 77	195,09 Pt 78	196,97 Au 79	200,59 Hg 80	204,37 Tl 81	207,19 Pb 82	208,98 Bi 83	(209) Po* 84	(210) At* 85	(222) Rn* 86	6
(223) Fr* 87	(226) Ra* 88	(227) Ac* 89	232,04 Th* 90	(231) Pa* 91	238,03 U* 92	(237) Np* 93	(244) Pu* 94	(243) Am* 95	(247) Cm* 96	(247) Bk* 97	(251) Cf* 98	(254) Es* 99	(253) Fm* 100	(256) Md* 101	(256) No* 102	(257) Lr 103	104	105	106	107	108	109	110	111	112	113	114	115	116	117	118	7

Periodentafel der Elemente

Die chemischen Elemente

Element	Symbol	Element	Symbol
Wasserstoff	H	Iod	I
Helium	He	Xenon	Xe
Lithium	Li	Cäsium	Dc
Beryllium	Be	Barium	Ba
Bor	B	Lanthan	La
Kohlenstoff	C	Cer	Ce
Stickstoff	N	Praseodym	Pr
Sauerstoff	O	Neodym	Nd
Fluor	F	Promethium	Pm
Neon	Ne	Samarium	Sm
Natrium	Na	Europium	Eu
Magnesium	Mg	Gadolinium	Gd
Aluminium	Al	Terbium	Tb
Silicium	Si	Dysprosium	Dy
Phosphor	P	Holmium	Ho
Schwefel	S	Erbium	Er
Chlor	Cl	Thulium	Tm
Argon	Ar	Ytterbium	Yb
Kalium	K	Lutetium	Lu
Calcium	Ca	Hafnium	Hf
Scandium	Sc	Tantal	Ta
Titan	Ti	Wolfram	W
Vanadin	V	Rhenium	Te
Chrom	Cr	Osmium	Os
Mangan	Mn	Irdium	Ir
Eisen	Fe	Platin	Pt
Kobalt	Co	Gold	Au
Nickel	Ni	Quecksilber	Hg
Kupfer	Cu	Thallium	Tl
Zink	Zn	Blei	Pb
Gallium	Ga	Bismut	Bi
Germanium	Ge	Polonium	Po
Arsen	As	Astat	At
Selen	Se	Radon	Rn
Brom	Br	Francium	Fr
Krypton	Kr	Radium	Ra
Rubidium	RRb	Acitnium	Ac
Strontium	Sr	Thorium	Th
Yttrium	Y	Protactinium	Pa
Zirkonium	Zr	Uran	U
Niob	Nb	Neptunium	Up
Molybdän	Mo	Plutonium	Pu
Technetium	Tc	Americium	Am
Ruthenium	Ru	Curium	Cm
Rhodium	Th	Berkelium	Bk
Palladium	Pd	Californium	Cf
Silber	Ag	Einsteinium	Es
Cadmium	Cd	Fermium	Fm
Indium	In	Medelevium	Md
Zinn	Sn	Nobelium	No
Antimon	Sb	Lawrencium	Lr
Tellur	Te		

Das Pflanzenreich

Das Kriterium des Heilungsweges Syphilis → Sykose → Psora lässt sich auch auf die Pflanzen- und Tiermittel übertragen. Da ist die Einhaltung dieses Kriteriums aber schwieriger, weil wir im Pflanzen- und Tierreich keine zuverlässigen feststrukturierten Raster haben, wie es uns das Periodensystem für die Mineralien bietet. Bezüglich der Materie haben wir sehr viele Kenntnisse aus den Wissenschaften Physik und Chemie. Die der Materie innewohnenden Gesetze können wir aus homöopathischer Sicht deuten und für die Therapie nutzbar machen. Solche exakten für die Therapie nutzbringenden Gesetze fehlen in der Tier- und Pflanzenwelt. Ob sich zum Beispiel die noch heute anerkannte Pflanzensystematik von Carl von Linné (1707 - 1778) homöopathisch nutzen lässt, ist nicht erwiesen. Da die Pflanzensystematik von Linné gewissen äusseren Gesetzmässigkeiten bezüglich der Erscheinungsbilder der Pflanzen folgt, so wäre eine Untersuchung im Zusammenhang mit den Miasmen von grossem Interesse. Die Frage wäre: Gibt es Korrelationen zwischen gewissen Einteilungsrastern der Pflanzensystematik und den Miasmen oder müssten die Einteilungsraster gar aufgrund miasmatischer Gesichtspunkte ganz neu erstellt werden? Gibt es also eine miasmatische Pflanzensystematik? Die nachfolgenden Ausführungen können dahingehend verstanden werden, dass es eine solche miasmatische Pflanzensystematik tatsächlich gibt.

Die Pflanzen haben verschiedene Merkmale und Eigenschaften, welche wir ebenfalls miasmatisch deuten wollen. Ein auffallendes Merkmal der Pflanzen sind die Farben ihrer Blüten. Wir wollen deshalb zunächst eine miasmatische Zuordnung der Farben vornehmen: Die Farbe rot können wir der Syphilis zuordnen, denn rot ist die Farbe des Feuers. Der Volksmund weiss: »Rot ist die Liebe«. Es ist die feurige, alles verbrennende Liebe, welche Liebespaare in den gemeinsamen Tod treibt, wahrlich syphilitisch. Die Farbe violett symbolisiert die Kälte und den Tod. In der Karwoche vor Ostern tragen in der katholischen Kirche die Priester bei der Heiligen Messe violette Messgewänder. Wir können auch der Farbe violett die Syphilis zuordnen. Die Farben weiss und schwarz sind ebenfalls syphilitische Farben, denn in vielen Kulturen werden bei Bestattungen und der nachfolgenden Trauerzeit weisse oder schwarze Kleider getragen. Die Anarchisten tragen bei ihren Aufmärschen schwarze Fahnen, die Kriegskapitulierer kommen mit weissen Fahnen daher: Beide, die Anarchisten wie die Kapitulierer befinden sich in einem syphilitischen Stadium. Wenn wir weiter dem Volksmund lauschen, dann vernehmen wir »Gelb ist der Neid«. Was ist der Neid miasmatisch? Natürlich sykotisch. Weiter hört man: »Blau ist die Treue«. Die unumstössliche Treue ist eine Fixiertheit, welche uns erlaubt, diese Eigenschaft der Sykose zuzuordnen. Schlussendlich bleibt die Farbe grün, welche der Volksmund in Verbindung bringt mit der Hoffnung: »Grün ist die Hoffnung«. Die Hoffnung ist ein Prinzip, welches ausdrückt, dass etwas noch nicht so ist wie es sein sollte, aber dieses Prinzip Hoffnung verleiht uns das Gefühl, dass es einmal so sein wird, wie es sein sollte. Die Hoffnung ist somit ein psorisches Prinzip, denn die beiden psorischen Eigenheiten »Mangel« und »Behebung des Mangels« sind diesem Prinzip innewohnend.

Auch bei den Pflanzen lassen sich wie bei den Mineralien die Prädikate psorisch, sykotisch, syphilitisch, oben und unten zur Mittelwahl nutzen. Wir bedienen uns im weiteren ausserdem unseres Bewertungssystems, welches wir im Abschnitt »Die gemischten Miasmen« eingeführt haben. Der Zweck der folgenden Ausführungen besteht wiederum darin, ein Entscheidungskriterium zur Hand zu haben für die Wahl zwischen verschiedenen homöopathischen Pflanzenmitteln. Der Vorteil dieser Methode besteht in der Möglichkeit, zwischen einem Mittel mit einem sehr grossen Arzneimittelbild und einem Mittel mit einem kleinen Arzneimittelbild zu differenzieren. In der Regel entscheidet sich der Homöopath, wenn er unsicher ist bei der Wahl zwischen zwei Mitteln, für dasjenige mit dem grösseren Arzneimittelbild. Diese im Folgenden vorgestellte Methode hilft dem Homöopathen, aufgrund der Miasmawerte der Mittel sicherer zu entscheiden. So kann der Homöopath aufgrund der Miasmawerte einem Mittel mit einem kleinen Arzneimittelbild den Vorzug geben gegenüber einem Mittel mit einem grossen Arzneimittelbild. So bekommen die grossen und die kleinen Mittel das gleiche Gewicht. Wir sagten schon, dass bei der Prüfung von Mitteln jedes Mittel jedes Symptom erzeugen kann, dass aber nur die für das Mittel charakteristischen Symptome bei der Prüfung in Erscheinung treten. Diese Tatsache erhärtet somit die Auffassung, dass alle Mittel von gleicher Wichtigkeit sind. Die hier vorgestellte Methode kann diese Anschauung bekräftigen.

Die folgende Zusammenstellung enthält diejenigen Merkmale und Eigenschaften der Pflanzen, welche wir bei der Bewertung berücksichtigen wollen. Gleichzeitig wollen wir misamatische Zuordnungen vornehmen:

1. Giftig/ungiftig: Giftig: Syphilis
2. Blütezeit: Frühling - Psora; Sommer - Sykose; Herbst, Winter - Syphilis. Von den Jahreszeitenmiasmen war schon in den Abschnitten »Psora«, »Sykose« und »Syphilis« die Rede.
3. Blütenfarbe: grün - Psora; gelb, blau - Sykose; rot, violett, weiss - Syphilis.
4. Anzahl Blüten pro Pflanze: Eine Blüte - Psora; einige Blüten - Psora/Sykose; viele Blüten - Sykose; sehr viele Blüten - Syphilis. Als Hinweis auf die Syphilis denken wir an Obstbäume, welche im Herbst ihre Früchte nicht mehr tragen können; bei welchen die Äste gestützt werden müssen, damit sie nicht abbrechen.
5. Blütengrösse: klein - Psora; mittel - Psora/Sykose; gross - Sykose; sehr gross - Syphilis.
6. Blattgrösse: kleine Blätter - Psora; mittlere Blattgrösse - Psora/Sykose; grosse Blätter - Sykose; sehr grosse Blätter - Syphilis. Als Hinweis auf die Syphilis beachte man, dass sehr grosse Blätter die Tendenz haben nach unten zu hängen oder abzubrechen.
7. Anzahl Blätter pro Pflanze: wenige Blätter - Psora; mittlere Anzahl Blätter - Psora/Sykose; viele Blätter - Sykose; sehr viele Blätter - Syphilis.
8. Pflanzenhöhe: 0 - 40 cm - Psora; 40 - 100 cm - Sykose; 1 Meter und höher - Syphilis. Als Hinweis auf die Syphilis betrachte man Sonnenblumen. Die grossen Sonnenblumen neigen zum Umkippen bei schon leichten Windstössen.
9. Höhe der Blätter am Stengel: am Boden Psora - mittlere La-

ge - Psora/Sykose; hohe Lage - Sykose; zuoberst an der Pflanze - Syphilis.
Hinweis zur Syphilis: Wenn nur zuoberst an der Pflanze Blätter zu finden sind, dann ist der Schwerpunkt der Pflanze relativ weit oben, was der Pflanze eine grössere Instabilität verleiht.

10. Stengeldicke: dünn - Psora; mittel - Psora/Sykose; dick - Sykose.
11. Pflanzengruppen: einzeln wachsend - Psora; kleine Gruppen - Psora/Sykose; büschelweise - Sykose; Wucherungen - Syphilis.
12. Vorkommen: Tiefe Lagen - Psora; mittlere Lagen - Psora/Sykose; hohe Lagen - Sykose; Gebirge, Hochgebirge - Syphilis.

Diese miasmatischen Zuweisungen sind natürlich relativ zur ganzen Pflanze zu verstehen. Es kann auch vorkommen, dass bei einer Pflanze nicht alle Kriterien bewertet werden können. Die ausgewählten Kriterien sollten jedoch genügen, um einen einigermassen zuverlässigen und brauchbaren miasmatischen Wert berechnen zu können. Erhöht man die Anzahl der Pflanzenkriterien, dann kann die Zuverlässigkeit des zu berechnenden Miasmawertes erhöht werden. Weitere Pflanzenkriterien könnten sein: Anzahl der Stempel; Anzahl Blütenblätter pro Blüte; Farbe, Anzahl und Grösse der Früchte; Dicke der Blätter; Form der Blätter; Sonnen- oder Schattenlage; Standorte in Feuchtgebieten oder Trockengebieten; Dornen oder dornenlos; Vorkommen an unzugänglichen oder zuglänglichen Gebieten; viele Äste oder wenige Äste; Wurzelsystem; wasserspeichernd; Lebensdauer; symbiotische Lebensweise; Schmarotzer usw. Die Wertebereiche für die Miasmen seien hier nochmals angegeben:
Psora: 1 - 5; Sykose: 6 - 10; Syphilis: 10 - 15.

Der miasmatische Wert wird berechnet aus der Summe der Werte der bewerteten Kriterien dividiert durch die Anzahl bewerteter Kriterien. Die Zuweisung eines Miasmawertes zu einem Pflanzenkriterium ist eine Ermessenssache und nicht eine exakte Grösse, man kann aber davon ausgehen, dass sich die Fehler über alle Kriterien ausgleichen.

Wir betrachten nun als Beispiel die Pflanze Drosera rotundifolia (Rundblättriger Sonnentau). Eine Spezialität dieser Pflanze ist, dass sie eine fleischfressende Pflanze ist. Mit Hilfe eines klebrigen Sekrets kann sie Insekten einfangen und auflösen. Dieser sykotische und syphilitische Aspekt dieser Pflanze wurde bei der nachfolgenden Auswertung nicht berücksichtigt. Im Folgenden werden zwei Tabellen aufgeführt: Die erste Tabelle enthält die Bewertungen der Pflanzenkriterien bezüglich Drosera als Pflanze, die zweite Tabelle enthält die miasmatischen Bewertungen charakteristischer Symptome von Drosera als homöopathisches Mittel. Die berücksichtigten Symptome von Drosera sind teilweise Einzelsymptome, d. h. diese Symptome kommen einzig und exklusiv nur im Arzneimittelbild von Drosera vor und sonst in keinem andern Arzneimittelbild. Diese Symptome sind in der Tabelle mit (ES) bezeichnet. Bei den übrigen Symptomen ist die Rubrikengrösse in Klammern angegben, d.h. die in Klammern gesetzte Zahl gibt die Anzahl Mittel an, in deren Arzneimittelbildern das betreffende Symptom auch noch zu finden ist.

Bewertungskriterium	**Antwort**	**Miasma**	**Miasmatischer Wert**
1. Giftig/ungiftig	ungiftig	-	-
2. Blütezeit	Juli - August	Sykose	8
3. Blütenfarbe	weiss	Syphilis	13
4. Anzahl Blüten pro Pflanze	wenige	Psora/Sykose	7
5. Blütengrösse	klein	Psora	2
6. Blattgrösse	mittel	Psora/Sykose	6
7. Anzahl Blätter pro Pflanze	mittel	Psora/Sykose	6
8. Pflanzenhöhe	7 - 20 cm	Psora	2
9. Höhe der Blätter am Stengel	Rosetten am Boden	Psora	1
10. Stengeldicke	dünn	Psora	2
11. Pflanzengruppen	büschelweise	Sykose	8
12. Vorkommen	Hochmoore	Sykose	8

Miasmatischer Wert **63 : 11 = 5.73**

Symptome	Miasma	Miasmatischer Wert
Angst abends, 19 - 20 Uhr (2)	Psora Sykose	Angst: 3 abends: 9
Eigensinnig, starrköpfig bei der Ausführung von Plänen (ES)	Psora	2
Entmutigt in bezug auf die Zukunft (2)	Psora	3
Lesen, muss das Thema wechseln (ES)	Sykose	8
Redselig nach Husten (ES)	Sykose	7
Wahnideen, er sei betrogen worden (2)	Psora	3
Wahnideen, der Feind gestattet ihm keine Ruhe (ES)	Psora	3
Wahnideen, er ist zu Selbstmord genötigt worden durch ertränken (ES)	Sykose	10
Husten anfallsweise nachts, nach Mitternacht (ES)	Sykose	10

Misamatischer Wert 58 : 10 = 5,8

Vergleichen wir nun den gesamtmiasmatischen Wert der Pflanze Drosera (5,73) mit dem gesamtmiasmatischen Wert des homöopathischen Arzneimittels Drosera bezüglich der aufgeführten charakteristischen Symptome (5,8), so stellen wir eine gute Übereinstimmung fest. Diese Gegenüberstellung der Pflanze Drosera mit dem entsprechenden homöopathischen Mittel Drosera lässt uns vermuten, dass es möglich ist, aus dem Erscheinungsbild und den Eigenschaften irgend einer Pflanze auf den miasmatischen Wert des entsprechenden homöopathischen Mittels zu schliessen. Falls sich diese Übereinstimmung auch bei andern Pflanzen feststellen lässt, dann könnte man diese Vorgehensweise zum Gesetz erheben im Sinne einer Arbeitshypothese. Dieses Gesetz könnte dann lauten:

Die Signatur einer Pflanze offenbart durch ihren miasmatischen Wert den miasmatischen Gehalt des entsprechenden homöopathischen Mittels. Daraus liesse sich der miasmatische Wert von Pflanzenmitteln bestimmen, welche nur ein sehr kleines, unzureichendes oder gar kein Arzneimittelbild aufweisen. Das hätte dann zur Folge, dass man eine Auswahl treffen könnte zwischen einem Mittel, welches ein sehr kleines Arzneimittelbild aufweist und einem Mittel, welches ein sehr grosses Arzneimittelbild hat. Man könnte beispielsweise differenzieren zwischen dem Mittel Abelmoschus, welches 22 Symptome im Arzneimittel aufweist und ein vorwiegend psorisches Mittel ist mit vorzugsweise Ängsten und Wahnideen im Arzneimittelbild und dem Pflanzenmittel Stramonium, welches ein syphilitisches Arzneimittel ist mit 3344 Symptomen in seinem Arzneimittelbild. 9 Symptome haben beide Mittel gemeinsam. Oder man kann beispielsweise differenzieren zwischen dem Pflanzenmittel Abelmoschus und dem überaus sykotischen Tiermittel Sepia mit seinen 8480 Symptomen im Arzneimittelbild, wobei sämtliche 22 Symptome von Abelmoschus auch im Arzneimittelbild von Sepia zu finden sind. Die Differenzierung geschieht eben über die Miasmenwerte.

Wir betrachten nun diese Gegenüberstellung auch bei andern Pflanzen. In der Tabelle 2 sind einige Pflanzen bzw. Pflanzenmittel mit ihren zugewiesenen Miasmawerten aufgeführt. Man kann bei allen untersuchten Pflanzen eine gute Übereinstimmung der miasmatischen Werte zwischen der Pflanze selbst und dem entsprechenden Arzneimittel feststellen. Die angeführten Werte sind aber nur grobe Werte, weil nicht sehr viele Kriterien bzw. Symptome bewertet wurden. Will man genauere Werte bekommen, dann muss die Bewertung verfeinert werden. Es wäre sicherlich von Vorteil, wenn bei Mitteln mit kleinem Arzneimittelbild sämtliche Prüfungssymptome des Mittels bewertet würden, um einen möglichst genauen Wert zu erhalten. Mit zunehmender Anzahl bewerteter Symptome wird die Abweichung vom exakten Miasmawert immer kleiner. Es ging aber bei dieser Betrachtung lediglich darum, das Prinzip aufzuzeigen. Man könnte sich denken, dass bei genügender Verfeinerung der Bewertung zumindest bei jedem homöopathischen Mittel ein anderer miasmatischer Wert resultiert.

Bei dem folgenden Fall aus der Praxis hat sich diese Methode als fruchtbar erwiesen:

Folgende Szene spielte sich in einer ländlichen Gegend ab: Eines sonntags am frühen Morgen im Monat Februar hörten Bauersleute vom Hof her eine fast unhörbare Stimme »Hilfe, Hilfe« rufen. Die

Bauersleute eilten sofort zum Fenster und sahen eine Frau im Pyjama völlig durchnässt an der Pforte ihres Hofes stehen. Sie gingen aus dem Haus und führten die frierende, zitternde Frau ins Haus. Sie versorgten die Frau mit einem Bade und trockenen Kleidern. Auf die Frage, was denn geschehen sei, antwortete die Frau, dass sie in einer Art geistiger Umnachtung in den nahegelegenen Teich gestiegen sei und sich dort ins Wasser gelegt habe. Als sie im Wasser nicht mehr atmen konnte, sei sie irgendwie aus ihrer Umnachtung aufgewacht und sehr erschrocken. Darauf habe sie in ihrer Not dieses nahegelegene Bauernhaus aufgesucht, damit man ihr helfen könne. Die Bauersleute alarmierten eine Ambulanz, welche die Frau in das nächste Spital brachte. Eine gründliche Untersuchung ergab, dass dieser Vorfall keine gesundheitlichen Schäden zur Folge hatte. Als die Frau das Spital verliess, meldete sie sich bei einem Homöopathen zur Behandlung an. Die Anamnese war nicht sehr ergiebig in bezug auf eine sinnvolle Mittelwahl. Sie erzählte aber, dass ihre Schwester sich früher schon durch Ertränken das Leben genommen habe. Sie berichtete auch, dass sie selbst wie damals ihre Schwester oft unter Depressionen leide. Dieser Umstand veranlasste den Homöopathen das Symptom »Selbstmord durch Ertränken« als das wichtigste Symptom in der ganzen Anamnese im Sinne des Paragraphen 153 des Organons einzustufen. Ihre Darlegungen und Schilderungen waren alle überaus gefühlsbetont, alles begründete sie mit ihren Gefühlen, so dass der Therapeut an ein Pflanzenmittel für diese Frau denken konnte, denn Pflanzen sind äusserst empfindsame Wesen und reagieren stark auf die Gefühle der Menschen. In die Tabelle 2 sind genau diejenigen Pflanzenmittel zur Bewertung aufgenommen worden, welche in der Rubrik »Selbstmord durch Ertränken« aufgeführt sind. Weitere einigermassen brauchbare Symptome waren:

- Zuckungen nachts, ca. 2 Mal in der Nacht
- Zittern in den Knien im Hochgebirge
- Ohnmacht beim Zahnarzt
- Zittern in den Händen am Morgen.

Alle übrigen Symptome waren nicht verwertbar im Sinne des Paragraphen 153. Will man mit Hilfe des Repertoriums aus diesen Symptomen ein Mittel finden, dann stösst man bei der Wahl auf Schwierigkeiten, weil zu viele Mittel in Frage kommen. Erschwerend kommt hinzu, dass es die entsprechenden Rubriken im Repertorium, so wie die Symptome von der Patientin geschildert wurden, teilweise gar nicht gibt. Die Symptome müssen aufgeschlüsselt werden, so dass sie in die Sprache des Repertoriums übersetzt werden können. Das hat den Nachteil, dass zum Teil Rubriken mit sehr vielen Mitteln berücksichtigt werden müssen und so die Wahl des passenden Mittels praktisch verunmöglichen. Wendet man aber die Methode der miasmatischen Bewertung an, dann stösst man leicht auf das heilende Mittel, denn da kann jedes Symptom bewertet werden, wie die nachfolgende Bewertung zeigt. Sicher muss das Mittel unter denjenigen Pflanzenmitteln zu finden sein, welche in der Tabelle 2 aufgeführt sind. Wir bewerten die Symptome:

- Selbstmord durch Ertränken:		15
- Zuckungen nachts:	- Zuckungen	8
	- nachts:	13
- Zittern in den Knien im Hochgebirge:	- Zittern:	8
	- Hochgebirge	13
- Ohnmacht beim Zahnarzt:		13
- Zittern in den Händen am Morgen:	- Zittern:	8
	- am Morgen:	5

Der miasmatische Wert ergibt: 83 : 8 = 10,38. Nun vergleichen wir diesen Wert mit den Werten in der Tabelle 2 und stellen fest, dass dieser Wert dem Wert von Belladonna mit dem Wert 10,4 am nächsten kommt. Das Mittel Belladonna wurde der Frau denn auch gegeben, welches ihre Depressionen vollständig heilte. Sie benötigte noch ein Folgemittel wegen einiger unangenehmer Symptome, wie »plötzlicher Harndrang nach Kaffee«. Das Folgemittel war das sykotische Mittel Ignatia, welches wir ebenfalls in der Tabelle 2 finden, mit dem Wert 7,92. Nun können wir die Logik der schon gemachten Forderung bezüglich des Heilungsverlaufs von der Syphilis bis zur Psora an diesem Fall verifizieren: Der Verlauf ging nach der Gabe des sykotisch-syphilitischen Mittels Belladonna über von der Sykose/Syphilis zur Sykose und nach der Gabe von Ignatia ging die Sykose in die Psora über, denn es blieben nach der Gabe von Ignatia nur noch wenige harmlose psorische Symptome übrig, etwa das Symptom »Abneigung gegen saure Speisen und Getränke«.

Nun erinnern wir uns an den Bettnässerfall: Das erste Mittel war das syphilitische Mittel Stramonium, welches das destruktive Verhalten des Mädchens heilte, und das zweite Mittel war das sykotische Mittel Medorrhinum, welches das Bettnässen heilte. Die hier gemachten Überlegungen bestätigen somit die Richtigkeit dieser Mittelfolge.

Wir können nun mit gutem Gewissen das bereits formulierte Gesetz als ein gültiges Gesetz im Sinne einer Arbeitshypothese anerkennen und gebrauchen. Es sei hier zur Erinnerung nochmals formuliert: Die Signatur einer Pflanze offenbart durch ihren miasmatischen Wert den miasmatischen Gehalt des entsprechenden homöopathischen Mittels. Dieses so formulierte Gesetz ist nur auf den ersten Blick etwas neues, auf den zweiten Blick sieht man, dass dieses Gesetz nichts anderes ist als eine Variante des Ähnlichkeitsgesetzes. Wir können deshalb dieses Gesetz folgendermassen umformulieren: Die Signatur einer Pflanze ist dem Miasma eines Patienten, der dieses Mittel benötigt, ähnlich. Weil diese Aussage nicht nur für Pflanzen, sondern für alle Lebewesen gilt, so können wir dieses Gesetz in folgende definitive Form bringen:

Die Signatur eines Lebewesens ist dem Miasma eines Patienten, der das entsprechende homöopathische Mittel zu einem bestimmten Zeitpunkt benötigt, ähnlich.

Bemerkungen zur Tabelle 2

1. Das Mittel Ignatia stammt von der Ignazbohne, dem Samen einer birnenförmigen Frucht auf den Philippinen. Da diese Pflanze in Europa nicht heimisch ist, weiss man über diese Pflanze entsprechend wenig, deshalb wurde sie als Pflanze in der Tabelle miasmatisch nicht bewertet.

Die Symptome 1 und 2 des homöopathischen Mittels Ignatia sind im Repertorium Synthesis 4-wertig aufgeführt, darüber hinaus kommen diese Symptome nur im Arzneimittelbild von Ignatia vor. Aus diesem Grund haben diese beiden Symptome ein ganz besonderes

Pflanzenname	Miasmawerte der Pflanzeneigenschaften gemäss Liste von „giftig“ bis „Vorkommen“												Werte	Miasmawerte einzelner Symptome aus dem Arzneimittelbild der Pflanze, siehe separate Symptomenlisten															Werte
	1	2	3	4	5	6	7	8	9	10	11	12		1	2	3	4	5	6	7	8	9	10	11	12	13	14	15	
Atropa Belladonna	15	9	13	8	9	9	8	12	12	9	11	10	10,42	11	13	6	9	9	11	10	12	9	14						10,4
Drosera rotundifolia	-	8	13	7	2	6	6	2	1	2	8	8	5,73	3	9	2	3	8	7	3	3	10	10						5,8
Helleborus niger	14	13	13	3	9	4	3	3	2	8	3	8	6,92	9	8	13	12	8	3	3	3	3	3	8	12	3	8		6,86
Hyoscyamus	15	10	10	7	7	7	9	9	11	8	4	3	8,16	10	9	13	5	7	5	6	4	9	7	4	10	11	13	11	8,26
Ignatia amara														9	7	9	8	10	7	8	7	11	7	5	8	7			7,92
Nux vomica														11	11	8	6	7	9	8	8	6	8	7	4	8			7,77
Pulsatilla pratensis	11	3	11	2	10	5	6	3	7	9	2	11	6,66	6	9	9	3	4	4	8	9	8	6	9	3	4	10		6,57
Rhus toxicodendron														8	9	6	5	8	6	10	3	5	8	7	4				6,58
Secale cornutum	-	5	12	10	2	6	2	11	5	3	14	4	6,72	13	1	8	1	7	8	8	8	6	13	3	8	3	8	6	6,73
Staphysagria	12	9	11	6	5	2	6	7	4	4	7	5	6,5	5	9	10	3	8	8	3	10	4	3	5	8	6	9	8	6,6
Veratrum album	15	8	13	11	4	7	6	10	7	8	7	9	8,75	5	11	9	11	10	11	4	8	13	8	9	11	7	9	4	8,66

Tabelle 2

Gewicht bezüglich diesem Mittel. Berechnet man den miasmatischen Wert der beiden Symptome mit (9 + 7) : 2 = 8, so stellt man schon aus diesen beiden Symptomen allein eine gute Übereinstimmung fest bezüglich dem Wert 7,92 aller 13 bewerteten Symptome bzw. Modalitäten.

2. Das Mittel Secale cornutum wird hergestellt aus Roggen mit dem Parasitenpilz Claviceps, welcher die Roggenkörner befällt. Bei der miasmatischen Bewertung der Pflanze ist jedoch nur die Pflanze bewertbar. Die Bewertung entspricht deshalb der Pflanze Secale cereale.

Symptomenliste zu Tabelle 2

Die nachfolgend aufgelisteten Symptome sind die für die miasmatische Bewertung der einzelnen Mittel ausgesuchten Symptome in der Tabelle 2. Die Nummern der nachfolgenden Symptome entsprechen den Nummern der Symptome in der Tabelle 2 (rechte Tabellenhälfte). Symptome, welche nur im entsprechenden Arzneimittelbild vorkommen und sonst in keinem andern Arzneimittelbild werden mit (ES = Einzelsymptom) gekennzeichnet. Zahlen in Klammern geben die Wertigkeit der Mittel im Repertorium an.

Atropa Belladonna

Alle nachfolgenden Symptome von Belladonna sind Einzelsymptome (ES):

1. Beissen bei Kindern
2. Delirium mit Zähneknirschen
3. Furcht vor eingebildeten Tieren
4. Sprache denirös im Schlaf
5. Kopfschmerzen mit rotem Gesicht, Erbrechen und Diarrhoe
6. Delirium mit Grimassen
7. Versucht zu fliehen, gestikuliert und tanzt im Nachthemd auf der Strasse
8. Geisteskrank, Wahnsinn. Ausziehen der Kleider mit Tanzen
9. Springen auf Tische, Stühle, Ofen bei Kindern
10. Wahnideen, er habe auf der Strasse einen Vorübergehenden erstochen

Helleborus niger

1. Manie, läuft Tag und Nacht umher und ringt die Hände (ES)
2. Schweregefühl, daran denken verschlechtert (ES)
3. Geisteskrankheit, Wahnsinn nach Apoplexie (ES)
4. Hast, Eile beim Trinken während der Bewusstlosigkeit (ES)
5. Selbstbetrachtung nachmittags (ES)
6. Antwortet langsam (3)
7. Gedächtnisschwäche (3)
8. Gleichgültigkeit (3)
9. Apathie (3)
10. Mangel an Einfällen (3)
11. Ruhelosigkeit (3)
12. Sinne abgestumpft (3)
13. Geistige Verwirrung, daran denken verschlechtert (3)
14. Verzweiflung (3)

Hyoscyamus

Alle nachfolgenden Symptome von Hyoscyamus sind Einzelsymptome (ES)

1. Delirium durch Ärger
2. Delirium, bereitet sich zur Hochzeit vor
3. Eifersucht, treibt ihn zum Mord
4. Versucht auf die Strasse zu fliehen
5. Macht Gesten, Gebärden wie berauscht
6. Gier, Habsucht, greift gierig mit den Händen nach allem angebotenen
7. Gleichgültigkeit nackt zu bleiben
8. Klagen über eingebildete Verletzungen
9. Lachen, dumm, albern, idiotisch
10. Lasziv, lüstern, entblösst die Genitalien
11. Murmeln mit Schlaflosigkeit
12. Raserei, Tobsucht, Wut durch enttäuschte Liebe
13. Sprache, liegt nackt auf dem Bett und schwatzt
14. Suizidneigung durch Ertränken aus enttäuschter Liebe
15. Wahnideen, er ist von wilden Tieren gefressen worden

Ignatia

Alle nachfolgenden Symptome von Ignatia sind Einzelsymptome (ES). Die Symptome 1 und 2 sind 4-wertig, alle andern Symptome sind 3-wertig im Repertorium aufgeführt.

1. Auffahren, zusammenfahren, häufig
2. Beschwerden durch erneute Enttäuschung
3. Kummer nach dem Verlust von Gegenständen
4. Reizbarkeit beim geringsten Widerspruch
5. Kopfschmerz, als ob ein Nagel herausgetrieben würde
6. Leergefühl im Magen mit Seufzen
7. Hämorrhoiden, gehen bessert
8. Rektum: - Prolaps
9. - abends
10. Hohler Husten, morgens beim Erwachen
11. Einseitiger Kopfschmerz während frösteln
12. Äusserliche Hitze nachmittags: - äusserliche Hitze
13. - nachmittags

Nux vomica

Alle nachfolgenden Symptome von Nux vomica sind Einzelsymptome (ES)

1. Alkoholismus mit Hypochondrie
2. Bewusstlosigkeit bei Delirium tremens
3. Geschwätzigkeit über seine Gesundheit
4. Reizbarkeit mit Angst
5. Streitsüchtig, wenn er gestört wird
6. Spricht immer von Selbstmord, aber begeht ihn nicht
7. Ungeduld mit Schnupfen
8. Wahnideen, Menschen richten Fragen an ihn und er muss antworten
9. Schwindel nachts, weckt ihn aus dem Schlaf
10. Gesichtsschmerz nach Missbrauch von Kaffee
11. Fauliger Geschmack im Mund beim Räuspern
12. Stechender Schmerz im Rektum nach dem Essen
13. Pollutionen nach ausschweifendem Leben

Pulsatilla pratensis

Alle nachfolgenden Symptome von Pulsatilla pratensis sind Einzelsymptome (ES)

1. Angst wie in heisser Luft
2. Vorübergehende Bewusstlosigkeit nachmittags im warmen Zimmer
3. Husten mit wechselnden Symptomen
4. Kummer mit stiller Demut
5. Weinen beim Beantworten von Fragen
6. Übelkeit erregender Geschmack im Mund beim Rauchen
7. Schleimabsonderung im Mund wie Watte
8. Durst nachmittags 14 Uhr
9. Schwere im Abdomen vor Menses
10. Fluor im Liegen
11. Völlegefühl im Herz abends
12. Schwäche morgens beim Liegen
13. Gefühllosigkeit im Unterschenkel während den Menses
14. Schwere, Lumbalregion, nimmt den Atem

Rhus toxicodendron

Alle nachfolgenden Symptome von Rhus toxicodendron sind Einzelsymptome (ES)

1. Unangenehme Gedanken nach Mitternacht
2. Schwindel mit Neigung zum Fallen beim Aufstehen vom Bett
3. Schwäche im Herz nach einem Spaziergang in der Sonnenhitze
4. Schwäche im Herz beim Eintritt in ein kaltes Zimmer
5. Oberarmschmerz nachmittags 14 Uhr
6. Reissender Schulterschmerz bei nasskaltem Wetter
7. Schmerz ziehend um 18 Uhr
8. Fussschmerz wie verstaucht am Morgen
9. Steifheit in den Armen nach körperlicher Arbeit
10. Zucken gefolgt von Gefühllosigkeit in den Extremitäten
11. Fieber 10 Uhr wie mit heissem Wasser bespritzt
12. Gefühl von Lähmung beim Gehen in den Extremitäten

Secale cornutum

Alle nachfolgenden Symptome von Secale cornutum sind Einzelsymptome (ES)

- Gangrän Fuss brennend mit reissenden Schmerzen (3)
  1. Gangrän
  2. Fuss
  3. brennend
- Eisige Kälte des Körpers, bedeckt zu sein ist unerträglich, mit klebrigem Schweiss und Blaufärbung
  4. Eisige Kälte
  5. klebriger Schweiss
  6. Blaufärbung
  7. Bedeckt sein unerträglich
- Gelbgrüner Schaum vor dem Mund
  8. Schaum
  9. gelbgrün
- Fluor sahneartig aus Schwäche
  10. sahneartig (weiss)
  11. Schwäche
- Metrorrhagie bei mageren, knochigen Frauen
  12. Metrorrhagie
  13. mager
- Furunkel mit grünlichem Eiter
  14. Furunkel
  15. grünlicher Eiter

Staphisagria

Alle nachfolgenden Symptome von Staphisagria sind Einzelsymptome (ES)

- Beschwerden durch Demütigung mit Entrüstung (4)
  1. Demütigung
  2. Entrüstung
- 3. Wirft mit Gegenständen nach Personen, die ihn beleidigt haben (4)
- Angst durch unterdrücktes sexuelles Verlangen
  4. Angst
  5. unterdrückt

6. sexuelles Verlangen
- Schweigsam nach sexuellen Exzessen
7. schweigsam
8. sexuelle Exzesse
- 9. Qualvolle Angst nach Mittagsschlaf
- Schwächegefühl als ob der Bauch herunterfallen würde
10. Schwächegefühl
11. Bauch herunterfallen
- Harndrang bei frisch verheirateten Frauen
12. Harndrang
13. frisch verheiratete Frauen
- Am Rektum extrem empfindliche Kondylome
14. extrem empfindlich
15. Kondylome

Veratrum album
Alle nachfolgenden Symptome von Veratrum album sind Einzelsymptome (ES)
- Brütet, grübelt abends
1. Brütet, grübelt
2. abends
- Jammern abends
3. Jammern
4. abends
- Läuft anfallsweise umher abends
5. Läuft anfallsweise umher
6. abends
- Qualvolle Angst mit Schweiss auf der Stirn
7. Qualvolle Angst
8. Schweiss
9. Stirn
- Untröstlich über eingebildetes Unglück
10. Untröstlich
11. eingebildetes Unglück
- Religiöse Verzweiflung um das Seelenheil bei unterdrückter Mens
12. Religiöse Verzweiflung um das Seelenheil
13. unterdrückte Mens

- Schmerzhafte Dysmenorrhoe mit Kälte
  14. Schmerzhafte Dysmenorrhoe
  15. Kälte

Das Tierreich

Bei den Tieren können wir analog vorgehen wie bei den Pflanzen. Wir betrachten wiederum Kriterien, welche wir miasmatisch bewerten im Sinne unseres Bewertungssystems. Wir machen wieder entsprechende miasmatische Zuordnungen: klein und wenig sind psorisch; mittel und einige sind psorisch/sykotisch; viele und gross sind sykotisch und sehr viele und sehr gross sind syphilitisch.

Wir können folgende Kriterien für die Berwertung heranziehen: Grösse des Tieres oder Grösse bestimmter Organe; Farbe; Beweglichkeit; schnell oder langsam; einzeln lebend oder in Schwärmen oder Herden; in der Luft, auf dem Boden, im Boden oder im Wasser lebend; im Tiefland oder im Hochland lebend; Anzahl Gliedmassen; Pflanzen- oder Fleischfresser; aggressiv oder zahm; giftig oder ungiftig; lautlos oder tönend; kurzlebig oder langlebig; viele oder wenige natürliche Feinde; besondere Merkmale, wie z.B. Fazettenaugen bei den Insekten; zutraulich, scheu oder indifferent, und anderes mehr. Es war schon von der Dinosauriern die Rede, von denen wir sagten, dass sie unter einem physischen Grössenwahn litten. Bei den Dinosauriern erfolgte aus irgend einem Grund der Übergang vom sykotisch-syphilitischen Grössenwahnsinn zur Syphilis und liess sie aussterben. Als Beispiel wollen wir, um das Vorgehen nochmals explizit darzustellen, den miasmatischen Wert von Bufo rana (gemeine Kröte) aus dessen Arzneimittelbild bestimmen. Wir verwenden wiederum nur solche Symptome, welche exklusiv im Arzneimittelbild von Bufo rana zu finden sind:

– Bewegung Zunge:		
	Bewegung	8
	Zunge (als oberes Körperorgan)	13
– Mund weit offen vor einem Epilepsieanfall		
	Mund (als oberes Körperorgan)	13

	weit offen	8
	vor einem Epilepsieanfall	9
– Urin blutig bei Kindern:		
	Urin blutig	9
	bei Kindern (als psorische Lebensphase)	3
– Schmerz Uterus beim Sitzen:		
	Schmerz	8
	Uterus (als unteres Körperorgan)	6
	beim Sitzen (in Ruhe)	4
– Kitzeln im Kehlkopf von 3 – 4 Uhr:		
	Kehlkopf (als oberes Körperorgan)	12
	Kitzeln	8
	3 - 4 Uhr (als syphilitische Tageszeit)	14
– Steifheit der Arme:		
	Arme (als obere Extremitäten)	9
	Steifheit (erschwerte Bewegung)	4
– Steifheit der Beine:		
	Beine (als untere Extremitäten)	5
	Steifheit (erschwerte Bewegung)	4
	Miasmawert	**137 : 17 = 8,05**

In dieser Bewertung von Bufo rana wurde den oberen Körperorganen einen höheren Wert zugewiesen als den tiefer gelegenen Organen. Das soll im Folgenden seine Begründung finden.

Es wurde schon mehrmals von der Hering'schen Regel gesprochen, welche wir folgendermassen fassten: der Verlauf einer Krankheit schreitet zeitlich fort von der Psora bis zur Syphilis, dargestellt durch die Folge Psora → Sykose → Syphilis und der zeitliche Verlauf der Heilung zeigt sich in der Umkehrung von der Syphilis bis zur Psora, dargestellt durch die Folge Syphilis → Sykose → Psora.

Diese Prozessfolgen haben aber nicht nur einen zeitlichen Aspekt, sie haben auch einen räumlichen Aspekt, wobei wiederum die Prädikate oben und unten sowie die Prädikate aussen und innen von Bedeutung sind. Die zweite Hering'sche Regel besagt, dass beim Menschen der örtliche Verlauf der Symptome von unten nach oben dem Fortschreiten einer Krankheit entspricht. Dem Fortschreiten einer Krankheit entspricht aber auch die Prozessfolge Psora → Sykose → Syphilis, so dass wir also den unteren Körperorganen die Psora zuordnen können, den mittleren Organen die Sykose und den oberen Organen die Syphilis.

Es gibt Krankheiten, bei welchen dieser Verlauf sehr auffällig ist, wie beispielsweise bei der Multiplen Sklerose. Diese Nervenkrankheit beginnt in den Füssen, welche sich dadurch äussert, dass der Patient immer weniger gehen kann, und dieser Mangel an Bewegungsmöglichkeiten ist natürlich psorisch. Die Krankheit befindet sich in der psorischen Phase. Im Verlaufe der Krankheit steigen die Symptome nach oben, es treten allerlei Symptome auf, wie Zuckungen, Zittern, skandierende Sprache d.h., dass die sykotische Phase erreicht ist. Wenn die Krankheit den Kopfbereich erfasst hat, wenn ein Hirntumor entsteht, dann ist das Stadium der Syphilis eingetreten. Diese Darstellung der Krankheit Multiple Sklerose erhärtet die Auffassung, dass den unteren Körperorganen die Psora, den mittleren Organen die Sykose und den oberen Organen die Syphilis zugeordnet werden kann.

Geisteskrankheiten stufen wir als syphilitisch ein. Der Geist des Menschen hat aber seinen Sitz im Kopf, also ist es sinnvoll, dem Kopf die Syphilis zuzuweisen, denn in der Regel haben Geisteskranke keine nennenswerten körperlichen Symptome. Umgekehrt verläuft die Heilung gemäss der Prozessfolge Syphilis → Sykose → Psora, gemäss unseren Zuordnungen also von oben nach unten, genau so wie es die zweite Hering'sche Regel besagt.

Wir nehmen nun in einer Analogie Bezug auf das, was wir im Abschnitt »Vaterunser« festgestellt haben: Wir haben ebenfalls einen miasmatischen Verlauf von oben nach unten konstatiert, nämlich vom syphilitischen Himmel hinunter durch die sykotische Luft bis zur psorischen Erdoberfläche. Wir können also die Bereiche Kosmos bis Erdoberfläche in Beziehung setzen zu den Bereichen Kopf bis Fuss. Der Kopf ist gegen den Kosmos gerichtet, die Füsse stehen auf der Erdoberfläche. So wie wir von der psorischen Erdoberfläche durch die sykotischen Erdschichten bis zum syphilitischen Erdkern vorgedrungen sind, so können wir beim Menschen ebenfalls von der Haut ins Innere vordringen, wobei wir die analogen Zuordnungen machen können: die Haut entspricht der Psora, das unter der Haut liegende Gewebe entspricht der Sykose und die inneren Organe entsprechen der Syphilis. Daraus wird nun sofort klar, wie ein Krankheitsverlauf von der Psora bis zur Syphilis verläuft, nämlich von aussen nach innen. Umgekehrt können wir demnach sagen, dass der Heilungsverlauf von der Syphilis bis zur Psora von innen nach aussen verlaufen muss, und das ist genau das, was die dritte Hering'sche Regel besagt.

Nun können wir die beiden Prozessfolgen Psora → Sykose → Syphilis d.h. die Prozesse »von unten nach oben« und »von aussen nach innen« bzw. die umgekehrten Prozessfolgen kombinieren und bekommen so gewissermassen ein miasmatisches Koordinatensystem des Menschen bezüglich seines physischen Körpers. Daraus können wir nun ableiten, welche Stelle am Körper die psorischste Stelle ist und welche Stelle die syphilitischste. Die psorischste Stelle ist also dort, wo gleichzeitig unten und aussen ist, und das ist die Haut der Fussohle. Entsprechend ist die syphilitischste Stelle am Körper dort, wo gleichzeitig oben und innen ist, und das ist das Gehirn. Dies macht deutlich, weshalb die Gehirnerkrankungen die schwerwiegendsten Krankheiten sind. Umgekehrt lässt sich sagen, dass die leichteste aller Krankheiten Hauterscheinungen an der Fussohle sind, etwa Fussschweiss oder ein Hautausschlag.

Es lässt sich nun daraus leicht verstehen, dass ein Hautausschlag, welcher mit einer Salbe vertrieben wird, den Patienten kränker macht, denn das Krankheitsgeschehen hat sich auf der Achse Psora → Sykose → Syphilis von der Psora in Richtung Sykose oder gar Syphilis bewegt. Umgekehrt bewegt sich ein Hautausschlagpatient wieder in Richtung Psora, d.h. in Richtung Gesundheit, wenn nach der Gabe des richtigen homöopathischen Mittels der Hautausschlag wieder in Erscheinung tritt. Nun kann man raten, welche homöopathischen Mittel Hautausschläge an den Fussohlen heilen: Es sind natürlich die überaus psorischen Mittel; z.B. Arsenicum album, Conium, Elaps, Sulfur. Aus eben diesem Grunde sind bei Hautausschlägen oft Kalziumverbindungen indiziert, denn Kalzium ist, als ein Element der vierten Periode, psorisch.

Wir kehren zurück zum Bettnässerfall: Auffallend war bei diesem neunjährigen Mädchen das destruktive Verhalten: Das Fluchen und das Demolieren des Haushalts sind ja unzweifelhaft syphilitische Angelegenheiten. Weil das syphilitische Miasma vorherrschend war, musste auch eine syphilitische Körperregion gestört gewesen sein, und das war bei ihr das Gehirn, denn hier sitzt ja der Geist des Menschen. Das heilende Mittel war das syphilitische Mittel Stramonium, entsprechend dem syphilitischen Organ Gehirn. Nachdem dieses destruktive Verhalten verschwand, blieb als einziges Symptom das Bettnässen übrig, d.h. ein Symptom einer sykotischen Körpergegend, wie es die Blase eben ist, was ja mit Medorrhinum verschwand.

Wir können nun folgende Überlegungen anstellen: Wenn unsere bisherigen Betrachtungen richtig sind, dann muss es möglich sein, über den miasmatischen Wert des Organs Harnblase den miasmatischen Wert des heilenden homöopathischen Mittels bezüglich dem Bettnässen zu bestimmen. Wir benutzen wiederum die Werteskala 1 - 15 mit folgenden Zuordnungen:

Scheitel: 15; Fussohle: 1; zuinnerst: 15; Haut: 1. Dem Organ Harnblase können wir somit folgende Werte zuweisen:

- bezüglich oben/unten bzw. Scheitel/Sohle: 6
- bezüglich aussen/innen bzw. Haut/zuinnerst: 10 (die Harnblase liegt nicht ganz in der Mitte, sondern etwas nach vorn verlagert).

Der miasmatische Wert beträgt (6 + 10) : 2 = 8. Das ist aber genau der miasmatische Wert von Medorrhinum. Man kann aus diesen Betrachtungen sehen, dass der miasmatische Wert des zu suchenden homöopathischen Mittels auch über die Lage von Symptomen und Organen bestimmt werden kann. Dazu ein weiteres Beispiel: Wir wissen, dass das erste Mittel bei Gangrän an den Zehen das Mittel Secale ist. Wenn wir diesem Symptom Miasmawerte zuordnen, dann erhalten wir: Zehen: 1; Gangrän: 13. Der miasmatische Wert ergibt (1 + 13) : 2 = 7. Sehen wir nun in der Tabelle 2 nach, dann stellen wir fest, dass der miasmatische Wert von Secale 6,73 beträgt. Bei dieser groben Bewertung ist die Differenz zwischen den beiden Werten relativ klein und somit ist der Wert 7 brauchbar, um zwischen verschiedenen in Frage kommenden Mitteln zu differenzieren. Welchen miasmatischen Wert muss dasjenige homöopathische Mittel haben, welches eine schmerzhafte akute Pankreasentzündung heilt?:

Oben/unten:	8	
aussen/innen:	5	(Die Bauchspeicheldrüse befindet sich auf der linken Seite)
schmerzhaft:	8	
Entzündung:	8	

Das ergibt den Wert: (8 + 5 + 8 + 8) : 4 = 7,25. Von den vier Mitteln Conium, Jodum, Iris und Spongia, welche hier in Frage kommen, wird Iris in einer solchen Situation am besten helfen. Kommen noch andere Symptome dazu, wie etwa unstillbarer Durst, dann ändert sich der Miasmawert der Symptomatik und somit auch die Wahl des Mittels. Es kann dann eines der andern drei Mittel sein, welche alle in der Repertoriumsrubrik »Durst, extrem stark« zu finden sind. Am ehesten kommt dann Jodum in Frage.

Diesen Ausführungen kann man entnehmen, dass man mit Hilfe dieses miasmatischen Koordinatensystems auf ein lokales Krankheitsgeschehen einwirken kann, indem man den Miasmawert der entsprechenden Koordinaten oben/unten und innen/aussen bestimmt und ein dem Miasmawert entsprechendes Mittel wählt. Dieses Vorgehen ist besonders nützlich bei der Behandlung von Tumoren, denn kennt man die Lokalisation eines Turmors, so lässt sich daraus der Miasmawert der diesbezüglichen Koordinaten bestimmen und hat so die Möglichkeit, zwischen verschiedenen spezifischen Tumormitteln zu differenzieren. Eine Krebsbehandlung beispielsweise beginnt man am besten mit einem tumorspezifischen Mittel und erst wenn der Tumor verschwunden ist, kann man eine gesamtmiasmatische Behandlung vornehmen, denn erfahrungsgemäss gibt es Schwierigkeiten bei einer Krebsbehandlung, wenn man den gesamtmiasmatischen Standort bestimmt und daraus ein Mittel wählt und verabreicht. Wir haben schon gesagt, dass Krebszellen sich der regulierenden Lebenskraft entziehen und ihr Eigendasein führen. Aus diesem Grund ist es wenig hilfreich, mit einem gesamtmiasmatischen Mittel eine Krebstherapie zu beginnen, denn mit einem gesamtmiasmatischen Mittel wirkt man zwar auf die Miasmen und die Lebenskraft, aber nicht auf den Krebstumor, weil dieser sich im Organismus verselbständigt hat. Es gibt da gewissermassen zwei Individuen zu behandeln, nämlich den Krebstumor und den Menschen. Mit tumorspezifischen Mitteln hingegen geht man gewissermassen an der Lebenskraft vorbei direkt auf den Tumor los. Diese Mittel werden bestimmt aus der Symptomatik des Tumors allein.

Diese Betrachtungen lassen uns nun auch verstehen wieso gewisse Mittel zu gewissen Organen einen Bezug haben und zu andern Organen nicht. Man wird zum Beispiel mit psorischen und sykotischen Mitteln keine Gehirnerkrankungen heilen können. Umgekehrt wird man mit spezifisch syphilitischen Mitteln keine Hautausschläge an den Beinen zum Verschwinden bringen, denn die Koordinaten und damit verbunden die Miasmawerte und die entsprechend einzusetzenden Mittel sind sich zu unähnlich.

Hat man für sämtliche Organe und Organteile die Werte bestimmt, dann kann man daraus einen Atlas der Miasmawerte des menschlichen Körpers erstellen. Man bekommt dann auf diese Weise Flächen gleicher Miasmawerte, eine Art Höhenkurven der Miasmawerte im Körper. Daraus lässt sich dann ersehen wo im Körper ein Mittel seine grössten Wirkungen hat, beispielsweise wird man dann sagen können, dass das Mittel Hyoscyamus überall dort seine grösste Wirkung zeigt wo die Fläche mit dem Wert 8,26 verläuft. Betrachten wir dazu als Beispiel das Hyoscyamus-Symptom »Kopfschmerz über den Augen, rechts«. Der Miasmawert dieses Symptoms berechnet sich wie folgt:

– Kopfschmerz:	8
– oben/unten bezüglich »über den Augen«:	14
– aussen/innen bezüglich »über den Augen«:	3

Der miasmatische Wert ergibt (8 + 14 + 3) : 3 = 8,33. Man kann also sagen, dass diese Kopfschmerzstelle über dem rechten Auge ein Punkt ist in der Miasmafläche mit dem Wert 8,26. Man hat mit Hilfe eines solchen Atlases sogar die Möglichkeit, direkt aus der Signatur irgend eines Lebewesens bzw. mit dem daraus berechneten Miasmawert diejenige Miasmafläche zu bestimmen, in welcher das entsprechende aus dem Lebewesen hergestellte homöopathische Mittel seine Wirkungen hat, ohne dass mit diesem Mittel eine Arzneimittelprüfung vorgenommen worden ist.

Kommen wir auf die Krebstumore zurück: Man wird also sagen

können, dass z. B. das krebsspezifische Mittel Ferrum picrinicum alle diejenigen Krebstumore angreifen kann, welche in der Fläche mit dem Miasmawert von Ferrum picrinicum liegen. Diese Überlegungen geben dazu Anlass sich zu fragen wie es sich mit den sogenannten Krebsmetastasen verhält. Die Frage welche sich stellt ist die folgende: Liegen alle Krebsmetastasen, welche über den Körper verteilt sind, in derselben Miasmafläche und können deshalb alle diese Metastasen gleichzeitig mit einem der Miasmafläche entsprechenden Mittel angegangen werden? Diese Frage bleibt solange unbeantwortet bis entsprechende Untersuchungen vorliegen. Wenn unsere bisherigen Überlegungen richtig sind, dann sollten diese Untersuchungen zur Bejahung der gestellten Frage führen. Die Flächen konstanter Miasmawerte sind somit auch Mittelflächen: da gibt es also z.B. eine Ignatiafläche, eine Calcium sulfuricum-Fläche usw. Nun kann man sich denken, dass in den seltensten Fällen eine homöopathische Behandlung zum Erfolg führen würde, wenn die Mittel nur in den ihnen entsprechenden Mittelflächen wirken würden. Die Erfahrung lehrt uns aber, dass wir bei einer Behandlung mit verschiedenen Mitteln bei einer zu einem gewissen Zeitpunkt gegebenen Symptomatik erfolgreich sein können. Unter den in Frage kommenden ähnlichen Mitteln gibt es ein ähnlichstes, welches wir gewohnt sind als Simillimum zu bezeichnen. Wir können also sagen: Die Mittelflächen sind die Simillimumflächen der entsprechenden Mittel. Beispielsweise ist das Mittel Calcium sulfuricum das Simillimum in der Calcium sulfuricum-Fläche, es ist in dieser Fläche einzig und exklusiv das ähnlichste aller ähnlichen Mittel. In den meisten Fällen kommen wir aber mit einem lediglich ähnlichen Mittel ebenfalls zum Ziel. Es ist nicht zwingend notwendig, das Simillimum bezüglich einer Symptomatik zu finden.

Es ergibt sich daraus die folgende Konsequenz: Ein Mittel wirkt nicht nur in seiner Simillimumfläche, sondern darüber hinaus auch noch bis zu einer gewissen Distanz von der Simillimumfläche entfernt. Der Wirkungsbereich eines Mittels besteht somit nicht nur in einer Fläche, sondern in einer Schale von einer gewissen Dicke, in deren Mitte die Simillimumfläche verläuft. Wir bekommen so ein miasmatisches Schalenmodell des Körpers bezüglich der homöopathischen Mittel, wobei sich gewisse Mittelschalen überlappen. Mittel, welche nahe beieinanderliegende Miasmawerte d.h. Simillimumwerte aufweisen, haben sich überlappende Mittel- bzw. Ähnlichkeitsschalen. Man kann sich nun vorstellen, dass jedes grössere Organ von vielen solchen Mittelschalen durchzogen ist, was nichts anderes bedeutet, als dass alle entsprechenden Mittel einen Ähnlichkeitsbezug haben zu den entsprechenden Organen.

Betrachten wir beispielsweise das Symptom »Nierenentzündung«: Wir konsultieren das Repertorium und finden unter diesem Symptom viele Mittel aufgeführt. Die entsprechenden Mittelschalen schneiden alle das Organ Niere, und je nach Nierengegend sind es andere Mittelschalen bzw. Mittel, welche einen Ähnlichkeitsbezug haben. Beispielsweise liegen die Mittelschalen von Pulsatilla (Miasmawert = Simillimumwert 6,57 gemäss Tabelle 2) und Rhus toxicodendron (Miasmawert = Simillimumwert 6,58 gemäss Tabelle 2) in den Nieren dicht nebeneinander und durchdringen sich. Bei einer akuten Nierenentzündung könnten deshalb beide Mittel eine gleich gute Wirkung haben. Daraus lässt sich folgern, dass kleine Organe von weniger Mittelschalen durchzogen sind als grosse Organe und demzufolge haben zu den kleinen Organen weniger Mittel einen Bezug als zu grossen Organen. Beispielsweise finden wir zum Organ Nase als Teilorgan des Kopfes viel weniger Mittel als zum Organ Kopf. Bezüglich dem Symptom »Blutandrang zur Nase« finden wir im Repertorium lediglich neun Mittel, wohingegen beim Symptom »Blutandrang Kopf« weit über 100 Mittel im Repertorium zu finden sind.

Aus den obigen Überlegungen können wir nun verstehen, weshalb ein Abszess unter der Haut von einem einzigen Mittel geheilt werden kann, eben zum Beispiel durch Calcium sulfuricum, denn die Calcium sulfuricum-Schale hat eine gewisse Dicke. Wir erinnern uns, was wir über Calcium sulfuricum sagten: Calcium sulfuricum ist ein vorwiegend sykotisches Mittel mit syphilitischen Anteilen. Wir sagten aber auch, dass Calcium sulfuricum lokal eingesetzt werden kann gegen Abszesse, welche unter der Haut liegen, also genau dort, wo die sykotischen Schichten des Körpers sind, nämlich das Untergewebe der Haut. Liegt ein Abszess aber tiefer, so schneidet die Calcium sulfuricum-Schale den Abszess nicht mehr, ein syphilitisches Mittel wird dann notwendig, wie beispielsweise das syphilitische Mittel Hepar sulfuris.

Darstellung eines unter der Haut liegenden Abszesses mit den Miasmaschalen von Calcium sulfuricum und Hepar sulfuris.

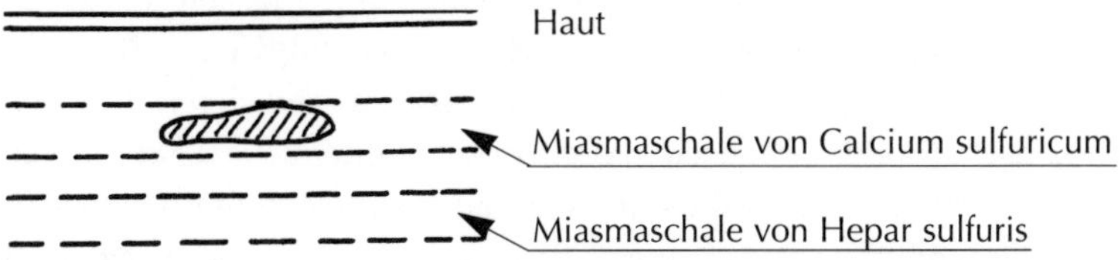

Figur 3

Für die Behandlung von Tumoren sind diese Mittelschalen besonders wichtig. Wenn gesagt wurde, dass ein Tumor, welcher in der Ferrum picrinicum-Fläche liegt, eben dieses Mittel benötigt, so ist nach obigem natürlich die Ferrum picrinicum-Schale gemeint. Bei grossen Tumoren, welche viele Mittelschalen schneiden, werden mit grosser Wahrscheinlichkeit mehrere Mittel notwendig sein, um den Tumor abzubauen. Aus den obigen Betrachtungen wird es sicher sinnvoll sein organbezogene Mittelatlanten zur Hand zu haben, beispielsweise wird ein verfeinerter Mittelatlas des Gehirns oder von Gehirnteilen, gerade wegen den Tumoren, gewiss gute Dienste leisten. Wenn bei der Ermittlung eines Mittels bezüglich einer lokalen Symptomatik wenig Probleme auftreten, dann genügt es, wenn man bezüglich eines Organs den Miasmawert des Mittelpunktes des Organs bestimmt, wie wir das beispielsweise mit der Blase taten, wo wir bezüglich aussen/innen der Blase den Miasmawert 10 zuwiesen, obwohl das Organ Blase viele Mittelschalen schneidet.

Nun sind wir in der Lage, die drei Teilregeln von Constantin Hering über den Verlauf von Krankheiten in einer einzigen Regel zusammenzufassen mit der folgenden Formulierung:

Das Fortschreiten einer Krankheit in der Zeit zeigt sich durch die Verlagerung der Symptome von einer äusseren Miasmaschale zu einer inneren Miasmaschale. Das Fortschreiten der Heilung in der Zeit zeigt sich umgekehrt in der Verlagerung der Symptome von einer inneren zu einer äusseren Miasmaschale.

Aus dieser Formulierung der Hering'schen Regel und aus den übrigen Betrachtungen lässt sich nun gut verstehen, wieso Hautkrankheiten so schwierig zu behandeln sind. Die meisten Patienten stecken in einer sykotischen oder sykotisch-syphilitischen Phase ihrer Krankheit. Wenn man bei solchen Patienten mit den indizierten sykotischen oder sykotisch-syphilitischen Mitteln die Therapie beginnt, dann ist es erklärlich, dass an der Haut als dem psorischsten aller Organe sich nichts bewegt. Erst wenn der Heilungsprozess bei der Psora angelangt ist, kann eine Hautkrankheit geheilt werden, aber dann eben mit einem der psorischen Situation entsprechenden psorischen Mittel. Bis ein Patient jedoch auf dem Heilungsweg das Stadium der Psora erreicht hat, kann es lange dauern.

Aus allen diesen Überlegungen können wir folgern, dass die Mittelflächen ein Spiegelbild sind des Makrokosmos im Mikrokosmos Mensch. Sicherlich existiert auch ein Atlas der Miasmawerte der Seele und ein Atlas der Miasmawerte des Geistes, aber diese sind unseren Sinnen nicht zugänglich. Diese Atlanten werden wir erst dann wahrnehmen können, wenn wir in einer noch fernen Zukunft die Fähigkeit der Hellsichtigkeit erworben haben werden. Aber auch diese Atlanten werden ein Spiegelbild des Makrokosmos im Menschen sein.

Es lassen sich diesbezüglich dennoch gewisse Aussagen machen: Wir wissen, dass bei den Prüfungen von Stoffen oder homöopathischen Mitteln neben den physischen Symptomen auch Gemüts- und Geistessymptome auftreten. Man kann sich nun fragen wieso auch solche Symptome sich bei den Prüfungen zeigen. Wir wenden uns bei der Beantwortung dieser Frage der anthroposophischen Geistesforschung zu.

Die physische Welt, in welcher wir leben, besteht aus den vier Elementen Erde, Wasser, Luft und Wärme (Feuer). Diese vier Elemente sind notwendige Voraussetzungen für das Leben auf der Erde. Hinter diesen Elementen stehen, wie man im Okkultismus sagt, die Naturgeister, welche nach diesen Elementen benannt sind: die Naturgeister der Erde, des Wassers, der Luft und des Feuers. Diese Geister sind in der physischen Welt zuständig für das Wachstum und das Absterben der Lebwesen. Ihre Gesamtheit nennt man den Ätherkörper der Erde. Die Lebewesen und die Erde sind auf das Engste verbunden mit diesen Naturgeistern und somit gehen diese Naturgeister mit ein in die Arzneimittelbilder bei den homöopathischen Prüfungen der Stoffe. Die entsprechenden Mittel haben dann als Folge der Einflussnahme der Naturgeister Einfluss auf den Ätherkörper des Menschen, denn der Ätherkörper des Menschen ist ein Abbild des Ätherkörpers der Erde bzw. eben dieser Naturgeister. Im Ätherkörper des Menschen ist beispielsweise der Sitz des Gedächtnisses.

Diese Naturgeister werden gelenkt von den sogenannten »Geister der Umlaufzeiten«. Diese werden so benannt, weil sie die Naturgeister anweisen, zu gewissen Zeiten in der physischen Welt zu wirken. Sie sorgen dafür, dass beispielsweise die für das Wachstum der Pflanzen zuständigen Naturgeister im Frühling die Pflanzen wachsen lassen und entsprechend weisen sie diejenigen Naturgeister an, welche für das Absterben der Pflanzen da sind, im Herbst aktiv zu werden. Die Geister der Umlaufzeiten sind zuständig für alle rhythmischen Abläufe, wie Jahreszeiten und Tageszeiten. Die Gesamtheit der Geister der Umlaufzeiten nennt man den Astralkörper der Erde. Auch diese Geister gehen ein bei den Prüfungen von Stoffen in die entsprechenden Arzneimittelbilder, weil sie ebenfalls mit allem Lebendigen auf der Erde und der Erde selbst verbunden sind. Diese Geister manifestieren sich in den Prüfungssymptomen als Modalitäten der Zeit. Die Verschlimmerungszeiten von Symptomen bezüglich Tageszeit oder Jahreszeit sind eine Folge dieser Geister. Der Astralkörper des Menschen ist der Sitz der Gefühle und Begierden. Da der Astralkörper des Menschen ein Abbild des Astralkörpers der Erde ist, so haben die Geister der Umlaufzeiten Einfluss auf das Gemütsleben der Menschen und demzufolge haben auch die homöopathischen Mittel diesen Einfluss.

Über den Geistern der Umlaufzeiten haben wir noch den Geist des Planeten Erde, der seine Entsprechung im Ich des Menschen hat. Auch dieser Geist der Erde geht ein in die Arzneimittelbilder der Stoffe. Diese Anteile der Arzneimittel haben ihre Wirkungen im Ich des Menschen.

Zusammenfassend können wir sagen:

Die äussere Sinneswelt hat seine Entsprechung im physischen Körper. Ihre Wahrnehmung erfolgt mit den äussseren Sinnen.

Die Welt der Naturgeister hat seine Entsprechung im Ätherleib des Menschen. Ihr äusserer Ausdruck findet sich in den Naturkräften.

Die Geister der Umlaufzeiten haben ihre Entsprechung im Astralleib des Menschen. Ihr äusserer Ausdruck findet sich in den Naturgesetzen.

Der Planetengeist der Erde hat seine Entsprechung im menschlichen Ich. Sein äusserer Ausdruck zeigt sich beispielsweise in der Suche des Menschen nach dem Sinn des Daseins.

Alle die äusseren Erscheinungen sind Maja, hinter all diesen Erscheinungen steht ein Nichtsichtbares, inklusive dem physischen Körper, dessen Inneres wir nicht wahrnehmen können. Wir können auch sagen: Alle äusseren Erscheinungen sind den dahinter verborgenen Prinzipien ähnlich und die homöopathischen Mittel beinhalten diese verborgenen Prinzipien und wirken dadurch auf alle Wesensglieder des Menschen, also auch auf Seele und Geist.

Eine wirkliche Verwendbarkeit dieser hier skizzierten Methoden ist natürlich nur dann gegeben, wenn die miasmatischen Werte aller Mittel, aller im Repertorium aufgeführten Symptome und aller Körperorgane bekannt sind und einen möglichst genauen, zuverlässigen Wert haben. Mit Hilfe eines entsprechend angepassten Computerprogramms liesse sich dann die Wahl eines Mittels viel schneller und sicherer gestalten. Das Vorgehen würde sehr vereinfacht: Man brauchte dann nur noch eine Rubrik im Repertorium zu wählen, welche dem Paragraphen 153 des Organons gerecht wird, wie das im Selbstmordfall aufgezeigt wurde. Diese so gewählte Rubrik könnte dann vergleichsweise gross sein. Jedes weitere eingegebene Symptom würde sofort vom Computerprogramm in Beziehung gesetzt zur ausgewählten Rubrik und das entsprechende Mittel angezeigt, indem der Wert des eingegebenen Symptoms sofort mit den Werten der in der ausgewählten Rubrik aufgeführten Mitteln verglichen würde. Dasjenige Mittel würde dann zur Anzeige gebracht, welches dem Wert des Symptoms am nächsten kommt. Werden zwei und mehr Symptome zusätzlich eingegeben, so muss das Programm zuerst den miasmatischen Gesamtwert der eingegebenen Symptome berechnen und dann diesen Wert vergleichen mit den

Mittelwerten in der zuerst nach Paragraph 153 ausgewählten Rubrik.

All das bisher Dargebotene provoziert auch Fragen. Entsprechende Untersuchungen auf folgende Fragen wären sicher lohnend: Wie verhalten sich die Miasmawerte von zueinander dualen Symptomenbildern? Wie verhalten sich die Miasmawerte von Komplementmitteln? Lassen sich die Erkenntnisse aus solchen Untersuchungen therapeutisch nutzen? usw.

Es sollen nun noch einige allgemeine Betrachtungen über Mittelfolgen angestellt werden:

Aus dem Obigen ist ersichtlich, dass die miasmatischen Werte der einzusetzenden Mittel eine abnehmende Folge bilden müssen. In der definitiven Formulierung unseres Gesetzes wird von »einem bestimmten Zeitpunkt« gesprochen, das bedeutet, dass die Symptomatik eines Patienten sich stetig ändert und mithin auch der entsprechende miasmatische Wert der Symptomatik. Daraus könnte man nun folgern, dass ein Patient fortlaufend, im Einklang mit der Veränderung der Symptomatik, andere Mittel benötigen würde, wobei die Miasmawerte der einzusetzenden Mittel eine absteigende Folge bilden müssen. Wir wissen aber aus Erfahrung, und die angeführten Beispiele bestätigen das, dass wir in der Regel mit einer ganz kleinen Mittelfolge auskommen. Warum ist das so? Die Antwort lautet: Wir betreiben eben Homöopathie und nicht Isopathie. Isopathie heisst, dass Gleiches mit Gleichem geheilt wird. Der miasmatische Wert eines isopathischen Mittels ist nur in einem ganz bestimmten Zeitpunkt gleich dem miasmatischen Wert einer Symptomatik. Sobald der miasmatische Wert einer Symptomatik sich ändert, stimmt der miasmatische Wert des »isopathischen« Mittels nicht mehr mit dem der Symptomatik überein. Das Mittel wirkt dann auch nicht homöopathisch, sondern allopathisch. Die Isopathie geht stetig mit jedem Augenblick in die Allopathie über. Das ist auch der Grund dafür, dass man mit Isopathie nicht wirklich heilen kann. Arbeitet ein Therapeut beispielsweise mit sogenannten Eigenblutnosoden (das ist potenziertes Blut des Patienten), so wirken solche Nosoden nur kurzzeitig. Theoretisch müsste ein solcher Therapeut dem Patienten stetig Blut entnehmen und potenzieren und dem Patienten wieder verabreichen bis der Patient gesund ist, d.h. bis auch die krankhafte Psora sich aufgelöst hat. Das ist natürlich ein undurchführbares Unterfangen.

Bei den homöopathischen Mitteln ist das anders: Obwohl auch da der miasmatische Wert einer Symptomatik sich ständig ändert gegenüber dem festen Wert des eingesetzten homöopathischen Mittels, wirkt das Mittel über einen längeren Zeitraum, weil die Symptomatik und das Arzneimittelbild nur ähnlich, aber nicht gleich sein müssen und ähnlich können sie über eine lange Zeit sein, d.h. trotz den unendlich vielen möglichen Miasmawerten genügt wegen dem Ähnlichkeitsgesetz eine endliche Anzahl homöopathischer Mittel um heilen zu können und das hat die schöne Konsequenz, dass die Gabe eines homöopathischen Mittels über Monate wirken kann. Das eingesetzte Mittel ist eben so lange ähnlich, bis es nicht mehr wirkt. Ist das Mittel der Symptomatik des Patienten zu unähnlich geworden, dann wirkt es nur noch allopathisch. Wenn die Miasmen abgebaut sind, kann logischerweise keine Ähnlichkeit mehr bestehen. Da sei nochmals an den Bettnässerfall und an den Selbstmordfall erinnert, welche mit je zwei homöopathischen Mitteln gelöst werden konnten. Mit dem »bestimmten Zeitpunkt« in der Formulierung des Gesetzes ist also gemeint, dass zu Beginn der Behandlung bzw. beim Wechsel eines Mittels der miasmatische Wert der Symptomatik des Patienten und der miasmatische Wert des Mittels sich möglichst nahe sein sollen, vorausgesetzt man hat den miasmatischen Wert der Symptomatik mit Hilfe des Paragraphen 153 des Organons möglichst genau bestimmt.

Kommen wir nochmals auf das Gebet Vaterunser zurück: Das Vaterunser ist über weite Zeiträume ähnlich dem Miasma der Menschheit insgesamt, obwohl sich der Wert des Miasmas der Menschheit stetig ändert.

Eine praktische Frage soll noch aufgeworfen werden: Gibt es Kriterien, um zu entscheiden, ob ein Folgemittel bei einem Patienten aus demselben Reich stammen soll oder aus einem andern Reich. Ist es beispielsweise möglich, dass einem Mineralmittel ein Tiermittel folgen kann oder bleibt ein Patient bezüglich der Mittel, welche er benötigt, zeitlebens an ein Reich gebunden? Die letzte Frage kann mit nein beantwortet werden, denn die Komplementmittel können durchaus aus verschiedenen Reichen stammen, wie das schon erwähnte Komplementmittelpaar Magnesium carbonicum (Mineral) und Chamomilla (Pflanze) aufzeigen. Die praktische Erfahrung zeigt, dass als Folgemittel alle Reiche in Betracht kommen können, dass zum Beispiel einem sykotischen Mineralmittel ein psorisches Pflanzenmittel folgen kann. Der Massstab für den Entscheid, ob das Reich gewechselt oder beibehalten werden soll, fällt die aktuelle Symptomenlage und diese wird vorzugsweise durch die geerbten Miasmen bestimmt.

Konsultiert man ein Repertorium, dann stellt man fest, dass alle in der Tabelle 2 aufgeführten Pflanzenmittel vergleichsweise grosse Arzneimittelbilder aufweisen und dass ausserdem die miasmatischen Werte dieser Mittel zwischen 5,8 und 10,4 liegen, also im sykotischen Bereich der Werteskala. Warum ist das so? In der gegenwärtigen Phase der europäischen Geschichte, womit die letzten 300 bis 400 Jahre gemeint sind, leben die europäischen Menschen in einer vorwiegend sykotischen Phase mit einem Trend zur Syphilis. Man denke da etwa an die Kolonisation der aussereuropäischen Welt oder in neuerer Zeit an die sogenannte »Europäische Einigung«. Weil diese sykotische Phase sehr ausgeprägt ist, sind bei den Arzneimittelprüfungen die sykotischen Anteile der Mittel viel stärker hervorgetreten als die psorischen Anteile, und zudem sind wegen dieser sykotischen Prägnanz in der europäischen Welt bei den Prüfungen zahlreiche Symptome aufgetreten, d.h. es sind grosse Arzneimittelbilder entstanden. Würden die europäischen Menschen von der inneren Sykose zur inneren Psora übergehen, etwa durch Übung von Demut und Bescheidenheit, dann würden bei erneuten Prüfungen vermehrt psorische Symptome auftreten, d.h. die Werte würden sich zu kleineren Miasmawerten hin verschieben, denn die Prüfungssymptome sind ja immer ein Spiegelbild der miasmatischen Verfassung der Prüfer und diese waren in der Vergangenheit fast ausschliesslich Europäer. Beispielsweise könnte dann ein psorisches Mittel wie Vinca minor (kleines Immergrün), welches heutzutage praktisch nicht gebraucht wird, ein grösseres Arzneimittelbild zeitigen und dementsprechend, wegen der inneren Psora der Menschen, häufiger zur Anwendung gelangen. Würde man Arzneimittelprüfungen in ausgesprochen psorischen Gegenden der Erde durchführen, beispielsweise in Tibet oder in der Äusseren Mongolei oder auch bei den Jakuten in Nordsibirien, dann würden bei erneuten Prüfungen bei denselben Mitteln vermehrt psorische Symptome in Erscheinung treten und die miasmatischen Werte würden sich nach unten verschieben. Man kann sagen: Die innere miasmatische Konstellation der Menschen hat einen direkten Einfluss auf die Umwelt, d.h. der Mensch gestaltet durch eine miasmatische Veränderung seiner Innenwelt die Aussenwelt um, wie wir das schon im Abschnitt »Vaterunser« dargelegt haben, und umgekehrt hat die Signatur der Umwelt einen direkten Einfluss auf die Menschen, fast eine Binsenwahrheit, möchte man meinen.

Nehmen wir als Beispiel die Jakuten. Sie leben in einer kalten, vegetationsarmen Gegend mit kleiner Fauna. Diese Weltgegend ist fast menschenleer, nur wenige Aktivitäten sind für diese Menschen möglich. Das Sykotische fehlt fast vollständig in dieser Gegend: keine Riesenpflanzen, keine grossen Herden, keine Menschenmassen, keine üppige, sondern eine spartanische Lebensweise sind hier anzutreffen. Würde man beispielsweise sykotische, europäische Pflanzen in dieser Gegend ansiedeln, dann würden sich diese Pflanzen, sofern sie überlebten, sich von der Sykose zur Psora wandeln: Der Wuchs würde kleiner, der Früchte wären weniger, die Vegetationsdichte der Pflanzen würde abnehmen, die Farbenpracht der Flora würde sich vermindern und die Pflanzen würden immer grüner werden, alles in allem würden diese Pflanzen immer psorischer werden. Es würde sich das Entgegengesetzte herausstellen, wenn europäische Pflanzen in die Tropen versetzt würden, also in Gegenden, wo es heiss und feucht ist: diese Pflanzen würden grösser, sie würden üppiger wachsen, eventuell gar wuchern. Der ausgeprägten Sykose der Tropen gemäss gibt es da Riesenbäume, undurchdringlicher Urwald, grosse Tiere wie Elefanten, Nilpferde, Riesenschlangen, Löwen, Giraffen. Entsprechend tropisch-sykotisch geprägt sind auch die Menschen: viele Menschen, grosser Wuchs etc. Man könnte also sagen: Die in der Tabelle 2 aufgeführten Werte sind mitteleuropäische Miasmawerte.

Die Folge dieser Überlegungen ist, dass Arzneimittelprüfungen in den verschiedensten Gegenden der Welt durchgeführt werden müssten, und dass die entsprechenden Mittel ihre grösste Wirksamkeit eben in denjenigen Gegenden entfalten würden, wo diese Prüfungsstoffe eben herkommen. Elefantenmilch eines afrikanischen Elefanten würde als homöopathisches Mittel in Mitteleuropa weit weniger wirksam sein und sicher auch seltener gebraucht werden als in Afrika, wo Elefantenmilch ein wichtiges Mittel sein könnte. Elefantenmilch, in Europa geprüft, würde einen kleineren, einen weniger sykotischen Wert ergeben, als wenn dieselbe Elefantenmilch bei Bewohnern des afrikanischen Kontinents geprüft würde, ausserdem würde die Anzahl der gezeitigten Prüfungssymptome in Europa kleiner ausfallen als in Afrika. Fragt man sich nun, warum das alles so ist, dann ist die Antwort fast immer dieselbe: Es ist das Ähnlichkeitsgesetz, das unumschränkt waltet, bei den Jakuten ebenso wie in Europa und Afrika.

Würde man nun jedes Mittel in den verschiedensten Weltgegenden einer Prüfung unterziehen, dann könnte man für jedes so geprüfte Mittel einen Weltatlas der Miasmenwerte erstellen. Würde man weiterhin diese Prüfungen alle 20 bis 30 Jahre wiederholen, dann könnte man für jedes Volk oder jede Weltgegend den Verlauf des Prozesses Psora → Sykose → Syphilis verfolgen. Auf diese Weise wäre es dann möglich, in den kränkesten Weltgegenden miasmatisch-homöopathisch auf irgend eine Art einzugreifen, sei es mit homöopathischen Mitteln, sei es mit homöopathisch formulierten Gebeten. Diese Arzneimittelprüfungen wären eine zuverlässigere und genauere Messmethode, um den Krankheitszustand eines Volkes zu ermitteln, als durch das Sammeln von Symptomen gemäss dem Paragraphen 153 des Organons, denn die Symptome eines Volkes zu eruieren ist weit schwieriger und unterliegt zudem der Subjektivität der Beobachter des betreffenden Volkes, als das Sammeln von Prüfungssymptomen bei Prüfern aus eben diesem Volke. So könnte die Menschheit global im Heilungsprozess Syphilis → Sykose → Psora der evolutionskonformen Psora zugeführt werden.

Der eben angeführte Heilungsprozess der Menschheit ist zugegebenermassen eine Wunschvorstellung, welche sich kaum jemals realisieren wird, aber es sei doch erlaubt, Utopien nachzueifern.

Ein spezieller Aspekt hinsichtlich der Verordnung von homöopathischen Mitteln in den westlichen, industrialisierten Staaten soll noch erwähnt werden: Die zunehmende Strukturiertheit unseres äusseren Lebens durch Gesetze, Verordnungen, Vorschriften und Zwänge wirkt sich auch aus auf die heutzutage vorzugsweise verordneten homöopathischen Mittel: Das Mineralreich ist das am meisten strukturierte Reich, wie uns das die Chemie anschaulich vor Augen führt. Es verwundert daher nicht, dass in zunehmendem Masse die homöopathischen Mittel aus dem Mineralreich zur Anwendung gelangen. Diese Tendenz ist vor allem bei den Männern zu beobachten, was aus deren Lebensweise ja auch leicht nachvollziehbar ist. Die immer stärker umsichgreifende Gefühlsarmut der Menschen lässt das Pflanzen- und das Tierreich immer mehr zurücktreten zugunsten der Verordnung von homöopathischen Mitteln aus dem Mineralreich. Ein Spiegel dieser Entwicklung ist die im Zunehmen begriffene Beliebtheit von Mineralwassern und Mineraltabletten. Die Menschen spüren dieses strukturierte, mineralische Leben, d.h. sie spüren die auf das Mineralreich bezogene Psora. Die in diesen Mineralwassern und Mineraltabletten enthaltenen Mineralien stammen denn auch zum überwiegenden Teil aus der vierten Periode des Periodensystems, eben der psorischen Periode. Es braucht kaum mehr erwähnt zu werden, dass hinter all diesen Erscheinungen das Ähnlichkeitsgesetz am Werke ist. Durch die Einnahme von Mineralwassern und Mineralpräparaten betreiben die Menschen Komplexhomöopathie. Unbewusst versuchen sie dadurch, alle durch unsere Lebensweise entstandenen Ungleichgewichte gleichzeitig wieder in Gleichgewichte umzuwandeln.

Komplexmittel bestehen aus einem Gemisch von verschiedenen homöopathischen Mitteln in Tiefpotenzen, d.h. schwachen Energien. Solche Komplexmittel sind heutzutage in fast allen Apotheken und Drogerien erhältlich und sind mit einer klinischen Aufschrift versehen wie Husten-Tropfen, Heuschnupfen-Tropfen, Augen-Tropfen usw.

Zur Komplexhomöopathie seien noch einige Anmerkungen erlaubt: Komplexmittel werden hergestellt, um mit homöopathischen Mitteln allopathisch, d.h. gemäss einer klinischen Diagnose verordnen zu können. Schon Hahnemann hat sich über diese »Bastardhomöopathie« geärgert und mit den Vertretern dieser Vorgehensweise manchen Streit ausgetragen. Mit Komplexhomöopathie kann man nicht wirklich heilen. Das lässt sich mit den bisherigen Darlegungen auch begründen: Jeder Patient hat seine individuelle Symptomatik und diese entspricht zu einem gewissen Zeitpunkt einem eindeutigen, festen Miasmawert. Somit braucht ein Patient nur ein einziges, nämlich das diesem Miasmawert entsprechende Mittel. Die Miasmawerte der einzelnen Komponenten der Komplexmittel sind jedoch über das ganze Spektrum von der Psora bis zur Syphilis verteilt. In den seltensten Fällen ist in den Komplexmitteln gerade diejenige Komponente enthalten, welche dem Miasmawert der gesamten Patientensymptomatik entspricht. Selbst wenn ein solches Komplexmittel das für einen Patienten indizierte Mittel enthält, wirkt das Komplexmittel dennoch als Ganzes allopathisch, denn wir haben schon dargetan, dass ein homöopathisches Mittel solange wirkt, als es zur Symptomatik des Patienten ähnlich ist. Ist ein homöopathisches Mittel nicht mehr ähnlich, so wirkt es allopathisch. Alle Mittelkomponenten wirken bis auf die möglicherweise gerade indizierte Komponente, allopathisch. Dass die Komplexmittel wirksam sind, ist unbestritten, nur wird mit diesen Komplexmitteln, wie das bei der Allopathie üblich ist, Unterdrückung betrieben und keine Heilung. Wirkung ist eben nicht dasselbe wie Heilung.

Überblicken wir das in diesem Abschnitt Dargelegte, dann ist es schon fast mit den Händen zu greifen, was schon zweimal gesagt wurde: Alles ist Sinnbild, alles ist Gleichnis, alles ist Maja, alles ist irgend etwas ähnlich und hinter all dem steckt das Ähnlichkeitsgesetz. Diese Betrachtungen und Gedanken sollen auch eine Brücke zu unserem Evolutionsmodell schlagen, welches wir im Abschnitt »Das Ähnlichkeitsgesetz« vorgestellt haben.

Berechnung von C-Potenzen mit Hilfe von Miasmawerten

Es entspricht einer allgemeinen Erfahrung der Homöopathen, dass die Energiestärke (Potenz) eines homöopathischen Mittels, welches ein Patient benötigt, von dessen Krankheitsgrad abhängt, oder miasmatisch gesprochen: Die Energiestärke des benötigten Mittels hängt von dem miasmatischen Aufenthaltsort in der Prozessfolge Psora → Sykose → Syphilis ab, was nichts anderes heisst, als dass die Energiestärke von dem aus der Symptomatik des Patienten ermittelten Miasmawertes abhängt. Die Energiestärke ist also eine Funktion des Miasmawertes. Die Erfahrung der Homöopathen lässt sich folgendermassen fassen: Je kränker der Patient ist, desto kleiner muss die Energiestärke des Mittels sein, damit Erstverschlimmerungen vermieden werden können. In unserer Terminologie heisst das: Je höher der Miasmawert, desto kleiner muss die Energiestärke sein. Eine weitere Erfahrung ist, dass bei Kindern und alten Leuten die Energiestärke ebenfalls klein sein muss. Mit andern Worten: Die Energiestärke ist somit auch eine Funktion des Alters. Wir haben also bei der Wahl der Energiestärke eines Mittels zwei Grössen zu berücksichtigen: den Miasmawert und das Alter. Beide Grössen (Variablen) sind individuell, also für jeden Patienten verschieden. Wenn wir also die Energiestärke (Potenz) berechnen wollen, müssen beide Parameter, der Miasmawert und das Alter, berücksichtigt werden im oben angegebenen Sinn. Wir geben nun im Folgenden eine mathematische Formel an, welche bezüglich beiden Variablen Miasmawert und Alter den oben genannten Forderungen gerecht wird.

$$\mathbf{P\ (A, M) = P_0 \cdot \sin\ (90^\circ \cdot 2A/H) \cdot e^{-(M-1)} \cdot L}$$

Wir wollen nun diese Formel etwas erläutern:

- P_0 ist die höchste einzusetzende C-Potenz (Centesimalpotenz). Wir wählen P_0 = 1 Million = 1'000'000 = 10^6 = MM
- A bedeutet das Alter des Patienten
- H bedeutet die Höchstaltersgrenze. Wir wählen 90 Jahre.
- M bedeutet, der aus der Symptomatik bestimmte Miasmawert bzw. der Miasmawert des gewählten Mittels.
- L bedeutet ein Faktor bezüglich der statistischen Lebenserwartung von Frauen und Männern.
  L = 1 für Frauen und L = 0,9 für Männer
  Die Lebenserwartung ist bei Männern nur zirka 9/10 derjenige der Frauen.

Die Formel gliedert sich in zwei Teile: Die Funktion sin (90° · 2A/H) enthält die Variable A (Alter), die zweite Funktion $e^{-(M-1)}$ enthält die Variable M (Miasmawert). Wir wollen zuerst die Funktion $e^{-(M-1)}$ betrachten: Die Zahl e hat den Wert 2,718… Diese Zahl hat unendlich viele Stellen nach dem Komma. Zahlen mit unendlich vielen Stellen nach dem Komma werden als irrational, transzendent bezeichnet. Die Zahl e ist somit eine irrationale Zahl, also nicht rational fassbar. Das Wort transzendent bedeutet ja, dass da Grenzen überschritten werden, welche jenseits des Fassbaren liegen. Die Umkehrfunktion einer e-Funktion ist der sogenannte »natürliche Logarithmus«. In diesem Ausdruck ist von etwas Natürlichem die Rede, also von etwas der Natur innewohnendem. In der Tat finden wir in der Natur viele Abläufe, welche nach einer e-Funktion ablaufen, beispielsweise das schon erwähnte Zerfallen von radioaktiven Elementen oder auch elektromagnetische Wellen, wie Rundfunkwellen, können als e-Funktion dargestellt werden. Da wir es in der Homöopathie auch mit natürlichen Vorgängen zu tun haben, nämlich mit den Prozessfolgen Psora → Sykose → Syphilis, so ist es gerechtfertigt, für die Berechnung derjenigen Funktion, welche vom Miasmawert abhängt, ebenfalls eine e-Funktion zu benutzen. Diese e-Funktion ist so gestaltet, dass sie der obgenannten Forderung Rechnung trägt, dass psorisch belastete Menschen hohe Energiestärken vertragen und syphilitisch belastete Menschen nur kleine Energiestärken.

Die folgende Tabelle 3 gibt die Werte der e-Funktion für die Miasmawerte 1 bis 15 an.

Nun gehen wir über zur Sinus-Funktion sin $(90^\circ \cdot 2A/H)$. Die graphische Darstellung der Sinusfunktion von 0 bis 180 Grad versinnbildlicht geradezu die psorische, die sykotische und die syphilitische Lebensphase eines Menschen, denn dem jugendlichen Alter kann man die Psora zuordnen, dem mittleren Alter die Sykose und dem Alter die Syphilis.

Miasmawert M	Miasma	Wert der e-Funktion $e^{-(M-1)}$
1	Psora	1
2	Psora	0,368
3	Psora	0,135
4	Psora	$4{,}98 \cdot 10^{-2}$
5	Psora	$1{,}83 \cdot 10^{-2}$
6	Sykose	$6{,}74 \cdot 10^{-3}$
7	Sykose	$2{,}48 \cdot 10^{-3}$
8	Sykose	$9{,}12 \cdot 10^{-4}$
9	Sykose	$3{,}35 \cdot 10^{-4}$
10	Sykose	$1{,}23 \cdot 10^{-4}$
11	Syphilis	$4{,}54 \cdot 10^{-5}$
12	Syphilis	$1{,}67 \cdot 10^{-5}$
13	Syphilis	$6{,}14 \cdot 10^{-6}$
14	Syphilis	$2{,}26 \cdot 10^{-6}$
15	Syphilis	$8{,}32 \cdot 10^{-7}$

Tabelle 3

Darstellung der Sinusfunktion:

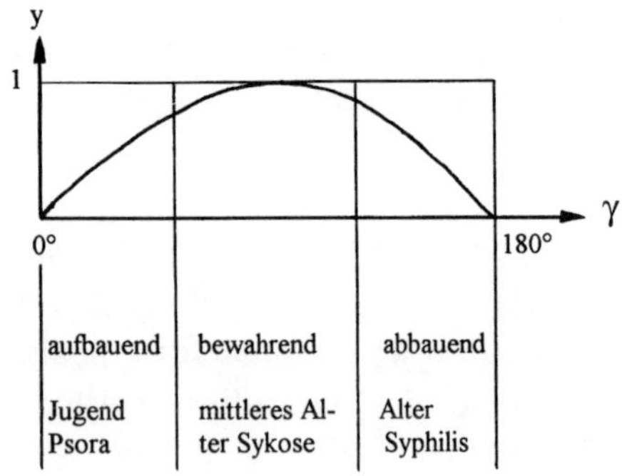

$y = \sin \gamma \quad \gamma = \text{Winkel}$

Die Funktion L trägt dem Umstand Rechnung, dass Männer statistisch betrachtet weniger lang leben als Frauen. Mit einem entsprechend gestalteten Computerprogramm lässt sich die Potenz eines Mittels leicht berechnen, denn man muss nur die folgenden Werte eingeben: Alter, Miasmawert und männlich oder weiblich. Wenn die statistische Lebenserwartung der Männer oder der Frauen geändert hat, dann muss auch der Parameter L geändert werden.

Eine weitere Erfahrung der Homöopathen ist die folgende: Hat ein Mittel bei einem Patienten gut gewirkt, dann kann das Mittel, bei einer Stagnation des Heilungsprozesses in einer höheren Potenz wiederholt werden. Braucht ein Patient eine Folgemittel, so kann dieses ebenfalls in einer höheren Potenz verabreicht werden als das Vorgängermittel. Diese Erfahrung enthält unsere Formel ebenfalls, denn mit zunehmender Gesundheit nehmen die Miasmawerte ab und der Formel gemäss nehmen die Potenzwerte zu.

Im Folgenden werden einige Beispiele gegeben mit den errechneten C-Potenzen mit dem Wert L = 0,9 für männliche Patienten.

1. Knabe, 10-jährig, M = 9 (sykotisch belastet): Potenz C103
2. Frau, 70-jährig, M = 6 (relativ gesunde Frau): Potenz C4334
3. Mädchen, 2-jährig, M = 8 (sykotisch): Potenz C63,5
4. Mann, 45-jährig, M = 6 (relativ gesunder Mann): Potenz C6066
5. Knabe, 1-jährig, M = 14 (sterbeskrank): Potenz C0,071
   Die Potenz C0,071 entspricht einem Verdünnungsgrad von 1 : 1,39, was bedeutet, dass das homöopathische Mittel in der Urtinktur verabreicht werden muss, sofern es sich bei dem Mittel nicht um einen giftigen Stoff handelt. Es gibt Homöopathen (R.T. Cooper), welche ältere Krebspatienten nur mit Urtinkturen behandeln, wobei sie lediglich Einzelgaben von einem oder wenigen Tropfen verabreichen.
6. Frau, 80-jährig, M = 13 (syphilitisches Stadium): Potenz C2,1

Diese Beispiele werden unseren Vorgaben gerecht. Die errechneten Potenzwerte sind natürlich auch abhängig von der höchstzulässigen Potenz P_0, welche wir mit 1 Million angenommen haben, und ebenso sind sie abhängig von der Höchstaltersgrenze, welche wir mit 90 festgelegt haben. Anstelle der Sinus-Funktion hätten wir auch die Gauss'sche Glockenkurve verwenden können. Sowohl die Sinus-Funktion als auch die Gauss'sche Glockenkurve lassen sich als e-Funktionen darstellen, was wiederum auf ihre Naturbezogenheit hinweist.

Es war mit diesen Falldarlegungen und den übrigen Betrachtungen beabsichtigt aufzuzeigen, wieviel Forschungsarbeit in der Homöopathie noch vor uns liegt. Wenn aber einmal die Strukturen der verschiedensten zu erforschenden Bereiche aus der Sichtweise der Homöopathie bekannt sind und eine gewisse Zuverlässigkeit garantieren, dann können verschiedene, dem jeweiligen Fall angepasste, Strukturen zur Deckung gebracht werden. Wir werden dannzumal nicht nur mehr verstehen, wir werden auch die Wahl der Mittel immer sicherer gestalten können. Mit diesem evolutionskonformen, psorischen Streben, das uns noch Unbekannte zu erforschen, arbeiten wir an der Zukunft. Die Nachwelt wird es uns danken, so wie wir unserem homöopathischen Ziehvater Hahnemann zu Dank verpflichtet sind.

16. Finale

In diesem Abschnitt wollen wir einige Schlussfolgerungen ziehen, insbesondere aus den Aussagen des Abschnitts »Vaterunser«. Man kann sich nun fragen, welche Gültigkeitsdauer alle diese Begriffe haben, von welchen wir gesprochen haben. Aus den Ausführungen des Abschnitts »Vaterunser« lassen sich zeitliche Grenzmarkierungen aufzeigen: Die eine Grenzmarkierung in der Vergangenheit ist die Sintflut und der Beginn der ersten, der altindischen Kulturepoche. Die zweite Grenzmarke ist der Krieg aller gegen alle in der Zukunft am Ende der siebten, der amerikanischen Kulturepoche. Gehen wir von der Richtigkeit der sieben Kulturepochen mit ihrem Anfang und Ende aus, dann lässt sich sagen, dass die Erde in der atlantischen Zeit anders ausgesehen haben muss als während den sieben Kulturepochen nach der Sintflut. Ebenso kann man folgern, dass die Erde nach dem Krieg aller gegen alle anders aussehen wird als sie es war während den sieben Kulturepochen. Nur wenn das so ist, macht eine solche zeitliche Einteilung in Kulturepochen und Zeitabschnitte einen Sinn. Anerkennen wir die Analogien, wie wir sie im Abschnitt »Vaterunser« dargelegt haben, als richtig, d.h. dass beispielsweise jeder Kulturepoche eine Periode im Periodensystem entspricht, dann lässt sich daraus der weitreichende Schluss ziehen, dass das Periodensystem, so wie wir es heute kennen, ebenfalls eine begrenzte Gültigkeitsdauer hat, nämlich nur während diesen sieben Kulturepochen. Die Organisation der Materie war demzufolge in der atlantischen Zeit eine andere und nochmals anders war sie in den noch früheren Erdzeiten. Mit derselben Logik kann man schliessen, dass im nächsten Zeitabschnitt der Erdentwicklung nach dem Krieg aller gegen alle sich die Materie erneut umwandeln wird. Die grösste Dichte der Materie während der Erdentwicklung fällt in den Zeitabschnitt der sieben Kulturepochen, in welchen wir jetzt leben. Vor diesem Zeitabschnitt war die Materie lockerer organisiert und sie wird es auch wieder sein nach diesem Zeitabschnitt. Man weiss beispielsweise gemäss der anthroposophischen Geistesforschung, dass der Erdboden zur atlantischen Zeit viel weicher war als heute, und dass das »Wetter« nur aus Nebel bestand. Die ganze Erde war eingenebelt. Diese Eigenartigkeit der Entwicklung der Materie lässt sich möglicherweise erklären aus der Tatsache, dass bisher keine archäologisch einwandfrei belegten Funde aus der atlantischen Epoche bis jetzt gemacht werden konnten. Aus diesen Tatsachen heraus lässt sich leicht verstehen, dass die atlantischen Menschen physisch ganz anders organisiert waren, als sie es heute sind. Entsprechend lässt sich postulieren, dass in zukünftigen Zeitabschnitten nach dem Krieg aller gegen alle die Menschen Metamorphosen ihres physischen Körpers im Sinne einer Weiterentwicklung durchlaufen werden. So erklärt die anthroposophische Geistesforschung eine zukünftige Umgestaltung gewisser Körperorgane. Das Herz wird eine Weiterentwicklung durchmachen. Die Geschlechtsorgane werden sich zurückbilden, die Reproduktion der Menschen erfolgt über den Kehlkopf, der Mensch wird dannzumal in der Lage sein »Schöpferworte« auszusprechen, er wird schaffend wirken mit seinen Worten. Es ist das schaffende Wort, das Menschen zeugen wird. Als ein Ergebnis unserer Analogiebetrachtungen haben wir ja festgestellt, dass das Beten des Vaterunser verändernd auf die Materie wirkt. Mit dem Beten dieses Gebetes praktizieren wir Weltenschöpfung. Die mit diesem Gebet verbundenen Metamorphosen bezüglich der Menschheitsentwicklung beschleunigen sich. Die Kraft dieses Gebetes bringt die Evolution voran. Wir befinden uns bezogen auf dieses Gebet in der evolutionskonformen Psora, was bedeutet, dass wir dieses Gebet nicht oft genug beten können, damit das Entwicklungsziel der Erde auch einmal erreicht werden kann. Das Vaterunser ist so betrachtet ein schaffendes Wort, ein Schöpferwort. In der Apokalypse des Johannes sind die zukünftigen Menschheitsentwicklungen angesprochen. Die »Entsiegelung der sieben Siegel« enthält die Weissagungen der sieben nachfolgenden Kulturstufen nach dem Krieg aller gegen alle. Der darauf folgende Zeitabschnitt wird repräsentiert in der Apokalypse durch das was »Die sieben Posaunenklänge« genannt wird. Der Abschluss und die Auflösung der physischen Entwicklung der Erde und damit auch des Menschen was seinen physischen Körper betrifft, wird in der Apokalypse durch den Begriff der »Ausgiessung der sieben göttlichen Zornesschalen« dargestellt. Mit dem Beten des Vaterunser nehmen wir Einfluss auf diese Entwicklungen.

Wir wollen uns nun wieder der Homöopathie und dessen Begriffssystem zuwenden. Da alles Existierende Veränderungen, Entwicklungen, Metamorphosen unterworfen ist, gilt dies zwangsläufig auch für die Homöopathie und ebenso für die Inhalte ihrer Begriffe. In seinen ersten philosophischen Schriften schreibt Rudolf Steiner: »Man muss dem Begriffe seine Ursprünglichkeit, seine eigene auf sich selbst gebaute Daseinsform lassen und ihn in dem sinnenfälligen Gegenstande nur in anderer Form wiedererkennen«. Rudolf Steiner spricht da in dieser Aussage von den sich stets wandelnden Erscheinungsformen grundlegender Begriffe, von den sich immer wieder verschieden darstellenden Begriffsinhalten in der äusseren Welt, in der Welt der Sinne. Dieser Gedanke trifft in besonderem Masse auch auf die Begriffe der Homöopathie zu und da wiederum ganz besonders auf das Ähnlichkeitsgesetz, das seine eigene in sich selbst gebaute Daseinsform hat, aber in der Welt der Sinne in den unterschiedlichsten Formen auftritt, wie wir das an zahlreichen Beispielen darlegen konnten. Wir wollen nun untersuchen, welche zeitlichen Geltungsbereiche diese Begriffe haben könnten. Betrachten wir zuerst den Begriff der Lebenskraft. Wir haben die Lebenskraft als eine Kraft definiert, welche die drei menschlichen Glieder Geist, Seele und Körper in einem harmonischen Gleichgewicht zu halten vermag. Solange also die Menschen physisch inkarnieren, solange macht auch die Postulierung dieses Begriffs einen Sinn und gemäss Apokalypse wird das bis ans Ende des Zeitabschnitts, welcher charakterisiert wird durch »Die sieben Posaunenklänge«, der Fall sein. Das was die Lebenskraft zu regeln hat wird im Laufe der menschlichen Evolution einer ständigen Veränderung unterworfen sein. Die Inhalte der Lebenskraft, das was die Lebenskraft ausmacht, metamorphosieren sich stetig. Der Begriff der Lebenskraft als solcher bleibt dabei jedoch unverändert, wie das mit obigem Zitat von Rudolf Steiner bereits angedeutet wurde. Diese Darlegung zeigt auch die Vorteile solch universeller Begriffe, wie die Lebenskraft einer ist. Der Begriff der Lebenskraft ist, so wie ihn Hahnemann einführte, unabhängig von Zeitströmungen.

Gehen wir nun zum Begriff des Miasmas über. Die Miasmen haben wir als Verunreinigungen im Sinne der Verstimmung der Lebenskraft definiert. Solange es also eine Lebenskraft gibt, so gibt es auch Miasmen, welche diese verstimmen können. Der zeitliche Geltungsbereich für die Miasmen erstreckt sich somit ebenfalls weit in die Zukunft hinein. Auch der Miasmabegriff ist gleichfalls unabhängig von Zeitströmungen, da er ja an den Begriff der Lebenskraft gekoppelt ist. Betrachten wir Lebenskraft und Miasmen als ein duales Paar, und beschränken wir dieses Begriffspaar auf den physisch inkarnierten Menschen, ohne Pflanzen und Tiere miteinzubeziehen, dann erstreckt sich der zeitliche Geltungsbereich für dieses Begriffspaar bis in jene ferne Zukunft, wo das Ende der physischen Inkarnation des Menschen erreicht ist, also mithin bis ans Ende desjenigen Zeitalters, welches in der Apokalypse mit den »sieben Posaunenklängen« charakterisiert wird, denn das ist gleichzeitig für den Menschen das Ende des Lebens in einer dualistischen, polaren Welt. Wir haben als Grundmiasmen die Miasmen Psora, Sykose und Syphilis als in sich eigenständige Miasmen betrachtet und auch ihren Zusammenhang, den wir als Prozessfolge Psora → Sykose → Syphilis darstellten. Wir unterschieden zwei verschiedene Prozessfolgen: eine bezüglich Krankheiten und eine evolutionskonforme Prozessfolge. Der zeitliche Geltungsbereich der Prozessfolge bezüglich Krankheiten ist derselbe wie für die Miasmen, denn unter Miasmen verstehen wir ja die Grundmiasmen und deren Kombinationen, die gemischten Miasmen. Der zeitliche Geltungsbereich der evolutionskonformen Prozessfolge erstreckt sich jedoch bis in die zeitlose Ewigkeit, wie wir das an unserem Evolutionsmodell im Abschnitt »Das Ähnlichkeitsgesetz« dargestellt haben. Damit ist auch der zeitliche Rahmen des Geltungsbereichs für das Ähnlichkeitsgesetz gegeben, denn wir argumentierten, dass alle Prozesse ähnlich ablaufen, nämlich nach der Folge Entwicklung → Höhepunkt → Abbau, oder wie wir sagten, nach der Folge Psora → Sykose → Syphilis, und zwar bis an das Ende aller Zeiten, eben bis zur zeitlosen Ewigkeit. Befassen wir uns noch mit der Prüfung von Mitteln: Als Charakteristikum dieses Phänomens haben wir die Idee des Leidens hervorgehoben. Wir können fragen, wie lange die Menschen noch leiden müssen: sie müssen es mindestens so lange, bis sie physisch nicht mehr inkarnieren und das ist nach unserem Verständnis bis Lebenskraft und Miasmen keine gültigen Begriffe mehr sind. Das bedeutet, dass zum Heil der Menschen bis in diese zeitlichen Regionen Mittelprüfungen vorgenommen werden müssen, denn wir haben ja schon von den ständigen Metamorphosen der physischen Welt gesprochen und diese Tatsache erfordert somit diese endlosen Prüfungen. Anzumerken ist diesbezüglich noch, dass Mittelprüfungen in zukünftigen Zeiten durchaus ganz anders ablaufen können als heute, beispielsweise etwa dadurch, dass man keine Mittelprüfungen in einem Protokoll festhält, sondern dass man die Mittelbilder, oder vielleicht besser ausgedrückt die geistigen Wesenheiten, welche hinter den physischen Stoffen als Mittelbilder existieren, hellsichtig sieht oder hellhörig hört.

Auch die Anamnese als ein im weitesten Sinn verstandenes Schuldbekenntnis bleibt den Menschen bis ans Ende ihrer physischen Tage nicht erspart und demzufolge unverzichtbarer Teil im Heilungs- und Entwicklungsprozess der Menschheit. Selbstverständlich wird auch die Anamnese im Gang der Menschheitsevolution Veränderungen durchmachen. Eine Anamnese kann in zukünftigen Zeiten mittels der Fähigkeit der Hellsichtigkeit oder Hellhörigkeit des Therapeuten erfolgen. Das Erstverschlimmerungsprinzip ist gewissermassen der Motor der menschlichen Evolution und hat seine Gültigkeit mindestens bis ans Ende der physischen Existenz der Menschheit.

Zusammenfassend lässt sich für das zeitliche Existenzrecht der Homöopathie folgendes sagen: Die Homöopathie wird solange eine Möglichkeit der Heilung von Menschen sein, wie durch denjenigen grundlegenden Begriff der Homöopathie, welcher den kürzesten zeitlichen Geltungsbereich aufweist, gegeben ist. Dieser kürzeste Bereich erstreckt sich beim Überschauen des bisher Gesagten bis ans Ende derjenigen Zeit, wo die Menschen physisch nicht mehr inkarnieren und das ist mit den Worten des Johannes in der Apokalypse das Ende desjenigen Zeitraumes, den er »Die sieben Posaunenklänge» genannt hat.

Auf eine interessante Tatsache sei hier noch hingewiesen, von der andeutungsweise schon gesprochen wurde: Betrachten wir in der Tabelle 1 die Spalte mit den Miasmen, so stellen wir eine Spiegelung der Miasmen an der vierten Periode fest. Die erste und die siebte Periode haben die Syphilis gemeinsam, die zweite und die sechste Periode haben die Sykose gemeinsam und schliesslich haben die dritte und die fünfte Periode die gemischten Miasmen Psora und Sykose gemeinsam. Eine mögliche Deutung dieses Phänomens liefert uns die Anthroposophie: Die führenden Zeitgeister aus der Hierarchie der Archai sind in den entsprechenden Kulturperioden jeweils dieselben. Also der altindische Zeitgeist ist derselbe wie in der kommenden amerikanischen Kulturepoche. Der urpersische Zeitgeist ist derselbe, wie in der kommenden slawischen Kulturepoche und wie schon erwähnt ist der ägyptisch-babylonische Zeitgeist derselbe, wie in unserer jetzigen, der germanisch-angelsächsischen Kulturepoche. Eine andere Deutung wäre diejenige, welche wir im Abschnitt »Die Erstverschlimmerung« schon angesprochen haben: Die menschliche Evolution verläuft von den geistigen Welten hinab in die Materie und danach wieder hinauf in die geistigen Welten, von der Verbundenheit mit den Himmeln in die Abgeschnittenheit von diesen Welten bis zur erneuten Verbundenheit mit den geistigen Welten.

Schlussendlich können wir noch den möglichen zeitlichen Geltungsbereich des Vaterunser aus der Tabelle 1 ersehen. Dieser Bereich erstreckt sich mindestens über unsern jetzigen Zeitabschnitt, in welchem wir jetzt leben, eben von der altindischen bis zur amerikanischen Kulturepoche. Es wäre aber aufgrund unserer Analogiebetrachtungen auch möglich, dass das Vaterunser auch Wirkungen hat in Bezug auf die Überepochen, von denen wir gesprochen haben.

Schlussbemerkungen: Es war in dieser Schrift versucht worden, mit möglichst vielen rationalen Argumenten schwer fassbares, nichtrationales zu fassen und darzustellen. Diese Gratwanderungen entlang der Grenze zwischen dem Sichtbaren, Nachvollziehbaren und dem Nichtsichtbaren, Okkulten kann leicht zu Widersprüchlichem führen. Unser Verstand erkennt oft Widersprüche, welche in der okkulten Wirklichkeit keine sind. Zur Erhellung dieses Sachverhalts wollen wir nochmals den Apokalyptiker zu Wort kommen lassen mit seinem Hinweis »Hie ist Weisheit! Wer Verstand hat, der überlege die Zahl des Tieres, denn es ist eines Menschen Zahl.» Ist diese Zahl nun eine Zahl eines Tieres oder eines Menschen? Diesen vermeintlichen Widerspruch kann nur der Eingeweihte verstehen. In diesem Sinn soll das Vorgebrachte verstanden werden, es soll nicht Verwerfung und Ablehnung hervorrufen, sondern einen Impuls zur Auseinandersetzung mit dem Inhalt dieser Schrift auslösen. Die Darlegungen in dieser Schrift zeigen, so ist zu hoffen, dass es sich lohnt oder gar eine Verpflichtung ist, sich mit der Homöopathie auseinanderzusetzen, womit nicht nur die Homöopathen angesprochen sind, sondern alle Menschen. Die Mühe lohnt sich, denn die Grundprinzipien der Homöopathie bleiben unverändert, wie oben dargelegt wurde und infolgedessen wird jede Homöopathengeneration für die nächste Aufbauarbeit leisten. In diesem Sinne sind alle Homöopathen, welche sich an die homöopathischen, universellen Gesetze und Tatsachen halten Psoriker im evolutionären Prozess. Der jetzige Stand der homöopathischen Wissenschaft ist in der Zukunft nicht »der Schnee von gestern«, wie das sonst in den Wissenschaften üblich ist. Das Verstehen, was Homöopathie ist, hat sich seit Hahnemanns Zeiten schon beträchtlich ausgeweitet und diese Ausweitung dieses Verstehens wird mit Sicherheit in der Zukunft seine Fortsetzung finden. Die Homöopathie hat immer Zukunft, was von den meisten andern Disziplinen, Heildisziplinen eingeschlossen, nicht gesagt werden kann. Die Adepten von Hahnemanns Heilsystem werden somit aufgerufen, trotz verschiedenster Hindernisse, wie Ablehnung, Verachtung, Beschimpfungen, Verfolgungen und anderer Widerwärtigkeiten, den eingeschlagenen homöopathischen Weg unbeirrt weiter zu gehen und diejenigen, welche sich noch nicht auf diesem Pfad befinden, sich der immer grösser werdenden Schar auf der Wanderung entlang dieses Weges anzuschliessen.

Literaturhinweise

Aichele/Schwegler: Was grünt und blüht in der Natur, Franckh'sche Verlagshandlung, Stuttgart

Bock Emil: Apokalypse, Verlag Urachhaus, Stuttgart

Boros Ladislaus: Im Menschen Gott begegnen, Matthias-Grünewald-Verlag

Bühler Walther: Der Stern der Weisen, Verlag Freies Geistesleben

Capra Fritjof: Das Tao der Physik, O.W. Barth Verlag, Bern

Clark: Der neue Clark, Stenovic-Verlag

Cooper R. T.: Krebs und Krebssymptome, Verlag Müller u. Steinike, München

Fritsche Herbert: Samuel Hahnemann, Burgdorf-Verlag, Göttingen

Genesis, 1. Buch Mose

Hahnemann: Organon der Heilkunst, K. F. Haug Verlag, Heidelberg

Jüngling Heinz: Lexikon der Pflanzen, Ex Libris-Verlag

Kent J. T.: Zur Theorie der Homöopathie, Grundlagen Verlag

Lampe Bernd: Die Apokalypse des Johannes, Verlag d. Kooperative Dürnau, Dürnau

Lindenberg Christoph: Rudolf Steiner, Verlag Freies Geistesleben, Stuttgart

Ortega Sanchez: Anmerkungen zu den Miasmen, K. F. Haug Verlag, Heidelberg

Prokofieff S. O.: Die okkulte Bedeutung des Verzeihens, Verlag Freies Geistesleben, Stuttgart

Scholten Jan: Homöopathie und Minerale

Schroyens Frederik: Synthesis (Repertorium), Hahnemann Institut

Sherr Jeremy: The Dynamics and Methodology of Homoeopathic Provings, Dynamis books

Steiner Rudolf: Die Apokalypse des Johannes, Rudolf Steiner-Nachlassverwaltung Dornach

Steiner Rudolf: Die Geisteswissenschaft im Umriss, Rudolf Steiner-Nachlassverwaltung Dornach

Steiner Rudolf: Die geistigen Wesenheiten in den Himmelskörpern und Naturreichen. GA 136, Rudolf Steiner Verlag Dornach/Schweiz